# 现代内科常见病
# 临床诊治与新进展

◎主编 李国荣等

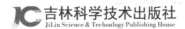
吉林科学技术出版社
JiLin Science & Techonlogy Publishing House

图书在版编目（CIP）数据

现代内科常见病临床诊治与新进展 / 李国荣等主
编 . — 长春：吉林科学技术出版社，2023.7
　　ISBN 978-7-5744-0521-9

　　Ⅰ.①现… Ⅱ.①李… Ⅲ.①内科—常见病—诊疗 Ⅳ.①R5

中国国家版本馆CIP数据核字（2023）第103820号

# 现代内科常见病临床诊治与新进展

主　　编　李国荣等
出 版 人　宛　霞
责任编辑　许晶刚
封面设计　吴　迪
制　　版　吴　迪
幅面尺寸　185mm×260mm
开　　本　16
字　　数　370千字
印　　张　14.75
印　　数　1-1500册
版　　次　2023年7月第1版
印　　次　2024年1月第1次印刷

出　　版　吉林科学技术出版社
发　　行　吉林科学技术出版社
地　　址　长春市福祉大路5788号
邮　　编　130118
发行部电话/传真　0431-81629529 81629530 81629531
　　　　　　　　　 81629532 81629533 81629534
储运部电话　0431-86059116
编辑部电话　0431-81629518
印　　刷　廊坊市印艺阁数字科技有限公司

书　　号　ISBN 978-7-5744-0521-9
定　　价　102.00元

# 《现代内科常见病临床诊治与新进展》编委会

## 主 编

| | |
|---|---|
| 李国荣 | 丽江市人民医院 |
| 李　垟 | 青岛市市立医院 |
| 冯志鹏 | 太原市中心医院 |
| 苏海华 | 东莞市松山湖中心医院 |
| 费尚荣 | 临夏县中医医院 |
| 李建生 | 太原市中心医院 |

## 副主编

| | |
|---|---|
| 文　娟 | 中南大学湘雅三医院 |
| 姚　洁 | 太原市中心医院 |
| 赛晓焱 | 南京医科大学附属无锡人民医院 |
| 任　云 | 山西省第二人民医院 |
| 于　倩 | 中南大学湘雅二医院 |
| 吴敬华 | 阳山县太平镇卫生院 |
| 段瑞娴 | 山西白求恩医院 |
| 郁茂凤 | 云南省老年病医院 |

## 编 委

| | |
|---|---|
| 粟伟栋 | 长沙市第一医院 |
| 范晶晶 | 北部战区总医院 |
| 衣　爽 | 北部战区总医院 |

# 前　言

　　作为临床医学中的基础学科,内科学在临床医学中占有极其重要的位置,其所阐述的内容在临床医学的理论和实践中有着普遍意义。内科学是一门阐述内科疾病的发生、发展规律及防治和护理知识的科学,涉及全身各个组织系统,与外科学一起并称为临床医学的两大支柱学科,是临床各学科从医者必须精读的学科。随着医学科学的发展,医疗界对人体各系统、各器官的疾病在病因和病理方面获得了比较明确的认识,并且诊疗方法和技术也在不断改进。顺应这种发展趋势,我们特组织一批经验丰富的临床专家和青年骨干医师编写本书。

　　本书重点介绍了内科常见病的临床诊疗思维。首先对神经系统疾病进行了论述,主要涉及脑血管病、周围神经疾病、癫痫等神经系统常见病,然后介绍了循环系统疾病,包括常见急性心力衰竭、心律失常、高血压等疾病,最后介绍了其他系统常见病,如呼吸系统疾病、内分泌系统疾病、风湿免疫性疾病等。本书内容重点突出、知识新颖,实用性强,适合广大从事内科工作的临床医师及相关专业研究生参考阅读。

　　在本书编写过程中,尽管我们尽心尽力,但是由于科学技术发展日新月异,不妥之处在所难免,恳请广大读者批评指正。

编　者

# 目 录

第一章　缺血性脑血管病 ………………………………………………… 1
　　第一节　短暂性脑缺血发作 ………………………………………… 1
　　第二节　血栓形成性脑梗死 ………………………………………… 8
　　第三节　腔隙性脑梗死 …………………………………………… 21
　　第四节　栓塞性脑梗死 …………………………………………… 28
第二章　出血性脑血管病 ………………………………………………… 35
　　第一节　脑出血 …………………………………………………… 35
　　第二节　蛛网膜下隙出血 ………………………………………… 44
第三章　周围神经疾病 …………………………………………………… 56
　　第一节　三叉神经痛 ……………………………………………… 56
　　第二节　特发性面神经麻痹 ……………………………………… 57
　　第三节　面肌痉挛 ………………………………………………… 59
　　第四节　吉兰-巴雷综合征 ………………………………………… 61
第四章　癫痫 ……………………………………………………………… 71
　　第一节　概述 ……………………………………………………… 71
　　第二节　癫痫的分类 ……………………………………………… 72
　　第三节　癫痫的诊断 ……………………………………………… 72
　　第四节　癫痫的治疗 ……………………………………………… 79
第五章　急性心力衰竭 …………………………………………………… 87
　　第一节　急性心力衰竭的病因与发病机制 ……………………… 87
　　第二节　急性心力衰竭的分级与死亡风险 ……………………… 87
　　第三节　急性心力衰竭的诊断 …………………………………… 88
　　第四节　急性心力衰竭的治疗 …………………………………… 89
第六章　心律失常 ………………………………………………………… 94
　　第一节　窦性心律失常 …………………………………………… 94
　　第二节　房性心律失常 …………………………………………… 98
　　第三节　房室交界区心律失常 ………………………………… 103
　　第四节　室性心律失常 ………………………………………… 107
第七章　高血压 ………………………………………………………… 110
　　第一节　高血压的分类与发病机制 …………………………… 110

第二节  高血压的临床表现 ……………………………………………… 112
第三节  高血压的分层分组与诊断 ……………………………………… 114
第四节  高血压的治疗 …………………………………………………… 115

**第八章  呼吸系统疾病** …………………………………………………… 121
第一节  急性上呼吸道感染 ……………………………………………… 121
第二节  支气管哮喘 ……………………………………………………… 127
第三节  慢性阻塞性肺疾病 ……………………………………………… 129

**第九章  内分泌系统疾病** ………………………………………………… 132
第一节  糖尿病 …………………………………………………………… 132
第二节  血脂异常症 ……………………………………………………… 163
第三节  肥胖症 …………………………………………………………… 174

**第十章  风湿免疫性疾病** ………………………………………………… 185
第一节  痛风 ……………………………………………………………… 185
第二节  骨关节炎 ………………………………………………………… 197
第三节  类风湿关节炎 …………………………………………………… 208
第四节  强直性脊柱炎 …………………………………………………… 221

**参考文献** …………………………………………………………………… 228

# 第一章 缺血性脑血管病

## 第一节 短暂性脑缺血发作

短暂性脑缺血发作(transient ischemia attack,TIA)的主要病因为脑及颈动脉粥样硬化、血管壁微栓子脱落、脑血流动力学障碍、低血压、颈椎病、血液凝固障碍、血液成分异常、心脏病、烟雾病、锁骨下动脉盗血综合征等。另外,多发性动脉炎、中枢神经系统肉芽肿性血管炎、系统性红斑狼疮,以及服用避孕药、雌激素治疗、分娩后、手术后患者的血液凝固性改变,也可引起短暂性脑缺血发作。

### 一、病因与发病机制

1.病因 任何导致缺血性脑梗死的疾病都可诱发TIA,两者的病因基本一致。血液供应障碍的原因有以下3个方面。

(1)血管病变:最常见的是动脉粥样硬化和在此基础上发生的血栓形成,以及高血压伴发的脑小动脉硬化。其他还有各种血管炎、血管发育异常、动脉夹层、手术、穿刺等导致的血管壁损伤等。血管壁病变处内膜受损,血小板等黏附聚集形成血栓。或者动脉粥样硬化的斑块破裂形成栓子阻塞血管。

(2)血液成分的异常:血液中的成分如红细胞、血小板、胆固醇、纤维蛋白原等含量的增加,导致血液黏稠度增加,血流速度减慢,容易在血管狭窄处形成血栓。血液中出现的异常栓子如来自心脏的栓子、气体栓子、脂肪栓子等可造成脑栓塞。

(3)血流改变:脑血流量的调节受许多因素的影响,最重要的就是血压的变化,当平均动脉压低于70mmHg和高于180mmHg时,由于血管本身存在的病变如管腔狭窄,脑血管自动调节功能丧失,局部血流供应发生障碍。

2.发病机制 一般认为,根据TIA发病机制常分为血流动力学型和微栓塞型。血流动力学型TIA是在动脉严重狭窄基础上因血压波动而导致的远端一过性脑缺血,血压低于脑灌注代偿阈值时发生TIA,血压升高脑灌注恢复时症状缓解。微栓塞型TIA又分为动脉-动脉源性TIA和心源性TIA。其发病基础主要是动脉或心脏来源的栓子进入脑动脉系统引起血管阻塞,如栓子自溶则形成微栓塞型TIA。主要表现如下。

(1)微栓塞:栓子可来源于病变血管,也可来源于心脏,脱落的栓子随血流到达微血管并将其栓塞,但栓塞后的再通可使血流迅速恢复,症状消失。

(2)血流动力学改变:在脑动脉粥样硬化或血管本身病变等的基础上,某些因素引起低血压或血压波动时,病变血管区域血流显著下降,出现TIA。

(3)脑血管痉挛:脑血管痉挛是脑血液循环障碍的原因之一,临床常见于蛛网膜下隙出血、急进性高血压、偏头痛发作等。

（4）其他：血黏稠度增高（如脱水、真性红细胞增多症、血小板增多症、高脂血症、血纤维蛋白原升高）、血液高凝状态、病理性血小板凝聚、糖尿病和低血糖等均可诱发 TIA。近年来研究提示炎症参与了脑缺血的病理生理学的过程，继发炎症促进了脑缺血的进一步发展。

## 二、临床表现

TIA 总的临床特点是起病突然、持续时间短、可反复发作、能完全缓解。TIA 一般持续几分钟至 1 小时，多数持续 2~15 分钟，如果时间更长，多提示栓塞。根据不同的发病机制，TIA 的临床表现有不同的特点。血流动力学型 TIA 的表现较为刻板，因为是同一个血管供血区发生缺血，所以每次 TIA 的发病形式基本一致。微栓塞型 TIA 的表现较为多样，与每次发作时栓子的大小、栓塞的部位、侧支循环代偿的状态等因素有关。

1.颈内动脉系统 TIA　颈内动脉系统 TIA 的症状包括视觉受损或半球病变。视觉受损是同侧性的，感觉运动障碍是对侧的。仅少数发作是视觉和半球病变同时或相继发生，多数都是单独出现的。半球病变主要是大脑中动脉远端或临近区域的缺血，导致对侧上肢和手的麻木无力。但是临床上会呈现不同的症状组合，如面部和嘴唇、嘴唇和手指、手指、手和足。除了无力以外，有时上肢还会不规律地抖动，类似痫性发作，有时还呈现短暂的运动失调。其他少见的症状还包括意识障碍、失语和失算（优势半球受损）。非优势半球受损可出现体像障碍和其他颞顶叶症状。头痛不是 TIA 的特征。

视觉症状中，短暂单眼失明或一过性黑矇是最常见的。多数的黑矇很短暂，持续 5~30 秒，表现为视野内的明暗度逐渐下降（或增加）逐渐演变为单眼完全的无痛性失明。症状的消退也缓慢。有时表现为楔形的视野缺失、突发的全面视物模糊或者灰色或明亮的视物模糊。短暂单眼失明的发作更倾向于刻板的重复发作。同向偏盲 TIA 提示后动脉狭窄，有时与短暂单眼失明不易区分。

一过性黑矇的卒中风险没有半球 TIA 高，特别是年轻一些的患者。Poole 和 Ross Russell 观察 110 例一过性黑矇的患者（排除胆固醇栓塞），随访 6~19 年，6 年后病死率是21%，主要死亡原因是心脏病，而卒中发生率是 13%（年龄匹配的人群预计的卒中发生率为 3%~15%）。观察期结束存活患者中有 43%没有一过性黑矇的复发。颈动脉正常的患者只有 1/35 有卒中发作，而颈内动脉闭塞或狭窄的患者卒中发生率为 8/21。有研究认为随访 3 年内没有类似糖尿病风险的患者，卒中发生率不足 2%，但有动脉粥样硬化危险因素的老年患者卒中发生率可达 24%。

2.椎-基底动脉系统 TIA　与前循环 TIA 相比，椎-基底动脉 TIA 是非刻板发作，且持续时间较长，最终多导致梗死。后循环 TIA 的表现变化多端，原因是这一循环体系具有多个感觉运动传导束。眩晕、复视、构音障碍、双侧面部麻木、共济失调、单侧或双侧的无力和麻木是后循环受累的特征。孤立的、短暂的眩晕、复视或头痛与 TIA 的关系应严格区分。

孤立的眩晕与 TIA 的关系需要仔细考虑，反复短暂发作的眩晕，持续 1 分钟或更短时间，而且眩晕的强度也有波动的眩晕可能是脑干缺血的表现。详细询问病史有助于分析判断。有些主诉眩晕的患者最后证实为前循环 TIA,因此这个症状对于分析是否为后循环受累是不可靠的。椎-基底动脉 TIA 的其他表现包括步态不稳、向一侧偏斜、视物交错或暗视、视物模糊、管状视野、部分或全盲、瞳孔改变、上睑下垂、凝视障碍、构音障碍、失音。不常见的症状包括偏瘫、头鸣或耳鸣、头面部疼痛或其他特殊的头部感觉、呕吐、呃逆、倾斜感、记忆丧失、行为紊乱、困倦、短暂意识丧失(罕见)、听力受损、聋、单侧抽搐、幻觉、双眼球不共轴。跌倒发作多是由于昏厥、痫性发作导致。

椎-基底动脉 TIA 的特点是每次发作形式不同或在同样背景下有所变化,如这次是手指和面部麻木无力,下次可能仅是手指的异常;或者此次有眩晕和共济失调,而其他发作中又出现了复视。在动脉硬化血栓形成性基底动脉病变中,可以出现任何一侧的肢体受累。在 10 秒~1 分钟或几分钟内,后循环区可同时出现双侧受累,或渐进的从一侧区域到另一个区域的病变,比癫痫的蔓延速度要慢,一次发作可突然中止或逐渐消失。症状的复杂多变导致鉴别诊断也很宽泛,但是一次发作中汇集如此多的症状强烈提示后循环 TIA 的诊断。

3.腔隙性 TIA 由于小的穿支血管阻塞导致的 TIA 的特点是发作呈间歇性(磕磕绊绊或结结巴巴的),发作间隙可以完全正常。对医师来说,难以区分是小血管还是大血管的短暂阻塞。Donnan 等在 1993 年提出"内囊警示综合征"的概念,是指逐渐加重的面部、上肢和腿的无力,最终以内囊区梗死为终点的发作。腔隙性 TIA 的症状可以是在数小时或数天内波动或恢复,而且发展成卒中的可能性大。部分发作类似皮层 TIA,但很罕见。

## 三、辅助检查

1.头颅 CT CT 以往主要用于 TIA 的诊断与鉴别诊断,最近有人将其用于 TIA 预后的判断。GarciaPastor 等报道,69% 的 TIA 患者头颅 CT 正常,26% 的 TIA 患者 CT 上可发现陈旧病灶,只有 5% 的 TIA 患者 CT 上可发现新的病灶,而且通常是症状持续时间较长的患者。Vanja 等研究发现,TIA 患者头颅 CT 上的新鲜梗死灶与近期发生卒中风险密切相关。头颅 CT 上有新鲜梗死灶的 TIA 患者未来 3 个月内发生卒中的危险性为 38%,远高于 CT 上无相应新鲜梗死灶者的 10%。

2.MRI 检查 MRI 在识别 TIA 患者是否有梗死病灶方面比 CT 敏感。文献报道,77%~84% 的 TIA 患者 MRI 上可发现梗死灶,但其中的一些梗死灶与急性损害无关,而 DWI 可以鉴别新旧缺血病灶。随着 TIA 症状持续时间的延长,DWI 异常率也相应增加。一般认为,DWI 检测较小的皮质下缺血病灶非常敏感。Kidwell 等发现,在有明显临床症状的 TIA 患者中,DWI 异常率为 48%,其中近一半为腔隙性脑梗死。Inatomi 等进一步研究认为,44% 的 TIA 患者 DWI 异常,与 TIA 持续时间<30 分钟或无大脑高级神经功能障碍者相比较,TIA 持续时间≥30 分钟或表现为大脑高级神经功能障碍者,其 DWI 异常的阳性率显著增加。

3.磁共振波谱分析 可反映脑组织的代谢情况。Robertus 等报道了一组 54 例 TIA 患者的 1 小时 MRS 研究结果,在 TIA 患者中,责任病灶侧大脑半球非梗死区 N-乙酰天冬氨酸/胆碱比值较对侧大脑半球显著降低,而乳酸盐/N-乙酰天冬氨酸比值则显著增高。

与无 TIA 史的 TIA 患者两侧大脑半球分别比较,既往有 TIA 史的 TIA 患者病灶侧和非病灶侧大脑半球 N-乙酰天冬氨酸/胆碱比值均显著降低。通常情况下,比值的不同主要是胆碱增加所致,而胆碱增加提示细胞膜损伤,因而可反映 TIA 患者有缺血性损害。乳酸盐增加则提示受损的大脑半球无氧糖酵解增加。

4.多普勒超声扫描 可发现颈动脉颅外段、颈总动脉、颈总动脉分叉处及颈内动脉的动脉硬化性改变,表现为内膜增厚、软性或硬性斑块。

5.超声心动图检查 主要对年轻的 TIA 患者看其是否有二尖瓣脱垂及先天性二叶主动脉瓣,因为这两种情况都可引起 TIA。

6.测定血浆中花生四烯酸(AA)、二十碳五烯酸(EPA)浓度 TIA 发病 48 小时内测定 AA、EPA 浓度,显示发病期间 AA 升高、EPA 不变和 EP/AA 比值下降,而且颈内动脉系统 TIA 的这种改变使椎-基底动脉系统 TIA 更为明显。

7.血液检查 应进行血脂、血糖、血液流变学检查,通常可发现患者有脂质代谢紊乱及血黏度增高。

### 四、诊断与鉴别诊断

1.诊断 诊断 TIA 要明确以下方面。

(1)是否为真正的 TIA?患者如果具备突然起病、脑或视网膜的局灶性缺血症状、恢复完全、反复发作的特点,就可以做出 TIA 的临床诊断。

(2)哪个血管系统发生缺血?一般认为颈内动脉系统引起的 TIA 多为颅外动脉或心源性微小栓塞所致,发生为脑梗死的危险性较大。最常见的症状为单瘫、偏瘫、偏身感觉障碍、失语、单眼视力障碍等,也可出现同向偏盲及昏厥等。而椎-基底动脉系统引起的 TIA 则多为血流动力学障碍所致,导致脑梗死者较少,主要表现为脑干、小脑、枕叶、颞叶及脊髓近端缺血。神经缺损症状常见为眩晕、眼震、站立或步态不稳、视物模糊或变形、视野缺损、复视、恶心或呕吐、听力下降、延髓性麻痹、交叉性瘫痪、轻偏瘫和双侧轻度瘫痪等,少数可有意识障碍或猝倒发作。

(3)明确病因与发病机制。确定 TIA 的病因必须做以下检查:尿常规、血常规、血清生化、心电图、胸部 X 线片、颈椎 X 线片等,另外,头部 CT、MRI、心脏超声、颅动脉多普勒、脑血管造影等也为不可缺少的检查项目。

2.鉴别诊断 TIA 主要与一些发作性的疾病相鉴别。

(1)部分性感觉性发作:易与 TIA 混淆,但前者可见 EEG 局限的异常脑波,MRI 可能发现局灶性脑病变。

(2)梅尼埃病:又称内耳性眩晕,发作性眩晕、恶心、呕吐等症状与后循环 TIA 相似,但发病年龄较轻,发作时间可长达 24 小时或数天,伴耳鸣、听力减退和眼震等。

(3)偏瘫型和基底动脉型偏头痛:常在青年期发病,女性较多,多有家族史,表现反复发作的搏动性头痛,常伴视觉先兆或伴呕吐,发作常超过 24 小时。

(4)昏厥:发病年龄较轻,发作表现短暂意识丧失,伴面色苍白、出汗、血压下降和脉细弱等,多由于迷走神经兴奋性增高、直立性低血压所致。

（5）心脏疾病：如阿-斯综合征，严重心律失常如室上性及室性心动过速、心房扑动、多源性室性期前收缩及病态窦房结综合征等，可引起短暂性全脑供血不足，表现头昏、晕倒或意识丧失，无局灶性神经体征，心电图有异常发现。

（6）原发性或继发性自主神经功能不全：可因血压或心律急剧变化出现发作性意识障碍及短暂性全脑供血不足症状。

（7）脑膜瘤、胶质母细胞瘤、邻近皮质的转移瘤、硬膜下出血均可出现短暂的可逆的局灶性脑症状发作，也须注意鉴别。

## 五、治疗

治疗的目的是消除病因、减少及预防复发、保护脑功能、防止发生脑梗死。从本质上来说，TIA 和脑梗死是缺血性脑损伤这一动态过程的不同阶段，在急诊时，对症状持续≥30 分钟者，应按急性缺血性脑卒中流程开始紧急溶栓评估，在 4.5 小时内应考虑溶栓治疗。

1.控制危险因素　积极治疗高血压、血脂异常、高同型半胱氨酸血症，纠正血流动力学异常（低血压），戒烟，禁止过度饮酒，合理治疗冠心病、心律失常、心力衰竭和心脏瓣膜病等。TIA 是脑卒中的高危因素，需对其积极进行治疗，且治疗应尽可能个体化。

对于有明确病因者应尽可能针对病因进行治疗，高血压患者应积极控制血压，使血压<140/90mmHg（除外脑低灌注引起者）。出于预防复发性脑卒中和预防其他血管事件的目的，在发病 24 小时后开始降压。绝对的目标血压水平和降低程度不确定，应当个体化，但血压平均降低大约 10/5mmHg 可以获益。改善某些生活方式（如限盐、减轻体重、摄取富含水果、蔬菜和低脂肪产品的饮食、规律的需氧体育活动及限制乙醇摄入）有助于降低血压，并可作为综合降压治疗的一部分。能获得推荐的血压下降水平的最佳药物尚不确定，因为药物间的直接比较很有限。特定降压药物和目标值的选择应当个体化。根据药物特性、作用机制、病情所需要的某些特定药物进行选择（如颅外脑血管闭塞性疾病、肾功能损害、心脏病和糖尿病）。糖尿病伴有高血压的患者血压宜控制在 130/90mmHg 以下。应有效地控制糖尿病、血脂异常[总胆固醇（CHO）>5.72mmol/L，三酰甘油（TG）>1.70mmol/L，低密度脂蛋白胆固醇（LDL-C）>2.58mmol/L，高密度脂蛋白胆固醇（HDL-C）<0.90mmol/L]。对于 TIA 患者，如有动脉粥样硬化症，LDL-C≥2.60mmol/L，应用有强化降脂效果的他汀类药物治疗减少脑卒中的发生。有动脉粥样硬化症的 TIA 患者，如无冠心病（CHD）史，LDL-C 可降低 50% 或将目标 LDL-C 水平设定为<1.8mmol/L，以取得最大获益，若有 CHD 史则更要重视降脂治疗。若患者 LDL-C 低，可以考虑用烟酸或吉非贝齐治疗。有效控制血液系统疾病、心律失常等也很重要。对于颈动脉有明显动脉粥样硬化斑块、狭窄（>70%）或血栓形成，影响脑内供血并有反复 TIA 发作者，可行颈动脉内膜剥离术（CEA）、颅内外动脉吻合术或血管内介入等治疗。

2.药物治疗

（1）抗血小板聚集药物：已证实对有脑卒中危险因素的患者行抗血小板治疗能有效预防脑卒中。对 TIA 尤其是反复发生 TIA 的患者应首先考虑选用抗血小板药物。抗血小板药物可分为:①血栓素 $A_2(TXA_2)$ 抑制剂:阿司匹林(ASA);②磷酸二酯酶抑制剂:双嘧达莫、西洛他唑;③二磷酸腺苷(ADP)受体阻滞药:氯吡格雷、噻氯匹定;④糖蛋白(GP) $IIb/IIIa$ 阻滞药:阿伯西马、依替巴肽、替罗非班、依替非巴肽、拉米非班等。

1)阿司匹林:环氧化酶抑制剂,主要抑制血小板的第二相聚集。通过抑制环氧化酶,阻碍花生四烯酸(AA)衍变为 $TXA_2$;抑制血小板释放肾上腺素、胶原、凝血酶;抑制内源性 ADP、5-羟色胺等释放。国内 CAST 试验曾提出每天 150mg 的治疗剂量能行效减少脑卒中再发。

2)双嘧达莫:又名潘生丁,是环核苷酸磷酸二酯酶抑制剂,双嘧达莫缓释剂联合应用小剂量 ASA 可加强其药理作用。抑制血小板磷酸二酯酶活性,增高血小板内环核苷酸含量(CAMP),增强内源性 $PGI_2$ 而起作用。抗血栓形成,抑制血小板的第一聚集和第二聚集。高浓度时可抑制血小板释放反应。目前,欧洲急性脑卒中治疗指南已将 ASA 和双嘧达莫缓释剂的复合制剂作为首先推荐应用的药物。

3)西洛他唑:抑制血小板及血管平滑肌内磷酸二酯酶活性,从而增加血小板及平滑肌内 cAMP 浓度、发挥抗血小板及血管扩张作用,常用剂量为每次 50~100mg,每天 2 次。

4)氯吡格雷:与"噻氯匹定"同属 ADP 诱导血小板聚集的抑制剂。氯吡格雷不可逆地阻断血小板上的 ADP 受体,能选择性地阻碍 ADP 介导的血小板活化,抑制 ADP 诱导的血小板 α 颗粒分泌(α 颗粒含有粘连蛋白、纤维蛋白原、有丝分裂因子等物质),还抑制 ADP 诱导的血小板膜糖蛋白 $IIb/IIIa$(GP $IIb/IIIa$)受体复合物与纤维蛋白原结合位点的暴露,因而具有抗血小板聚集和抗血小板黏附作用。但不良反应较噻氯匹定为少,常用剂量为每天 75mg 噻氯匹定可出现中性粒细胞减少等严重并发症,应引起注意,现已很少应用。

5)阿伯西马:当血小板启动时,其膜 GP $IIb/IIIa$ 受体就增加并转变为高亲和力状态,暴露出新的配体结合位点。GP $IIb/IIIa$ 受体的配体有纤维蛋白原和 von Willebrand 因子(vWF)及内皮诱导因子。GP $IIb/IIIa$ 受体阻滞药可预防血小板同上述配体结合,抑制血小板聚集。阿伯西马是针对 GP $IIb/IIIa$ 受体的人源化单克隆抗体,是比较有效的抗血小板药,其特异性优于阿司匹林。阿伯匹马主要有出血风险,应严格掌握好剂量。

6)其他:目前已有一些静脉注射的抗血小板药物,如奥扎格雷等,也可考虑选用,但尚缺乏大规模临床试验证实。

TIA 抗血小板治疗可按以下方案选择实施:①大多数 TIA 患者首选阿司匹林治疗,剂量为每次 50~300mg,每天 1 次;②也可使用小剂量阿司匹林(25mg)加双嘧达莫缓释剂(200mg)的复合制剂(片剂或胶囊),每天 2 次;③有条件者、高危人群或对阿司匹林不能耐受者可选用氯吡格雷,每次 75mg,每天 1 次;④如果使用噻氯匹定,在治疗过程中应注意检测血常规;⑤频繁发作 TIA 时,可选用静脉滴注的抗血小板聚集药物。

(2)抗凝药物:抗凝治疗 TIA 已经有几十年的历史,虽然目前尚无有力的临床试验证据来支持抗凝治疗作为 TIA 的常规治疗,但临床上对心房颤动、频繁发作 TIA 或椎-基底动脉 TIA 患者可考虑选用抗凝治疗。抗凝药物可分为:①凝血酶间接抑制剂:肝素、低分子肝素;②凝血酶直接抑制剂:达比加群酯、比伐芦定、阿加曲班;③维生素 K 拮抗剂:华法林;④X因子抑制剂:利伐沙班、阿哌沙班。

1)肝素:在体内外均有很强的抗凝作用,它是通过抗凝血酶Ⅲ抑制凝血过程的多个环节(抗凝血酶Ⅲ是凝血因子Ⅱa、Ⅸa、Ⅹa、Ⅺa、Ⅻa、ⅩⅢa及纤维蛋白溶酶等含丝氨酸的蛋白酶抑制剂,能与这些因子发生缓慢的化学结合,形成稳定的1:1的复合物,从而抑制这些因子,发挥抗凝血作用,肝素可加速这一过程),肝素对因子Ⅶ也有一定程度的抑制作用,肝素作用迅速(10分钟内),作用维持3~4小时。该制剂只能静脉给药,常用于需迅速抗凝治疗者或用作口服抗凝血剂前用药,使部分凝血活酶时间延长至少1倍,首先一次性静脉注射6000U,随后续予400~600U/h的低剂量持续静脉微量泵注射维持,每2小时监测部分凝血酶原时间,调整肝素微量泵注射速度和总量,疗程可持续1~4周。当用量过多引起出血时,可用等量鱼精蛋白中和,用量与最后一次肝素使用量相当(1mg硫酸鱼精蛋白可中和100U肝素),硫酸鱼精蛋白每次不超过5mL(50mg)。长期使用肝素有引起出血的危险,不良反应较大。肝素禁用于对肝素过敏、有出血倾向、患血友病、血小板功能不全和血小板减少症、紫癜、严重高血压、细菌性心内膜炎、肝肾功能不全、溃疡病、颅内出血、活动性肺结核、孕妇、先兆流产及产后、内脏肿瘤、外伤及术后等患者。低分子量肝素(low molecular weight heparins,LMWH)半衰期比肝素长,约4小时,临床常用的LMWH制剂有依诺肝素、替地肝素、弗希肝素、洛吉肝素、洛莫肝素等,使用剂量通常为4000~5000IU,腹壁皮下注射,每12小时1次;皮下注射不需要监测部分凝血酶原时间(APTT),其血小板减少和过敏反应比普通肝素发生率低,不引起骨质疏松,其禁忌证和注意事项与肝素相似。

2)华法林:是维生素K的拮抗剂,对抗维生素K参与的凝血因子的合成。凝血因子Ⅱ、Ⅶ、Ⅸ、Ⅹ的前体及内源性抗凝血蛋白C和S(抗凝血蛋白C和S是因子Ⅱ、Ⅶ、Ⅸ、Ⅹ的同系物,两者结合后,启动抗凝血蛋白C,降解因子Ⅴa和Ⅷa,发挥抗凝作用)需经羧化酶作用,使其谷氨酸的残基γ-羧化而活化才能保持其活性。环氧型维生素K必须转变为氢醌型维生素K,才能作为羧化酶的辅酶,参与上述γ-羧化作用。香豆素类能抑制肝脏的维生素K环氧还原酶,阻止维生素K的环氧型向氢醌型转变,从而阻断上述凝血因子的γ-羧化作用,影响凝血因子活性,产生抗凝作用。这也是香豆素在体外无抗凝作用的原因。肝脏存在两种维生素K的环氧还原酶,而香豆素只能抑制其中一种。如果给予大剂量的维生素K,可逆转香豆素的作用。香豆素类药物只能阻止凝血因子前体的生成过程,对已有的凝血因子无作用,须在血液循环中原有的凝血因子耗竭后才能发挥作用,而Ⅱ、Ⅶ、Ⅸ、Ⅹ抗凝血蛋白C和S的$t_{1/2}$分别为6小时、24小时、40小时、60小时、8小时和30小时。所以口服后起效慢。华法林口服后至少需经8~12小时才显效,最大疗效时间常于连续服药4~5天后出现,作用维持2~5天,停药5~7天抗凝作用才消失。主要适用于需较长时间抗凝者,如风心病心房颤动、心脏瓣膜置换术后、深静脉血栓形成和肺栓塞等,开始治疗给予1.5~3mg,每天1次,使INR控制为2~3,每4周监测1次,使INR持续稳定。当用量不当引起出血时,静脉缓慢注射10mg维生素$K_1$,并依据病情紧急程度补充新鲜血浆或凝血酶原复合浓缩剂。

3)达比加群酯:强效可逆凝血酶直接抑制剂,$t_{1/2}$为14~17小时,较少发生药物相互作用和食物相互作用,无须进行常规凝血监测,当需要口服抗凝治疗时,达比加群酯可考虑作为华法林的替代治疗,RELY 研究提示,达比加群酯 150mg,每天 2 次,口服,疗效优于华法林,其出血并发症与华法林相似,达比加群酯 110mg,每天 2 次,口服,出血并发症较华法林组减少,疗效与华法林相似。

4)利伐沙班:全球第一个 Xa 因子抑制剂,$t_{1/2}$ 为 7~11 小时,1/3 经肾脏代谢,2/3 经细胞色素 P450 途径代谢,常用剂量 20mg,每天 1 次,口服,可使栓塞事件的发生率降低 21%,并可显著降低颅内出血和致死性出血的发生率。阿哌沙班 5mg,每天 2 次,口服,减少脑卒中效力优于阿司匹林 81~325mg,每天 1 次,适用于不能耐受华法林治疗的患者。

TIA 抗凝治疗可按以下方案选择实施:①抗凝治疗不作为常规治疗;②对于伴发心房颤动和冠心病的 TIA 患者,可使用抗凝治疗(感染性心内膜炎除外);③TIA 患者经抗血小板治疗,症状仍频繁发作,可考虑选用抗凝治疗。

(3)降纤药物:TIA 患者有时存在血液成分的改变,如纤维蛋白原含量明显增高,或频繁发作患者可考虑选用巴曲酶或降纤酶治疗。

3.外科治疗　经检查确定 TIA 是由颈部大动脉病变如动脉硬化斑块致动脉明显狭窄或闭塞所引起时,为了消除微栓塞,改善脑血流量,建立侧支循环,对高度颈动脉狭窄(狭窄在 70%~90%)可考虑颈动脉内膜剥离-修补术、颅外-颅内血管吻合术等。由于这些方法的手术指征及效果尚有争议,故须根据患者具体情况及手术条件,慎重考虑,不应轻易施行。

## 六、预后

通常认为,在 TIA 之后约 1/3 的患者缓解,1/3 的患者反复发作,1/3 的患者进展为卒中。颈内动脉系统 TIA 发作频率较椎-基底动脉系统低,但发生脑梗死的机会较多。有证据表明,TIA 患者在 90 天内出现卒中的风险超过 10%~20%,发病后最初 2 天的风险最高。TIA 患者出现心肌梗死和猝死的风险也很高。提示高度风险的预后因素包括颈动脉重度狭窄达 70%~99%,同侧的斑块破裂,高度怀疑来自心脏的栓子,半球性 TIA,年龄 >65 岁男性,2 次 TIA 间隔 <24 小时及合并其他危险因素。此外,一过性黑矇通常要比半球性 TIA 预后好,起病年龄轻者预后好。Tippin 等调查 83 例 45 岁前发生一过性黑矇的患者,其中未发生脑卒中的 43 例在随后 5 年随访中无一例发生,提示发病呈良性临床过程的 TIA 发病机制可能与偏头痛及抗磷脂抗体等有关。在做出 TIA 诊断后,应根据上述危险因素评估其预后,尽早采取积极的治疗措施。

## 第二节　血栓形成性脑梗死

血栓形成性脑梗死或脑血栓形成通常简称为脑梗死。脑梗死约占全部脑卒中的 80%,缺血性卒中最常见的病因是局部血栓形成或来自远隔部位如心脏或大血管的栓塞所致,引起缺血、缺氧等脑血液供应障碍,产生局部脑组织缺血、坏死或软化,导致相应的神经功能缺失症状和体征。

## 一、病因与发病机制

1.病因 血栓形成性卒中主要是由脑动脉主干(如颈内动脉、大脑中动脉或基底动脉)或皮质支动脉粥样硬化或动脉炎引起血栓形成或动脉闭塞,导致脑局部血流中断和脑梗死,患者常有 TIA。

(1)动脉粥样硬化:是血栓形成性脑梗死最常见的病因,易患部位包括颈总动脉起始部,恰位于颈总动脉分叉部上方及海绵窦内的颈内动脉,大脑中动脉起始部,椎动脉起始部及其入颅部上方,以及基底动脉等,这些部位长期受血流冲击易出现内皮细胞损伤、基底层断离、血流缓慢或涡流,易于形成血栓。动脉粥样硬化病变历经长期的进程,与遗传因素及其他脑卒中危险因素如高密度脂蛋白降低及低密度脂蛋白增高有关。

(2)各种动脉炎:是脑血栓形成第二位的原因。巨细胞动脉炎(颞动脉炎)影响颈外动脉分支、颈内动脉、睫状后动脉、椎动脉颅外及颅内段。动脉壁炎性改变刺激血小板在损伤的表面黏附和聚集,导致血栓形成和远端栓塞;系统性红斑狼疮累及小的脑动脉,导致多发性微梗死,但缺乏真性血管炎病变特点;结节性多动脉炎是累及多脏器小及中等口径动脉的节段性血管炎,可出现短暂性脑缺血症状如典型的单眼一过性黑矇;肉芽肿性血管炎是 CNS 原发性血管炎,影响脑小动脉及小静脉,但全身血管不受累;梅毒性动脉炎发生在原发性梅毒感染后 5 年内,累及中等穿通支动脉,CT 或 MRI 可显示大脑半球深部白质点状梗死灶。

(3)纤维肌性发育异常:是常染色体显性遗传病,女性较常见。病变累及儿童及青少年的大动脉,导致节段性动脉中层狭窄和弹力层断裂,中层纤维环与肌纤维增生交替。常见于颅外血管、颈内动脉颈段,多为双侧病变。症状可能因血管源性栓子栓塞所致。血管造影可见特征性串珠样表现。

(4)颈动脉或椎动脉夹层:可伴发向血管壁内出血,阻塞管腔或易形成血栓和栓塞。外伤后颈动脉夹层易于诊断,但年轻男性可在自发性颈动脉夹层后罹患脑梗死。颈内动脉夹层通常起源于邻近的颈动脉分叉部并可延伸至颅底。潜在的病理过程通常是囊性中层坏死。卒中前有时出现前驱性短暂的半球缺血症状或单眼失明,颈动脉夹层可伴发下颌痛或颈痛,发生类似偏头痛的视力异常及霍纳征等。椎动脉或基底动脉夹层不常见,其临床特点为头痛、颈后疼痛及突发的脑干异常体征等。

(5)与血栓形成性脑梗死的局灶脑缺血相关的疾病

1)血管疾病:除了动脉粥样硬化、纤维肌性发育不良、颈动脉或椎动脉夹层,还包括感染性疾病、巨细胞动脉炎、系统性红斑狼疮、结节性多动脉炎、肉芽肿性血管炎、梅毒性动脉炎、艾滋病、腔隙性脑梗死、药物滥用(如苯丙胺、可卡因等)、偏头痛、脑淀粉样血管病、多发性进行性脑动脉闭塞、静脉或静脉窦血栓等。

2)心脏疾病:如附壁血栓、风湿性心脏病、心律失常、心内膜炎、二尖瓣脱垂、反常性栓子、心房黏液瘤、心瓣膜修复术后等。

3)血液疾病:如血小板增多症、红细胞增多症、血栓栓塞性血小板减少性紫癜、镰状细胞病、白细胞增多症及高凝状态等引起者较少。

4)某些脑梗死病例虽经影像学检查证实,但很难找到确切病因,可能与脑血管痉挛,来源不明的微栓子,高水平的抗磷脂抗体、蛋白C、蛋白S及高凝状态等有关。

2.发病机制

(1)动脉粥样硬化的发生机制尚不完全明了,早期阶段出现血管内皮细胞损伤,可能与高血压、糖尿病、低密度脂蛋白、同型半胱氨酸及自由基或感染因素有关,单个核细胞及T淋巴细胞黏附于损伤的内皮并向内皮下迁移,单个核细胞及巨噬细胞转化为充满脂质的泡沫细胞,形成脂纹病变;内皮细胞、巨噬细胞及黏附于损伤内皮的血小板均释放生长因子和趋化因子,刺激内膜平滑肌细胞增生及迁移,导致纤维斑块形成,动脉粥样硬化病变增大或破裂可阻塞血管腔,或成为粥样硬化性或血小板性栓子来源。粥样硬化病变导致卒中的最重要危险因素是收缩压及舒张压增高。一项5000例以上无症状的30~60岁男性与女性历经18年的前瞻性研究,高血压个体发生卒中的可能性为非高血压者的7倍;在任何一次门诊血压测量中均达到收缩压160mmHg或舒张压95mmHg的患者,罹患卒中风险是对照组的3倍。无高血压也可发生粥样硬化,此时遗传易感性、糖尿病、高胆固醇或高三酰甘油血症、高同型半胱氨酸血症、吸烟或口服避孕药等可能参与发病机制。

(2)血液成分变化:在动脉管壁病变基础上,血液成分变化、血液黏稠度增加、血细胞比容增高、高脂血症及纤维蛋白原增加等可促进动脉血栓形成。

(3)血流动力学异常:脑梗死患者常在夜间睡眠中发病,可能与入睡后血压下降、血流缓慢,易在动脉壁病变基础上引起病变动脉血栓形成。抗血栓因子水平也与脑血栓形成有关,例如,血小板释放的血栓素$A_2$,使血管收缩,促使血栓形成;血管内皮细胞释放的前列环素$I_2$使血管扩张,不易形成血栓;内皮细胞释放的一氧化氮(NO)、内皮细胞源性纤维蛋白酶原激活剂等。

## 二、病理

1.脑动脉的梗死分布　尸检大体所见,新的梗死通常累及皮质与白质,可见病变组织肿胀、软化。显微镜下显示神经元急性缺血改变,如皱缩、小空泡形成及深染,胶质细胞破坏,小血管坏死,神经轴突和髓鞘破坏,以及血管源性水肿引起间质液体积,某些病例可见梗死区血管周围出血。大面积脑梗死典型伴脑水肿,发病后4~5天为高峰。大多数大面积脑梗死发病后1周内死亡归因于脑水肿继发脑疝所致,可见肿胀的受累半球引起同侧扣带回疝,在大脑镰游离缘下方脑组织越过中线,随之经小脑幕切迹向下移位。

2.脑动脉硬化　包括3种病变。

(1)动脉粥样硬化:早期病变为血管内膜条状脂质浸润,镜下可见内膜下吞噬类脂质的巨噬细胞聚集,病变进展条状浸润可演变为粥样硬化斑,镜下见细胞内类脂质形成晶体,HE染色可见菱形间隙,纤维细胞增多,钙盐沉积,内膜坏死破裂、出血及血栓形成等;脱落的斑块形成栓子导致颅内远端血管栓塞缺血。

(2)淀粉样血管病或称为嗜刚果红血管病:淀粉样变性多见于脑叶,刚果红染色显示清楚,出现动脉壁节段性纤维变形坏死,引起血管扩张或微动脉瘤,易发生出血。

(3)小动脉硬化:发生在毛细血管前小动脉,与粥样硬化不同,无内膜类脂质沉积。

早期管壁中层平滑肌增生,随后中层及内膜胶原纤维增生及玻璃样变,导致管壁变厚及管腔狭窄,可破裂或阻塞引起局灶性脑软化。

3.血栓形成 是活体血管内发生血液凝固,发生率在颈内动脉起始部及虹吸部为29%,大脑中动脉43%,大脑后动脉9%,大脑前动脉5%,基底动脉7%,椎动脉7%。多发生于动脉粥样硬化内膜溃损面,镜下可见血管损伤处血小板附着,呈颗粒状突入管腔,脱落形成栓子,红细胞和白细胞被网入纤维素网内,反复发生形成血栓。血栓头部主要由血小板、纤维素和白细胞组成,呈白色,称为白色血栓;血栓尾部主要由红细胞组成,呈红色,称红色血栓。

4.脑梗死 约4/5的脑梗死发生于颈内动脉系统,椎-基底动脉系统仅占1/5。血栓形成和栓塞引起血管闭塞,导致供血区脑软化或梗死,软化分为缺血性和出血性两种,动脉闭塞多导致缺血性软化,静脉阻塞几乎完全为出血性软化。

(1)缺血软化病变分3期:①坏死期:与正常组织不易区别,坏死区略肿胀,脑膜血管显著充血,切面略显隆起,较正常稍硬;镜下神经细胞大片消失,胶质细胞核固缩、破裂或溶解,小血管高度充血,管腔内有多数白细胞,坏死区可见散在或聚集的中性多形核细胞;②软化期:数天后病变区变软,切面呈淡黄色,灰白质界限不清;镜下可见神经细胞及纤维消失,被格子细胞(即小胶质细胞在普通包埋时因脂肪溶解面成格子状)、星形胶质细胞及纤维替代;③恢复期:病变区呈凹陷状,大者为囊肿样,囊中含清亮或混浊液体,囊可形成多房状,或为较硬的瘢痕组织,镜下可见瘢痕组织主要由星形细胞及纤维组成。

(2)脑缺血病变临床病理分5期:①超早期(1~6小时):病变区脑组织常无明显改变,可见部分血管内皮细胞、神经细胞和星形胶质细胞肿胀,线粒体肿胀空泡化;②急性期(6~24小时):缺血区脑组织苍白,轻度肿胀,神经细胞、星形胶质细胞和血管内皮细胞呈明显缺血性改变;③坏死期(24~48小时):可见大量神经细胞消失,胶质细胞坏变,中性粒细胞、单个核细胞和巨噬细胞浸润,脑组织明显水肿;④软化期(3天~3周):病变区液化变软;⑤恢复期(3~4周后):液化坏死的脑组织被吞噬清除,胶质细胞增生,毛细血管增多,小病灶形成胶质瘢痕,大病灶形成卒中囊,此期持续数月至2年。

5.出血性脑软化 常为脑栓塞和静脉阻塞所致,风湿性心脏病继发脑栓塞和接近皮质的脑梗死易继发出血。大体可见黄色囊壁或黄色液体;镜下除出血灶,与缺血性软化改变基本相同,可见充满含铁血黄素的格子细胞。

## 三、病理生理

由于颅神经元储备能力极低,对缺血、缺氧损伤极敏感,脑血流阻断约30秒脑代谢即发生改变,1分钟后神经元停止功能活动,脑动脉闭塞后完全缺血超过5分钟可导致神经元死亡,是缺血性卒中致残与致死的重要因素。

1.缺血性神经元死亡机制 缺血性神经元损伤是随时间进展而活跃的生化过程。缺血导致脑代谢底物如氧和葡萄糖供应中断,导致细胞能量耗竭,使细胞不能维持能量依赖性功能如膜电位和跨膜离子梯度,引起细胞膜去极化,通过电压门控性钙通道导致钙内流,引发突触前神经末梢大量释放兴奋性氨基酸如谷氨酸等神经递质。突触释放的

Clu 激活神经元突触后膜上与 $Na^+$ 和 $Ca^{2+}$ 离子通道偶联的兴奋性氨基酸受体,激活了 $Na^+$ 和 $Ca^{2+}$ 内流入突触后神经元胞体和树突内。从而启动了一个连锁式生化过程,引起细胞水肿、线粒体损伤和毒性自由基产生。过量的 $Ca^{2+}$ 内流产生细胞内钙超载,若 $Ca^{2+}$ 超过出细胞排出、螯合及缓冲的能力,可激活钙依赖酶类如蛋白酶、脂酶及核酸酶,这些酶类及其代谢产物如甘烷类及氧自由基可引起浆膜和细胞骨架成分崩解,导致细胞死亡。由于兴奋性氨基酸如谷氨酸在这一系列过程中起到枢纽性作用,因此将其称为兴奋性细胞毒作用。

由此可见,缺血诱导的这一瀑布式电化学效应是导致缺血性神经元死亡的重要机制。依据缺血的严重程度及持续时间不同,神经元可迅速死亡发生坏死,也可以逐渐死亡,发生程序化细胞死亡或凋亡。坏死性细胞死亡的特点是核皱缩、膜完整性早期丧失及线粒体结构改变等,并最终出现细胞溶解;凋亡依赖于新的蛋白合成,与核染色质附壁有关,细胞膜和线粒体的完整性相对保存,并有膜结合性细胞外囊泡(凋亡小体)形成。坏死与凋亡可以在缺血病变的不同区域同时存在。

此外,脑梗死还可出现炎症细胞因子损害,引起炎性细胞反应,如多形核嗜中性粒细胞黏附于内皮细胞,导致血-脑屏障破坏、血管渗出及组织水肿坏死;巨噬细胞、T 细胞、星形细胞及小胶质细胞可产生促炎性细胞因子,与靶细胞特异性受体结合,诱导白细胞黏附于内皮细胞表达 CD11、CD18 黏附分子及表达细胞间黏附分子 ICAM-1。损伤的神经元和轴突释放的细胞因子具有趋化作用,使白细胞从血管内向缺血脑组织迁移。在脑缺血区可见白细胞浸润及炎性细胞因子参与缺血组织损伤,白细胞介素-$\beta_1$(IL-$\beta_1$)及 mRNA 表达增高,刺激内皮细胞表达白细胞黏附分子,在缺血脑组织聚集,加重脑缺血损害。肿瘤坏死因子-$\alpha$(TNF-$\alpha$)可使内皮细胞表达血小板活化因子,释放 IL-1 和 VIII 因子,抑制抗凝机制,刺激释放血管激活因子,增加血-脑屏障通透性,加重脑缺血损伤。转化生长因子-$\beta$(TGF-$\beta$)是抗炎性细胞因子,可抑制致炎性细胞因子,对脑缺血可能起保护作用。

2.缺血性脑损伤

(1)缺血半暗带:这一概念是由 Abstrup 等在 1977 年提出的。通过阻断狒狒大脑中动脉造成局灶性脑梗死,当局部脑血流量(rCBF)降低至 15mL/100(g·min)时体感诱发电位(SEP)消失,细胞外 $K^+$ 活性(Ke)无变化;当 rCBF 降至 6mL/100(g·min)时 Ke 突然增高。于是提出在 rCRF 减少的过程中存在两个缺血阈值,$K^+$ 释放阈值显著低于电活动消失阈值。在 SEP 消失后若及时增加 rCBF 至缺血水平以上,SEP 可以再度出现,由此提出在神经元电活动终止和功能失活的状态下,神经元结构仍保持完整,仍然能够存活一段时间,这一功能状态即是脑缺血半暗带的概念。Abstrup 在 1981 年将半暗带定义为:围绕梗死区中心的缺血脑组织生物电活动终止,但保持正常的离子平衡及结构完整性,急性期适当增加 rCBF,半暗带缺血脑组织突触传递功能可完全恢复。因此,半暗带成为脑缺血中心坏死区以外可逆性损伤区的代名词。

在围绕缺血脑组织核心的周边区存在缺血不完全区域半暗带,细胞可能较长时间地存活,可能启动其他调节细胞死亡的生化机制。这些过程包括参与程序化细胞死亡的蛋白表达,如 Bcl-2(B 细胞淋巴瘤)家族蛋白和半胱氨酸天冬氨酸蛋白酶(在天冬氨酸残基处裂解的半胱氨酸蛋白酶前体酶原)。这类蛋白的作用可导致凋亡,是一种有别于细胞坏死的程序化细胞死亡,特点是核染色质向边缘浓聚,DNA 裂解成特定长度的片段(核小体),细胞膜相对保存完整,质膜呈泡状形成凋亡小体和不伴炎性反应的吞噬作用。如果在脑组织不可逆性坏死前缺血脑组织的血流得以恢复,临床症状和体征呈现为短暂性;如果持久性血流阻断导致不可逆的缺血损伤或脑梗死。

缺血半暗带或半影区的特征是,由于存在侧支循环,可以获得部分血液供应,尚有大量可存活的神经元,如果血流恢复使脑代谢改善,脑组织损伤及功能缺失仍可逆转,但有一定的时间限制,或可转化为正常灌注区,也可转化为梗死区。因此,保护可逆性损伤的神经元是急性脑梗死治疗的关键。

(2)时间窗:大量的实验研究及临床观察表明,脑动脉阻塞后脑组织缺血的一系列病理生理进程及脑梗死病变的形成需要数小时,因而临床上为阻断此病理过程提供了时间。在脑细胞不可逆死亡之前,可能抢救缺血半暗带可逆性损伤神经元的时间即为治疗窗。Lassen 等认为,半暗带仅存在 1~3 小时。动物实验证明,MCA 闭塞 3 小时与最终闭塞时的脑梗死体积相同,提示必须在治疗窗内改善脑血流才能挽救缺血半暗带。抢救缺血半暗带的关键是超早期溶栓治疗,及时恢复脑缺血组织的血流。

神经元对缺血最为敏感,其次是少突胶质细胞、星形细胞及内皮细胞。在动物实验中,不同部位的神经元对缺血易感性依次为海马、小脑、纹状体和新皮质。脑缺血治疗窗与缺血严重程度呈正相关,缺血越严重,导致神经元不可逆损伤的时间越短。缺血半暗带区脑组织通过侧支循环获得血流,使神经元维持在泵衰竭水平之上与电活动水平之下。脑缺血超早期治疗窗的机制,主要是自由基过度形成及自由基瀑布式连锁反应,导致神经细胞内钙超载、兴奋性氨基酸细胞毒性及酸中毒等一系列变化。

目前普遍认为,急性脑梗死治疗窗为发病后 6 小时,但介入性溶栓治疗窗通常为发病 3 小时内。超早期治疗通常是指在治疗窗内采取溶栓和脑保护措施,尽量使神经元得以存活,缩小梗死病灶的体积,降低患者的致残率和病死率。

(3)再灌注损伤:脑动脉闭塞后若出现血流再通,恢复氧与葡萄糖的供应,脑组织缺血损伤理应得到恢复。事实上,存在有效的再灌注时间即再灌注窗。如果脑血流再通超过了再灌注窗的时限,脑损伤仍可继续加剧,导致病死率增加,称为再灌注损伤。缺血半暗带及再灌注损伤概念的提出,更新了急性脑梗死的临床治疗观念,脑梗死超早期治疗关键是抢救缺血半暗带和减轻再灌注损伤。

近年研究表明,减轻再灌注损伤的核心是积极采取脑保护措施。谷氨酸受体阻滞药在不增加血流情况下可能使脑梗死体积明显缩小,提示局灶性脑缺血的最终结局并非仅由血流阈所决定,竞争性与非竞争性谷氨酸受体阻滞药通过抑制梗死周围半暗带去极化和 $Ca^{2+}$ 内流等,可能减小梗死的体积。这类脑保护剂包括:①苯噻唑衍生物 Lubeluzole 可对抗 NO 导致大鼠海马神经元凋亡;②镇静药和抗惊厥药氯甲噻唑为 GABA 激动剂,对动物脑缺血模型有保护作用;③镁盐可阻断 NMDA 受体,对全脑和局灶性脑缺血模型有保护作用;④甘氨酸受体阻滞药 GV150 526、非竞争性 NMDA 受体阻滞药 Cerestat、稳定细胞膜的胞磷胆碱等。

(4)神经功能联系不能(diaschisis,DC):Brown-Sequard 早在 1870 年就发现,脑局灶性损害时在远离病灶区域出现脑功能过度兴奋或抑制的现象,后来人们将其称为神经功能联系不能。近年来正电子发射体层扫描(PET)及单光子发射计算机体层扫描(SPECT)的研究证实,脑梗死中心区 rCBF 及代谢明显降低,周围的缺血半暗带出现一过性过度灌注,在远离病灶部位出现 DC,表现 rCBF 及代谢率降低。例如,发生在大脑半球称为失联络现象;出现于对侧小脑称之为交叉性小脑联系不能(cross cerebellar dysconnection,CCD),长时间的 CCD 常伴持续性肌张力低下,提示小脑功能损害。CCD 也称交叉性小脑远隔功能障碍,顶叶梗死时出现 CCD 最严重,额叶和颞叶梗死次之,基底核区较丘脑病变更易引起 CCD,脑桥上部病变也可出现,脑桥中下部病变不出现,幕上肿瘤及动静脉畸形(AVM)也可能发生。脑出血、脑梗死、脑肿瘤或 AVM 均可出现 CCD,与病变的性质无关,可能与皮质-脑桥-小脑通路或齿状核-红核-丘脑通路损伤有关。

脑梗死患者的临床观察及 PET 的应用,使脑卒中的 DC 研究取得很大进展。一侧大脑半球梗死导致对侧半球的对应部位发生供血减少及代谢障碍,称为镜像性神经功能联系不能。在脑干、小脑卒中也可引起 DC,例如一侧脑桥梗死时,同侧额叶及对侧小脑半球$^{99m}$Tc-六环甲基丙烯胺肟的相对活性降低,有时可见双侧小脑半球供血减少或显著不对称。有时临床可能发现脑卒中患者的部分症状体征难以用原发病灶来解释,可能与 DC 机制有关。例如,一侧丘脑卒中患者出现神经精神障碍,PET 检查显示从发病 4 天至98 个月,双侧大脑皮质的氧耗及葡萄糖利用率始终降低。一例 61 岁男性患者,MRI 显示左侧丘脑前部小梗死灶,临床出现进行性智能障碍,如顺行性遗忘、语言障碍和口述困难等,SPECT 显示病灶侧的额叶、颞叶和枕叶及对侧小脑的 DC 征象。脑卒中出现 DC 可能机制是,大脑皮质深部梗死可能合并皮质低灌注,病灶半暗带延伸至皮质所致。

(5)迟发性脑损伤:Kirino 通过沙土鼠脑缺血实验提出海马区缺血的 3 种变化:CA4区出现缺血性细胞改变,CA2 区出现反应性变化(RC),CAI 区发生慢性广泛的神经元丧失,提出了迟发性神经元坏死的概念,实际上是细胞凋亡,可能与过度释放的兴奋性氨基酸神经毒性作用,导致细胞内钙超载、自由基毒性、酸中毒、花生四烯酸产生及单胺类神经递质代谢失衡等有关。

(6)缺血性神经元凋亡:传统观点认为,缺血性神经元死亡为细胞坏死,Gwag 等首先在皮质神经元离体实验中揭示谷氨酸介导的细胞凋亡。海马、下丘脑、大脑及小脑皮质神经元对短暂性脑缺血极为敏感,短暂缺血后中心区神经元很快出现坏死,周围区神经元以海马 CAI 区锥形细胞最明显,经过 1~2 天潜伏期才出现迟发性神经元坏死。缺血后细胞凋亡的高峰出现在缺血后 1~5 天,持续约 4 周。在脑缺血周边区可出现神经元、胶质细胞、小胶质细胞及内皮细胞表达 Bcl-2 蛋白,提示非致死性脑损伤诱导细胞产生Bcl-2 抵抗细胞凋亡;缺血脑组织还可检出 Fas 抗原 mRNA 表达显著增加,提示 Fas 在细胞凋亡中也起作用。

脑缺血性损伤后细胞凋亡的分子生物学表现是:①自由基形成增加;②转录信号激活,如细胞外液谷氨酸、天冬氨酸等兴奋性氨基酸显著升高,缺血皮质内二磷酸肌醇分解物明显升高,磷脂酶 C 激活,蛋白激酶 C 激活,磷脂酶 $A_2$ 激活导致花生四烯酸及代谢产物释放,诱导即刻早期基因表达;③缺血后基因表达,应用 Northern 杂交、原位杂交和免疫组化技术在局灶性脑缺血模型发现 c-jun、c-fos、jun-b 等 IECs 表达,用 RT-PCR 发现局灶性脑缺血模型 Cyclin D1 和 c-myc 表达;晚期基因如神经生长因子基因等过量表达;诱导抗死亡基因 p53 表达等。

### 四、临床类型

1.血栓形成性脑梗死根据病变的部位、体积及性质,可分为如下几种。

(1)大面积脑梗死:通常是颈内动脉主干、大脑中动脉主干或皮质支完全性卒中,表现病灶对侧完全性偏瘫、偏身感觉障碍及向病灶对侧凝视麻痹。椎-基底动脉主干梗死可伴头痛、意识障碍、四肢瘫和多数颅神经麻痹等,呈进行性加重,可出现明显脑水肿和颅内压增高征象,甚至发生脑疝。

(2)分水岭梗死:是相邻血管供血区之间的分水岭区或边缘带缺血,多因血流动力学障碍所致,典型者发生于颈内动脉严重狭窄或闭塞伴全身血压降低时,也可由心源性或动脉源性栓塞引起。临床通常呈卒中样发病,多无意识障碍,症状较轻、恢复较快。结合MRI 检查可分为以下类型。

1)前型:是 ACA 与 MCA 供血区的分水岭脑梗死,表现以上肢为主的中枢性偏瘫及偏身感觉障碍,一般无面舌瘫,可有情感障碍、强握反射和局灶性癫痫发作等;主侧病变可出现经皮质运动性失语,双侧病变出现四肢瘫、智能障碍或痴呆。病灶位于额中回,可沿前后中央回上部呈带状前后走行直达顶上小叶。

2)后型:病灶位于顶、枕、颞交界区,是 MCA 与 PCA,或 ACA、MCA 及 PCA 皮质支的分水岭区。偏盲最常见,多以下象限盲为主;可有皮质性感觉障碍、轻偏瘫或无瘫痪;约1/2 的病例有情感淡漠,可有记忆减退和 Gerstmann 综合征(角回受损),主侧病变出现认字困难和经皮质感觉性失语,非主侧病变偶见体象障碍。

3)皮质下型:是 ACA、MCA 及 PCA 的皮质支与深穿支间,或 ACA 回返支(Heubner动脉)与 MCA 豆纹动脉间分水岭区梗死。病灶位于大脑深部白质、壳核、尾状核等,可出现纯运动性轻偏瘫和(或)感觉障碍及不自主运动等。

(3)多发性脑梗死:通常是 2 个或 2 个以上不同供血系统的脑血管闭塞,导致多个梗死,为反复发生脑梗死所致。

(4)出血性脑梗死:由于脑梗死供血区内动脉坏死,血液漏出继发出血,常见于大面积脑梗死。

2.依据脑缺血事件的症状体征及演进过程,可分为以下常见类型。

(1)完全性卒中:发病后神经功能缺失症状较完全,常于起病 6 小时内病情达到高峰。通常为大血管主干或多支动脉如 MCA、ACA 闭塞,出现完全性偏瘫,病情重,伴不同程度的意识障碍,甚至深昏迷或死亡;但并不意味受累血管支配区完全受累,也并非病情不能改善。

(2)进展性卒中:发病后神经功能缺失症状在 48 小时或更长时间仍逐渐进展或呈阶

梯式加重,甚至经过治疗仍继续恶化。

(3)TIA:神经功能缺失症状通常在 30 分钟内完全恢复。

(4)可逆性缺血性神经功能缺损:临床可见某些卒中患者神经功能缺失症状持续超过 24 小时,但可在数天内完全或近于完全消失,一般无后遗症,有时用可逆性缺血性神经功能缺损描述,临床也称为小卒中。可能由于侧支循环较充分地代偿,缺血未导致不可逆性神经元损伤。

3.TOAST 病因分型 当前国际上广泛使用。对急性缺血性卒中进行病因分型有助于指导治疗、判断预后及选择二级预防措施。该分型将缺血性卒中分为大动脉粥样硬化型、心源性栓塞型、小动脉闭塞型、其他明确病因型及不明原因型等。

4.英国牛津郡社区卒中项目的 Bamford 分型,近年来被广泛采用。根据患者入院时的临床表现分为 4 型,简便适用,具有极好的临床可操作性。

(1)完全前循环梗死:表现为三联征。高级神经活动障碍,如意识障碍、失语及视空间障碍等,对侧同向性偏盲,对侧偏瘫。

(2)部分前循环梗死:表现为上述三联征中两项,或只有高级神经活动障碍,或感觉、运动功能缺失,症状较完全前循环梗死局限。

(3)后循环梗死:表现为不同程度的椎-基底动脉综合征。例如,交叉性瘫或交叉性感觉障碍,四肢瘫及双侧感觉障碍,双眼共轭运动障碍,小脑功能障碍不伴长束体征,孤立的视野缺损或皮质盲等。

(4)腔隙性脑梗死:通常表现为常见的腔隙性综合征,如运动性轻偏瘫、纯感觉性卒中、共济失调性轻偏瘫、感觉运动性卒中及构音障碍-手笨拙综合征等。

## 五、临床表现

1.动脉粥样硬化性脑梗死 是缺血性卒中最常见的类型,多见于中老年,动脉炎以中青年多见。常在安静或睡眠中发病,患者常患高血压、冠心病或糖尿病,约25%的病例曾有 TIA,诸如肢麻、无力发作等,局灶性体征多在发病后数小时或 1～2 天达到高峰,意识清楚或有轻度意识障碍。缺血性卒中综合征包括前循环缺血综合征、后循环缺血综合征及边缘带缺血综合征。前循环及后循环缺血症状和体征主要取决于闭塞的动脉及病变部位、血栓形成速度及大小、侧支循环状况等,多数患者通常有多个症状和体征。

2.巨细胞动脉炎患者导致脑梗死 是缺血性卒中不常见的原因,体格检查可见颞动脉触痛、结节或波动消失,红细胞沉降率加快,血管造影或彩色双通道超声检查显示动脉狭窄或闭塞,颞动脉活检可以确诊。对短暂性单眼失明或短暂性脑缺血发作患者,尤其老年患者应考虑巨细胞性动脉炎的可能,因本病对皮质类固醇治疗反应良好,可避免发生永久性失明并发症。肉芽肿性血管炎可导致头痛、轻偏瘫等,CSF 通常可见淋巴细胞增多,蛋白增高,血管造影可证明小动脉和静脉局灶性和节段性狭窄,但全身血管不受累,脑膜活检有诊断价值;单用皮质类固醇或合用环磷酰胺治疗可能有益。

3.患者的病史 常提示存在诱发因素或危险因素,如 TIA、高血压和糖尿病等,女性口服避孕药,吸烟史等;缺血性或瓣膜性心脏病、心律失常及血液病可增加卒中风险;脑血管近于完全阻塞或侧支循环不良患者,如应用降压药过度降压可促发脑卒中。

4.相关症状 如少数卒中患者起病时伴癫痫发作,栓塞可能更常见。卒中后癫痫发生率约为10%,皮质卒中的癫痫风险约为25%,如皮质卒中伴持续运动功能缺失则为50%。头痛见于约25%的缺血性卒中患者,可能由于侧支血管急性扩张所致。

5.缺血性卒中患者的一般体格检查重点是寻找潜在的全身性病因,特别是可治性病因,诸如高血压,比较两侧血压与脉搏可发现主动脉弓动脉粥样硬化或主动脉缩窄;检眼镜检查在视网膜血管发现栓塞物,可提示前循环栓塞;颈部检查可发现颈动脉搏动消失或颈动脉杂音,但需注意颈动脉显著狭窄可不闻及杂音,而大的杂音也可能不伴狭窄;心脏杂音或心律失常可能提示心源性栓塞;颞动脉触诊发现触痛、小结节或无脉症可提示巨细胞动脉炎的诊断。

6.神经系统检查可能确定病变部位,并提示卒中的病因及最佳处理方法。例如,若有明确证据显示前循环受累,可采用血管造影评估介入治疗矫正颈动脉病变的方案;若确定症状归于后循环或腔隙性脑梗死,则可能采取药物治疗。若发现认知功能障碍伴有失语,提示前循环皮质病变,潜在病变不可能在后循环,也不可能是腔隙性脑梗死。如有非优势半球病变导致的顶叶综合征,如偏侧忽视或结构性失用,提示为大脑中动脉下部分支卒中;如存在视野异常同样可排除腔隙性脑梗死,但前循环或后循环卒中均可出现偏盲,如单独出现偏盲提示大脑后动脉梗死;眼肌麻痹、眼球震颤或核间性眼肌麻痹提示后循环病变导致脑干梗死;轻偏瘫可由前循环供血的脑皮质区病变、椎-基底动脉供血的脑干下行运动通路病变或皮质下(放射冠、内囊)或脑干腔隙性脑梗死所致,以面部、手及上肢为主的轻偏瘫通常提示大脑中动脉分布区病变,面部、上肢及下肢均等性轻偏瘫可能为颈内动脉或大脑中动脉主干闭塞,或为内囊腔隙性脑梗死;交叉瘫如一侧面部与对侧肢体瘫通常定位于脑桥面神经核水平与延髓锥体交叉之间;皮质感觉如实体觉和图形觉缺失而初级感觉形式保存,意味大脑中动脉分布区的脑皮质功能缺失;孤立的偏身感觉缺失不伴运动受累通常源于腔隙性脑梗死交叉性感觉缺失常见于延髓外侧综合征;偏身共济失调通常指示同侧脑干或小脑病变,但也可因内囊腔隙性病变所致。

## 六、辅助检查

1.CT或MRI检查 作为卒中患者首要的常规检查,可区别梗死性与出血性,排除类似卒中的其他病变如肿瘤、脓肿,并定位病灶的所在。由于CT极为普及与快速,对缺血与出血易做出关键性鉴别,初诊时优先选用。MRI有利于证明早期缺血性梗死,显示脑干和小脑缺血性卒中,以及发现静脉窦血栓性闭塞等。

(1)CT检查:通常在24小时后逐渐显示脑梗死为边界不清的稍低密度病灶,梗死灶常为楔形,分水岭梗死可呈条形;脑沟变浅或消失,灰白质分界不清,较大的梗死可有不同程度脑水肿及占位征象;数天后低密度梗死灶显示越发清楚,出血性梗死呈混杂密度;CT显示较小的脑干、小脑梗死灶可不清楚在脑梗死后2~3周(亚急性期)的梗死吸收期,因缺血灶水肿消退及吞噬细胞浸润,梗死区密度较前增高,梗死区内及边缘出现弧形或结节状等密度或高密度影,病灶边缘变得不清,小病灶可为等密度,称为模糊效应。

脑栓塞或大面积脑梗死常发生出血性梗死,可能与应用溶栓、抗凝及抗血小板治疗有关。出血性梗死在 CT 上可见:①中心型:楔形梗死区较大,出血发生于梗死中心区,出血量较大;②边缘型:梗死灶可大可小,出血灶见于梗死区周边,量较小,呈带状、弧状、脑回状或环状等;③混合型:为上述两型的表现,以一种为主。由于出血性梗死的低密度梗死灶通常较大,梗死区内血肿密度不均匀,不破入脑室系统,可与脑出血鉴别。

(2)MRI 检查:在发病数小时后可显示 $T_1WI$ 低信号、$T_2WI$ 高信号脑梗死灶,可显示血管源性水肿出血性梗死。可见梗死灶中混杂 $T_1WI$ 高信号及 $T_2WI$ 低信号弥散加权像,在出现症状数分钟后即可发现缺血灶,并可早期确定病变部位、大小,早期检出小梗死灶较标准 MRI 更敏感;灌注加权像可显示脑血流动力学状态,发现弥散-灌注不匹配,即灌注加权像显示低灌注区而无与其相应大小的弥散异常提示可能存在缺血半暗带,但目前常规用于选择溶栓患者的证据尚不充分。梯度回波序列可发现 CT 不能显示的无症状性微出血。

2.脑血管造影　临床可根据患者的病情及需要选择磁共振血管成像(MRA)、CT 血管成像(CTA)及数字减影血管造影(DSA)。MRA 及 CTA 通常可显示动脉硬化、狭窄或闭塞,以及动脉瘤、血管畸形及烟雾病等,以 DSA 作为参考标准,MRA 发现椎动脉及颅外动脉狭窄的敏感度和特异度为 70%~100%,MRA 可显示颅内大血管近端闭塞或狭窄,但对远端或分支显示不清。DSA 是当前检查血管病变的金标准,被广泛用于动脉闭塞、动脉瘤及动静脉畸形的诊断,以及与卒中相关的血管炎、烟雾病、纤维肌性发育异常、颈动脉或椎动脉夹层等,以及确定前循环 TIA 适合外科治疗的颈动脉颅外段病变;但主要缺点是有创性和有一定的风险。

3.血液检查　为检出可治性病因及排除临床颇似卒中的疾病。全血细胞计数包括血小板计数可能发现卒中的病因,如血小板增多症、红细胞增多症、镰状细胞贫血病等;红细胞沉降率增高可指示巨细胞动脉炎或其他血管炎;血糖检出低血糖或高渗性非酮性高血糖症可出现貌似卒中的局灶性神经体征;血清胆固醇和脂质检测可为卒中风险因素等;凝血酶原时间(PT)、国际标准化比率(INR)和活化部分凝血活酶时间。

4.常规心电图　检出未被发现的心肌梗死或心律失常,如心房颤动导致栓塞性卒中。

5.超声检查　颈动脉彩色双通道超声对发现颅外颈部血管病变,特别是狭窄和斑块很有帮助,但不能作为手术治疗的依据。经颅多普勒超声(TCD)可检查颅内血流、微栓子及监测治疗效果,但受操作技术水平和骨窗影响较大。

6.超声心动图　检查在心房颤动患者可证实栓塞性卒中的心脏病变,可发现心脏附壁血栓、心房黏液瘤和二尖瓣脱垂等。

7.脑电图　对评价卒中极少有用,但在合并癫痫发作患者或难以区分癫痫发作与TIA 的患者,可能有助于鉴别。

8.腰穿及脑脊液检查　仅在选择性病例进行,排除蛛网膜下腔出血或证明脑膜血管性梅毒(反应性 VDRL)导致的卒中。

### 七、诊断与鉴别诊断

1.诊断

(1)中国急性缺血性脑卒中诊治指南(2018,以下简称2018指南)建议,急性缺血性脑卒中的诊断可依据:①急性起病;②局灶性神经功能缺损,少数为全面神经功能缺损;③症状和体征持续数小时以上;④脑CT或MRI排除脑出血和其他病变;⑤脑CT或MRI有责任梗死病灶。

(2)2018指南的诊断流程:①是否为脑卒中,排除非血管性疾病;②是否为缺血性卒中,进行脑CT或MRI检查排除出血性脑卒中;③脑卒中严重程度,根据神经功能缺损量表评估;④能否进行溶栓治疗,核对适应证和禁忌证;⑤病因分型参考TOAST标准,结合病史、实验室、脑病变和血管病变等检查资料确定病因。

(3)2018指南推荐的检查:①对所有疑似脑卒中患者应行脑CT平扫或MRI检查;②溶栓治疗前应行脑CT平扫检查;③应进行上述血液学、凝血功能和生化检查;④所有脑卒中患者应进行心电图检查;⑤用神经功能缺损量表评估病情程度;⑥应进行血管病变检查,但在症状出现6小时内,不过分强调此类检查;⑦根据上述规范的诊断流程进行诊断。

2.鉴别诊断

(1)脑梗死与小量壳核出血的临床表现颇相似,大面积脑梗死的症状体征也与大量脑出血类似,应注意鉴别。在所有的鉴别点中,起病状态与起病速度最为重要,临床上动态起病、病情进展较快常提示脑出血,安静状态起病、病情进展较缓慢常提示脑梗死。此外,与硬膜下或硬膜外血肿鉴别可根据外伤史,硬膜下血肿CT显示新月形混杂密度病变,伴占位效应;与动脉瘤或血管畸形破裂所致蛛网膜下隙出血鉴别可根据发病时极剧烈头痛、较显著意识水平下降或体检发现颈强等,CT或MRI可排除这些疾病。

(2)脑栓塞起病急骤,局灶性体征在数秒至数分钟达到高峰,常有心源性栓子来源,如风湿性心脏病、冠心病或合并心房纤颤等,常见大脑中动脉栓塞引起大面积梗死,导致脑水肿及颅内压增高,可伴痫性发作。

(3)急性起病的CNS局灶性功能缺失患者,如其症状体征与任何单一的脑动脉分布区功能不一致时,应怀疑局灶性脑缺血以外的潜在病变。例如某些颅内肿瘤可呈卒中样发病,出现偏瘫等局灶性神经功能缺失,若颅内压增高征象如视盘水肿时不明显,可与脑梗死混淆,CT或MRI检查可发现肿物、明显脑水肿及占位效应等。

(4)代谢性障碍,特别是低血糖和高渗性非酮症性高血糖可出现卒中样表现,因此,所有表现卒中的患者都应检测血糖水平。应谨记卒中患者若无很严重的局灶性功能缺失时,典型地不会出现意识障碍,在代谢性脑病患者却可出现。

### 八、治疗

1.急性期治疗原则　急性缺血性卒中是神经内科急症,超早期治疗可能挽救患者的神经功能,减少并发症、致残率和病死率。

(1)提高全民的急救意识,人人都要有脑梗死如同心肌梗死一样,也是医学急症的常识,发病后立即就诊,力争超早期治疗,及时防治并发症,以期获得最佳疗效。

(2)治疗应根据患者的年龄、缺血性卒中类型、病情严重程度及基础疾病等采取个体化原则。把脑梗死是整体疾病的一部分,需要进行整体化治疗。既考虑高血压、糖尿病、高脂血症、心脏病及感染等,也兼顾脑心综合征、下丘脑损伤、卒中后抑郁症、血管升压素分泌异常综合征及多脏器衰竭等综合治疗。

(3)对脑卒中危险因素采取有效干预,强化二级预防,减少复发。

2.对症治疗

(1)高血压的处理:缺血性卒中后血压升高通常主张推迟处理。许多急性卒中患者伴血压升高,试图降低血压可能导致灾难性结果,不宜贸然降血压。美国心脏学会卒中专家委员会的急性缺血性卒中治疗指南指出,卒中后高血压可能有多方面原因,如卒中应激反应、膀胱充盈、疼痛及颅内压增高等,将患者安置在安静病房,排空膀胱,控制疼痛,降低颅内压和使患者精神放松,血压通常可在卒中事件数小时至数天期间自行下降。患者平均动脉压>130mmHg 或收缩压>220mmHg,建议谨慎给予口服降压药。欧洲急性缺血性卒中治疗指南指出,发病后 1 小时内卒中患者伴心肌缺血、心功能不全、急性肾衰竭和急性高血压脑病等指征应立即降压,但此时降低平均动脉压可直接减少梗死区 rCBF。发病后 24 ~ 48 小时收缩压>220mmHg、舒张压>120mmHg 或平均动脉压>130mmHg 可用降压药,建议用卡托普利6.25 ~ 12.5mg 含服;切忌过度降压使脑灌注压降低,导致脑缺血加剧;血压过高(舒张压>140mmHg)可用硝普钠 0.5 ~ 10μg/(kg·min),维持血压在(170~180)/(95~100)mmHg 水平。

(2)尚无证据表明脱水药如甘露醇及皮质类固醇对脑梗死伴细胞毒性水肿(细胞肿胀)有效,但发病后 3~5 天为脑水肿高峰期,应脱水降颅压治疗,如给予 20%甘露醇静脉滴注或呋塞米静脉注射,防止脑疝形成。

(3)意识障碍和呼吸道感染患者宜选用适当抗生素控制感染,保持呼吸道通畅和吸氧,防治肺炎,预防尿路感染及压疮等。卧床患者注意预防肺栓塞和深静脉血栓形成,可用低分子肝素 4000IU 皮下注射,每天 1 ~ 2 次。控制癫痫发作,处理卒中后抑郁或焦虑障碍。

(4)发病 3 天内应进行心电监护,预防致死性心律失常如室速和室颤等导致猝死,必要时给予钙拮抗剂、β-受体阻滞药治疗;适当控制血糖水平,过高或过低均可加重缺血性脑损伤,如>10mmol/L 宜给予胰岛素治疗,注意维持水电解质平衡。

(5)充分利用卒中单元或专科病房优势,密切监测患者的血压、呼吸等生命体征;采取支持疗法,保证充足营养,纠正水电解质紊乱,积极治疗基础病;对重症病例积极防治并发症,如坠积性肺炎、泌尿系感染、压疮、肢体深静脉血栓、心脏并发症、消化道出血和癫痫等,配合早期康复治疗等。

3.进展性卒中治疗 目前尚无确定的最佳治疗方案。最广泛应用的治疗是应用肝素抗凝治疗及随后服用华法林(剂量同上),尽管疗效尚未被证实。溶栓药如组织型纤溶酶原激活物(t-PA)对进展性卒中也有作用,但疗效也需进一步研究。口服抗血小板药阿司匹林起效缓慢。

4.完全性卒中治疗 采取改善脑血液循环的措施,如溶栓、抗血小板聚集、抗凝、降纤及扩容及神经保护等药物。2018指南的推荐的治疗意见如下。

(1)溶栓:缺血性脑卒中发病3小时内和3~4.5小时的患者,应根据适应证严格筛选,尽快给予重组组织型纤溶酶原激活物溶栓治疗,剂量0.9mg/kg静脉滴注,最大剂量90mg,10%的剂量在1分钟内先予静脉推注,其余持续滴注1小时,用药期间及用药24小时内严密监护患者。缺血性卒中患者发病6小时内也可用尿激酶,剂量100万~150万IU,溶于0.9%氯化钠溶液100~200mL,静脉滴注30分钟,用药期间严密监护。

(2)抗血小板聚集:不符合溶栓适应证但无禁忌证的缺血性卒中患者发病后尽早口服阿司匹林150~300mg/d。急性期后改为预防剂量50~150mg/d。溶栓患者可在溶栓24小时后开始用阿司匹林等;也可选用氯吡格雷。

(3)抗凝:对大多数急性缺血性卒中患者,不推荐无选择地早期抗凝治疗。少数患者抗凝治疗应在谨慎评估风险-效益比后慎重选择。溶栓后还需抗凝治疗的特殊患者,应在24小时后使用抗凝剂。

(4)降纤:对不适合溶栓并经严格筛选的脑梗死患者,特别是高纤维蛋白血症者可选用降纤治疗。

(5)扩容:对低血压或脑血流低灌注所致的分水岭梗死可考虑扩容治疗,但应注意可能加重脑水肿、心力衰竭等并发症。一般缺血性卒中患者不推荐使用扩容治疗。

(6)神经保护:神经保护剂的疗效及安全性尚需更多高质量的临床试验证实。

5.康复治疗 应早期进行,遵循个体化原则,制订短期及长期治疗计划,分阶段、因地制宜地选择治疗方法,针对肢体瘫痪、语言障碍、认知或心理障碍、膀胱功能障碍等进行全面评估,对患者进行针对性体能与技能训练,促进神经功能恢复,降低致残率,提高生活质量和重返社会。

6.预防性治疗 缺血性卒中患者有明确的危险因素,如高血压、糖尿病、心房纤颤和颈动脉狭窄等应尽早进行预防性治疗,如推荐口服阿司匹林,对脑卒中二级预防有肯定的效果。

## 九、预后

脑血栓形成性脑梗死后的转归可以受许多因素的影响,最重要的是导致神经功能缺失的病变性质及严重程度,患者的年龄、卒中病因及并存的内科疾病等也可影响预后。急性期病死率为5%~15%,死因中约1/3是由脑病变直接引起,约2/3因严重并发症所致。存活的患者残疾率较高,1/2~2/3的患者仍保持独立的功能,可部分或完全恢复工作的仅约30%,约15%的患者需要特殊照护。

## 第三节 腔隙性脑梗死

腔隙性脑梗死是一种临床常见的缺血性卒中亚型,是长期高血压引起脑深部白质及脑干的穿通动脉病变及闭塞,导致缺血性微梗死,脑组织坏死和液化被吞噬细胞移走而形成腔隙。据统计,腔隙性脑梗死约占脑卒中的25%。

## 一、研究史

早在1838年Dechamber曾对皮质下小的脑软化病灶作了病理学描述。Durand-Fardel(1843年)在尸解及病理学研究中首先提出了腔隙一词,但他当时是指血管周围间隙。1901年Marie证实了腔隙性病变的存在,Ferrand和Cutola等(1902年)也对腔隙性病变作过深入的病理学研究。腔隙一词的含义是指脑白质或脑干由于动脉性高血压导致的小的坏死性或囊性病变,因此腔隙是一个病理学术语。

自20世纪60年代初以来,美国著名的神经病理学家和临床神经病学家Fisher通过大量的病理学研究,对该病的病因、病理及临床表现作了全面系统的描述,完善了腔隙性脑梗死的概念。Fisher提出,腔隙性脑梗死是病理解剖时最常见的一种脑血管病变,病因主要是高血压导致的脑小动脉及微小动脉硬化和闭塞。他还提出了腔隙综合征的概念,是指不同部位腔隙性脑梗死导致的不同临床表现。他在20世纪60年代提出腔隙性脑梗死的概念时,还只限于病理学概念或诊断。近年来随着CT和MRI等神经影像学技术的进步,已使腔隙性脑梗死完全成为一种临床诊断。1982年Fisher总结了21种腔隙综合征,并指出可通过特征性临床表现加以识别。所有这些综合征几乎都发生于高血压患者,小的腔隙性病变通常是由小动脉脂质透明变性所致,大的腔隙性病变是由于穿通血管动脉粥样硬化或栓子性闭塞。他还审视了腔隙性状态的概念,认为其临床功能缺失主要与未被认识的正常压力脑积水有关,而并非由于存在少量的腔隙性病变。

## 二、病因与发病机制

1.病因  高血压病引起小动脉及微小动脉壁脂质透明变性,管腔闭塞导致腔隙性脑梗死,舒张压增高是多发性腔隙性脑梗死的主要易患因素。Longstreth通过统计学分析,认为与腔隙性脑梗死有关的独立危险因素依次是年龄增长、舒张压、吸烟、程度超过50%的颈动脉狭窄、男性及糖尿病病史等。其次是栓子,特别是动脉源性如动脉粥样硬化斑、夹层动脉瘤等;小血管闭塞性疾病如动脉粥样硬化、脂质透明变性等,或血压突然下降等血流动力学原因;血液异常如红细胞增多症、血小板增多症、高凝状态及口服避孕药等;颅内小灶出血如高血压、微动脉瘤也可导致腔隙性病变,以及血管痉挛等。Fisher研究了大脑病理切片导致腔隙形成的病因,10例微梗死灶的相应动脉研究显示,9例发现阻塞性血管病变,其中2例有动脉粥样硬化斑块伴发血栓,4例为动脉硬化导致严重狭窄,1例脂质透明变性,1例阻塞性质不确定,1例大脑中动脉深穿支出口被粥样硬化斑块阻塞,2例血管开放,提示与栓塞有关。

2.发病机制  ①高血压导致腔隙性脑梗死,通常是由于大脑中动脉(MCA)、大脑后动脉(PCA)、脉络膜前动脉或基底动脉的单一穿通动脉或其分支闭塞,长期持续性高血压引起动脉中膜肥厚及纤维素样物质在动脉壁沉积,最终导致血管闭塞;微动脉瘤导致小动脉闭塞是单个的症状性腔隙性脑梗死最常见的病因,微动脉瘤也可引起小灶性出血,吸收后也可形成腔隙性病灶;②微栓子是脑小动脉闭塞的最常见原因,主要来自动脉源性栓子,如动脉粥样硬化斑块的残骸脱落,颈动脉系统颅外段动脉粥样硬化病变是微栓子最常见的来源,心源性栓子及真菌性动脉瘤是不常见的栓子来源;小栓子阻塞小血管后可能被溶解再通,是部分患者呈现短暂性缺血发作(TIA)的原因;③血流动力学异常,如血压突然下降使严重狭窄的动脉远端血流明显减少,是 TIA 和腔隙性脑梗死少见的病因。

### 三、病理

腔隙位于脑白质或脑干深部,直径多为 3～4mm(范围 0.5～15mm)的缺血性梗死,最常见部位依次是壳核、脑桥基底、丘脑、内囊后肢及尾状核,腔隙也可发生在内囊前肢、皮质下白质、小脑白质及胼胝体。大多数腔隙是无症状的。腔隙性脑梗死常见于基底核区,可能与动脉屈曲延长,易受牵拉、移位及扭曲,终末动脉缺乏侧支循环,易受到缺血影响有关。病理上腔隙可分为 3 种类型:Ⅰ型,陈旧性小腔隙梗死灶;Ⅱ型,小出血灶愈合后形成囊性瘢痕;Ⅲ型,小血管周围间隙扩大。

腔隙性病变的血管直径多为 100～200μm 的深穿支小动脉,多为豆纹动脉、丘脑穿通动脉、丘脑膝状体动脉及基底动脉旁中线支。血管病变可为脂质透明变性、透明样动脉坏死、血管壁坏死、小动脉粥样硬化、纤维蛋白样动脉炎、纤维蛋白样坏死、节段性动脉结构破坏等。

### 四、临床表现

1.本病多发于 55～75 岁中老年人,男性较多,患者多患有高血压病,发病风险是非高血压病患者的 8 倍,吸烟者风险增加 5.6 倍。

2.起病较突然,也可渐进性发病,白天活动中发病较多。约20%的患者以 TIA 方式起病,TIA 间隔较短,症状呈刻板样。TIA 持续时间超过数小时以上者应考虑腔隙性脑梗死的可能。20%～30%的腔隙性脑梗死患者表现为进展性,在发病后数小时至数天内神经功能缺失症状持续加重,尤其是运动功能,进展性腔隙性脑梗死可能与分支动脉粥样斑块病、血流动力学改变等有关。

3.腔隙综合征的临床表现复杂多样,Fisher 曾归纳 21 种腔隙综合征,均经病理证实或根据临床及神经影像学检查确定。神经功能缺失取决于病灶部位及大小。腔隙综合征的临床特点是,症状较轻微,无意识障碍、视野缺损及抽搐发作,无皮质功能缺失如失语、失用、失认、忽视及记忆障碍,伴发头痛不常见。短期预后好,但中长期卒中复发、痴呆、死亡风险增高。

4.临床常见的经典的腔隙综合征包括纯运动性轻偏瘫、纯感觉性卒中、感觉运动卒中、共济失调性轻偏瘫、构音障碍-手笨拙综合征及延髓背外侧综合征等。

(1)纯运动性轻偏瘫(pure motor hemiparesis,PMH):也称为纯运动性卒中,是腔隙性综合征最常见的类型,85%的 PMH 是由腔隙性脑梗死引起,缺血性颈动脉病变也可引起 PMH。一种纯运动性单肢轻瘫很少是由腔隙性脑梗死引起。PMH 多因内囊、放射冠或脑桥基底腔隙性病变所致,患者先期可有一连串的 TIA,表现内囊预警综合征,累及面部、上肢及下肢程度较轻,起病时伴轻度构音障碍,不合并感觉障碍、视野缺损及皮质功能缺失如失语、失用等。脑干病变引起的 PMH 通常无眩晕、耳鸣、耳聋、复视、小脑性共济失调及粗大眼震等。临床表现通常不能区分内囊或脑桥 PMH,如有构音障碍与先前短暂性步态异常或眩晕病史,支持脑桥 PMH。

PMH 的小梗死灶发生在运动纤维最集中的部位,MRI 可检出内囊后肢、脑桥基底下部或大脑脚中部病灶。根据 CT 检查结果可将内囊区腔隙性病灶导致的 PMH 分为 3 型:①内囊-壳核-尾状核梗死:是唯一可以由 DSA 发现,常为外侧豆纹动脉闭塞所致较大的腔隙,病灶位于内囊前肢、壳核、内囊后肢,或壳核下部、放射冠、尾状核体,表现面部及上下肢均等性偏瘫;②内囊-苍白球梗死:可能为内侧豆纹动脉闭塞,病灶位于内囊后肢和苍白球,表现上、下肢程度均等性偏瘫,或面部及上肢为主的偏瘫;③内囊前肢-尾状核梗死:内囊前肢及尾状核头病灶,大脑前动脉 Heubner 回返动脉闭塞引起,表现面部及上肢为主的偏瘫,或上肢近端瘫。

内囊后肢腔隙性脑梗死的临床表现具有特殊性,如 1 例右侧内囊后肢腔隙性脑梗死患者,出现向右侧共同偏视及左侧同向性偏盲,共同偏视在临床常见于壳核出血和半球大面积梗死,发生在腔隙性脑梗死罕见,此例可能损伤来自右侧额叶纤维,引起向左侧凝视麻痹,表现向右侧共同偏视;同时损伤右侧内囊区视放射引起左侧同向性偏盲。另 1 例发病出现明显的面舌瘫,上肢肌力 0 级,下肢肌力 3 级,是内囊膝部和后肢前 1/3 病变,也波及后肢中 1/3,颇似大脑中动脉皮质支梗死。还有 1 例以左侧肩部、上肢及手部严重麻木和无力起病,下肢肌力正常,颈部 MRI 除外颈椎病,头部 MRI 显示右侧内囊后肢前部微小梗死,表现单肢瘫与感觉障碍。内囊后肢腔隙性脑梗死的脑 MRI 特点是:梗死灶常使两侧内囊后肢不对称;多为椭圆形病灶,86.4%病灶长径>5mm;20.5%为内囊后肢巨大腔隙性脑梗死(>15mm),常表现为感觉运动性卒中(SMS)。应用通常病情较重,预后较差。

PMH 有 7 种变异型,均较少见。

1)PMH 变异型伴 Broca 失语:病理证实为豆纹动脉血栓性闭塞所致,病灶在内囊膝部、后肢及邻近放射冠白质。此型不经 CT 或 MRI 证实,临床易误诊为动脉粥样硬化性脑梗死。

2)不累及面部的 PMH:椎动脉主干或其深穿支闭塞导致一侧延髓锥体微梗死,病初有轻度眩晕、眼震、舌麻及舌肌无力等,有助于定位。

3)PMH 伴水平性凝视麻痹:病理证实为脑桥下部旁正中动脉闭塞,导致短暂的一个半综合征,表现向病灶侧共轭凝视麻痹,病灶对侧眼不能内收而只能外展,是一侧脑桥被盖部病变导致脑桥旁正中网状结构(即脑桥凝视中枢)及对侧已交叉的内侧纵束受损。

4)PMH 伴动眼神经交叉瘫:Weber 综合征,梗死灶位于大脑脚中部,累及动眼神经传出纤维。

5)PMH 伴展神经交叉瘫:梗死灶位于脑桥最下部旁中线区,累及展神经出脑干纤维。

6)PMH 伴意识模糊:表现 PMH、意识模糊急性发作,注意力和记忆力障碍。病理证实病灶位于内囊前肢和后肢前部,损伤丘脑至额叶联系纤维所致。

7)闭锁综合征:表现四肢瘫,延髓麻痹,不能讲话,貌似昏迷而实际清醒,可凭借眼球垂直运动示意。可理解为双侧 PMH,是两侧皮质脊髓束在内囊、脑桥或偶尔在大脑脚等不同水平的梗死病变所致。

（2）纯感觉性卒中（pure sensorystroke，PSS）：也称为纯感觉异常性卒中或纯偏身感觉性卒中。Fisher认为PSS是临床最常见的腔隙性病变，表现病灶对侧偏身性或局部性感觉缺失或感觉异常，可累及浅、深感觉或两者均受累，表现一侧面部、上肢及下肢麻木，或为烧灼感、沉重感、刺痛、瘙痒和僵硬感等主观感觉体验。卒中引起的感觉异常经常出现以手-口、手-足或手-口-足综合征形式的远端型表现。麻木可呈持续性或表现为TIA，约10%的患者以TIA起病，继而进展为持续性麻木，但无肢体力弱、偏瘫、偏盲及失语等。

PSS的梗死灶位于丘脑感觉核（后腹核）、内囊后肢、放射冠后部、脑干背外侧部及顶叶皮质，累及感觉神经核或传导束，常为大脑后动脉丘脑穿通支闭塞所致。感觉障碍是严格地沿人体中轴分隔的，这正是丘脑性感觉障碍的特点。Fisher研究的病例均依靠病史和临床所见进行诊断，既往有高血压病史的中老年患者，临床表现反复发作性或持续性一侧肢体麻木，伴有或不伴有感觉缺失，经降压治疗后短期内呈现完全恢复倾向，临床即可诊断纯感觉性卒中或TIA，或高度怀疑本病的可能性。

脑干与丘脑的PSS中鉴别困难。脑桥或中脑的PSS常见浅感觉与深感觉不一致，脑桥的PSS常见感觉异常侧震动觉与位置觉（内侧丘系）减弱，针刺与温度觉（脊髓丘脑束）保留。丘脑、内囊或放射冠的PSS病例，脊髓丘脑束与内侧丘系两种方式均受损。同侧的平稳追随与前庭眼反射受损可能提示脑桥的PSS。曾描述中脑背外侧小灶出血导致疼痛与温度觉的纯感觉缺失，病灶局限于背侧的脊髓丘脑束。在一份21例纯感觉性卒中患者报告，11例为丘脑卒中（全部或部分感觉缺失），7例豆状核内囊区或放射冠腔隙或出血（脊髓丘脑束感觉异常），2例脑桥被盖部卒中（内侧丘系选择性感觉缺失），1例小的皮质梗死（皮质性感觉缺失）。偏身完全感觉缺失通常与丘脑外侧较大的腔隙或出血有关，传导束特异性或部分感觉缺失提示自脑桥至顶叶皮质的感觉通路中小的卒中病变。临床上PSS可分为3型：TIA型、持续感觉缺失型、TIA后转为持续型。此腔隙综合征症状恢复较完全，可与皮质型感觉性卒中鉴别。

（3）感觉运动性卒中（sensorimotor stroke，SMS）：通常以偏身感觉障碍起病，继之出现面部、上肢与下肢的轻偏瘫，可以看作是PSS合并PMH，如累及面部与上肢而无下肢受累通常提示非腔隙性机制。病灶位于丘脑腹后核并累及邻近的内囊后肢，也称为丘脑内囊综合征，由丘脑膝状体动脉分支或脉络膜后动脉丘脑支闭塞所致。脑桥外侧的腔隙性脑梗死也可表现此综合征。相对于其他腔隙综合征，SMS也常见于非腔隙性脑梗死。

（4）共济失调性轻偏瘫（ataxic-hemiparesis，AH）：以轻中度的轻偏瘫为特点，以下肢为主，足、踝尤明显，上肢较轻，面部最轻；伴瘫痪侧小脑性共济失调，指鼻及跟膝胫试验不准，轮替动作笨拙，不能走直线等，共济失调与无力不成比例；常见病理征，无皮质体征或视野缺损。幕上病变可伴肢体麻痛、深浅感觉障碍，幕下病变常伴眼震、咬肌无力、下颌偏斜、构音障碍等颅神经受损。AH常由累及对侧内囊后肢或对侧脑桥基底的腔隙所致，但仅半数以上的AH病例是高血压性小动脉疾病所致。以下4个部位的病变：放射冠及半卵圆中心病变累及皮质脑桥束和部分锥体束，内囊后肢及偏上部病变累及颞、枕桥束及锥体束，丘脑伴内囊后肢轻度受损，脑桥基底部上1/3与下2/3交界处病变均可引起

AH。在对侧红核病变、豆状核病变,以及小脑上动脉供血区梗死,大脑前动脉浅表供血区梗死也曾描述此综合征。一般认为,AH 梗死灶体积小于 PMH 或 SMS。

1 例右下肢无力与右上肢共济失调是 ACA 供血的左侧旁中央区皮质下梗死所致,表现左外侧额叶皮质与右侧小脑半球血流减少,即交叉性大脑-小脑神经功能联系不能。同侧上肢共济失调是皮质,脑桥,小脑束病变导致右小脑半球功能障碍,足部轻偏瘫是放射冠上部病变所致。大量报道扩展了与共济失调性轻偏瘫有关的临床综合征与体征谱,包括偏身共济失调-感觉减退综合征、痛性共济失调性轻偏瘫、感觉减退共济失调性轻偏瘫共济失调轻偏瘫伴对侧感觉运动或三叉神经运动无力、构音障碍,偏身共济失调,以及象限性共济失调性轻偏瘫。

(5)构音障碍-手笨拙综合征(dysarthria-clumsy hand syndrome,DCHS):常见脑桥基底部上 1/3 与下 2/3 交界处腔隙性病变,为基底动脉旁中线支闭塞所致,也见于内囊膝部腔隙性病灶。常起病突然,发病后症状即达高峰,临床特征为核上性面肌无力、伸舌偏斜、构音障碍及吞咽困难,手动作笨拙,精细运动不灵,书写时易发现,指鼻试验不准,行走时轻度平衡障碍及病理征。内囊前肢或膝部、放射冠、基底核、丘脑及大脑脚腔隙性脑梗死也可引起。壳核与内囊膝部腔隙性脑梗死或小灶出血可引起 DCHS 伴小写征。构音障碍可见于其他腔隙综合征,诸如构音障碍-纯运动性轻偏瘫、纯构音障碍、构音障碍-面部轻瘫及构音障碍-面-舌轻瘫(内囊膝部综合征)。有专家认为 DCHS 是共济失调性轻偏瘫的变异型,预后较好。

这种同时或相继以两组综合征起病的腔隙性脑梗死临床少见,笔者曾报告 2 例,1 例为 AH 伴 DCHS,患者有多年高血压病史,长期大量吸烟、饮酒史,眼底动脉硬化明显,在活动状态下急性起病,两组综合征同时出现,可能是主动脉粥样硬化斑块碎裂脱落导致动脉源性栓塞。MRI 显示内囊后肢和脑桥基底梗死灶,分别为大脑中动脉的豆纹动脉和大脑后动脉的丘脑穿通支闭塞。内囊后肢前部梗死可引起对侧轻偏瘫及共济失调,可能额桥束通过内囊后肢前部时与皮质脊髓束同时受累(内囊性共济失调轻偏瘫);脑桥基底部梗死导致 DCHS。另 1 例表现构音障碍,病灶对侧手动作笨拙,精细动作如持筷和书写不灵,指鼻试验不准,行走平衡障碍,MRI 可见脑桥基底部上 1/3 与下 2/3 交界处病变。本例左侧深感觉障碍,伴左侧肢体发胀、僵硬感和左足踩棉花感,Romberg 征(+),MRI 显示右丘脑病灶可解释此纯感觉性卒中,是大脑后动脉丘脑穿通支闭塞所致。

(6)中脑丘脑综合征:表现一侧或两侧动眼神经麻痹、垂直性凝视麻痹、淡漠、嗜睡、意志丧失及记忆障碍,是丘脑、下丘脑及中脑旁正中动脉闭塞所致。

(7)丘脑性痴呆:表现记忆力、智力明显障碍,无欲状态,可有精神异常,为双侧丘脑梗死所致。

(8)动眼神经瘫合并交叉性小脑共济失调:克劳德综合征,累及小脑上部齿状红核束的病变所致。

(9)延髓背外侧综合征:表现交叉性感觉障碍、疑核麻痹、眩晕及眼球震颤、同侧小脑性共济失调、霍纳征等。多因小脑后下动脉或椎动脉闭塞,或为起自椎动脉中段或远端 2/3 的穿支动脉(供血延髓背外侧部)闭塞所致。

（10）基底动脉下段分支综合征：表现眩晕、眼震、复视、水平性凝视麻痹、核间性眼肌麻痹、吞咽困难、小脑性共济失调及面部麻木等，是基底动脉下部或椎动脉上部分支闭塞导致下位脑干被盖部梗死所致。

（11）桥延外侧综合征：表现眩晕、呕吐、耳鸣、眼震，以及同侧小脑性共济失调、同侧霍纳征、同侧面部及对侧躯体感觉障碍，是椎动脉行经面、听神经出脑干分出短旋支闭塞所致。

（12）偏身舞蹈-颤搐：病灶对侧肢体突然出现舞蹈样不自主动作，偶有颤搐动作；为壳核、纹状体和 Luys 核病变所致。

（13）腔隙状态：表现严重精神障碍、痴呆、假性延髓麻痹、双侧锥体束征、类帕金森综合征及大小便失禁等，是多发性腔隙累及双侧皮质脑干束和皮质脊髓束。临床不应将多发性腔隙性脑梗死等同于腔隙状态。腔隙状态的临床特征不仅与腔隙性病灶数量有关，也取决于动脉硬化及白质脑病程度，如脑室扩大、胼胝体变薄等。

## 五、辅助检查

1.CT 检查　在基底核区、内囊、皮质下白质、丘脑及脑干等深穿支供血区，可发现单个或多个直径 3~15mm 病灶，呈圆形、卵圆形、长方形或楔形低密度病灶，边界清晰，无占位效应，增强可见轻度斑片状强化。由于伪影干扰使脑干腔隙性病灶不易确定。CT 应在发病 7 天内检查以除外小量出血，因 7 天后出血病灶变为等或低密度影，与缺血性病灶不易鉴别。此外，由于穿支动脉直径通常 <400μm，200~400μm 小动脉梗死仅产生 2~3mm$^3$ 病灶，这种病灶仅能在 1.5T 场强的 MRI 看到。因此，CT 通常应不作为腔隙性脑梗死的诊断依据

2.MRI 检查　MRI 显示腔隙性病变为 $T_1WI$ 等或低信号、$T_2WI$ 高信号，$T_2WI$ 的阳性率几乎可达 100%。MRI 显示脑干腔隙性病变有不可替代的优越性，可早期发现脑干较小的腔隙性病灶，能区分腔隙性病变或小出血灶，是敏感的检查手段，高分辨率 MRI 更有助于诊断腔隙性脑梗死，弥散加权可确定早期新发的腔隙性病变。

3.脑血管造影　如 MRA、CTA 和 DSA 在腔隙性脑梗死患者通常无明显异常，常见脑动脉粥样硬化改变，在反复发生腔隙性脑梗死的年轻患者，脑血管造影有助于与动静脉畸形、烟雾病及动脉炎等鉴别。

4.脑脊液检查通常无肯定的阳性发现。颈动脉多普勒可发现颈动脉粥样硬化斑块。心电图及 Holter 等可能发现伴发的心脏疾病等

## 六、诊断与鉴别诊断

1.诊断　目前国内外尚无统一的诊断标准，以下诊断标准可供参考：①中年以后发病，起病呈急性或亚急性，有长期高血压病史；②临床表现符合腔隙综合征的一种表现，如 PMH、PSS、AH、DCHS 等，神经功能缺失症状通常较轻；③CT 或 MRI 检查可见与神经功能缺损一致的病灶；④通常预后良好，患者多可在短期内完全恢复

目前临床诊断腔隙性脑梗死有时太过宽泛，下结论过早，可能将高分辨率 MRI 检出的小血管周围腔隙（Virchow-Robin 腔）误认为腔隙性脑梗死研究显示，颈内动脉轻度狭

窄与一定比例的腔隙性卒中有关,颈内动脉严重狭窄与多发性腔隙性卒中有关,因此腔隙性卒中患者应检查颈动脉系统有无狭窄病变。

2.鉴别诊断 腔隙性临床综合征推断的病灶部位并不能精确地反映病变的性质,即腔隙性脑梗死可导致腔隙综合征,但腔隙综合征的病因并非仅有梗死一种,临床上很多疾病均可导致腔隙综合征,如小量脑出血及脑桥出血、脱髓鞘病变和感染,后者如脑脓肿、脑囊虫病等;以及硬脑膜外血肿、大脑皮质梗死、烟雾病、颅外段颈动脉闭塞和转移瘤等,故在腔隙综合征的临床诊断中,应慎重排除非梗死性腔隙病变。

## 七、治疗

目前尚无有效的治疗方法,治疗原则同其他缺血性脑血管疾病,主要是预防疾病的复发。

1.本病最主要的病因是在高血压病的基础上引起微小动脉壁透明变性及闭塞,以及较大动脉的动脉粥样硬化斑块脱落导致深穿支闭塞,难以形成侧支循环。故溶栓药或抗凝剂从理论上无效。因此,有效地控制高血压病及各种类型脑动脉硬化是预防本病的关键,但急性期应谨慎地降低血压。

2.抗血小板聚集药,如小剂量阿司匹林、氯吡格雷等减少复发,然而,最近完成的包括3020例新发的腔隙性脑梗死患者双盲、多中心对照临床试验显示,与单独应用阿司匹林的患者相比,阿司匹林联合氯吡格雷治疗并不能显著减少卒中复发的风险,但却显著增加出血和死亡风险,双抗治疗组出血风险几乎增加一倍。

3.血液黏度较高的患者可适当进行扩容治疗,应用706代血浆、低分子右旋糖酐等。急性期适当应用舒张血管药如银杏叶注射液可改善微循环,促进神经功能恢复。急性期应用大剂量胞磷胆碱2g,静脉滴注,具有稳定细胞膜、减少自由基损害的作用,可促进神经功能缺失的恢复。

4.针对高胆固醇血症、高三酰甘油血症和高同型半胱氨酸血症,可采用他汀类、叶酸等治疗。控制各种可干预的危险因素如吸烟、大量饮酒等。

## 八、预后

腔隙性脑梗死发病率由于广泛采用抗高血压治疗已开始下降。腔隙性脑梗死的短期预后良好,病死率及致残率较低,多发性腔隙可导致假性延髓麻痹或认知功能障碍,中长期复发率、痴呆风险明显增加。有研究显示,死亡预告因素包括年龄、吸烟和糖尿病等,年龄使病死率提高2.43倍,糖尿病使病死率提高2.27倍。卒中预报因素为年龄>70岁、卒中或TIA病史、糖尿病及腔隙综合征类型。

## 第四节 栓塞性脑梗死

栓塞性脑梗死或称脑栓塞,多由远隔部位如心脏、主动脉弓或大的脑动脉脱落的栓子阻塞脑动脉引起,导致相应供血区脑组织缺血坏死,出现相应的脑功能缺失症状和体征,约占全部脑梗死的15%。前循环栓子通常阻塞大脑中动脉(MCA)或其分支,后循环的栓子一般卡在基底动脉尖或大脑后动脉(PCA)。栓塞性卒中发病时神经功能缺失立即达到高峰。在栓子来源未被消除时就可能反复发生脑栓塞,约2/3的脑栓塞复发事件发生于首次发病1年内。

## 一、病因与发病机制

根据栓子来源,脑栓塞分为心源性、非心源性和来源不明等3类。

1.心源性 临床常见,占脑栓塞的60%~75%。至少75%的心源性栓塞发生在脑部。常见病因如下。

(1)心房颤动(atrial fibrillation,AF):AF是脑栓塞最常见的病因,发病率随年龄而上升,60岁以上人群为2%~4%,80岁以上人群高达10%。美国心脏病学学院/美国心脏病协会/欧洲心脏病协会心房颤动诊治指南将AF分为3种类型:阵发性AF(指AF持续时间<1周,常在24小时内自动复律),持久性AF(持续时间>7天),永久性AF(持续时间>1年,电复律失败或未进行,也称慢性心房颤动)。①AF患者发生脑卒中的风险是正常同龄人的5~17倍,阵发性AF患者脑栓塞发生率与持久性、永久性AF相似,波士顿地区心房颤动抗凝研究表明,阵发性和非阵发性AF一年内栓塞发生率分别为2.5%和2.8%。由于阵发性心房颤动通常无症状,或伴其他导致栓塞的危险因素如高血压、高龄、主动脉弓混合斑块等,成为隐源性卒中的常见病因之一;孤立的心房颤动是指临床及心脏超声检查无明确病因可寻的上述3种心房颤动,研究表明,年龄<60岁的孤立性心房颤动患者发生栓塞风险较低,与普通人群无异(0.5/100人年),冠心病及风湿性心脏病患者脑栓塞发生率高,90%的风湿性心脏病合并AF患者发生脑栓塞,每年约4%的二尖瓣狭窄患者发生脑栓塞,合并AF者风险增加3~7倍;甲亢性AF患者脑栓塞发生率也高达30%;②AF是脑栓塞复发最常见病因,复发风险高达每年12%,首次栓塞后数周内卒中复发率达3%~5%。多项研究表明,年龄、高血压和栓塞史都是AF脑栓塞的独立危险因素;评估心房颤动脑栓塞风险可用 $CHADS_2$ 评分:充血性心力衰竭史、高血压、年龄75岁以上、糖尿病病史、曾患TIA或缺血性卒中而正进行二级预防者(或有系统性栓塞史)各得1分。0分为低风险,1~2分为中等风险,≥3分者为高危。

(2)急性冠脉综合征:冠心病左室前壁梗死较后壁梗死发生脑栓塞风险大,绝大多数发生在心肌梗死后4~20天。

(3)心内膜炎:包括细菌性和非细菌性心内膜炎,细菌以葡萄球菌及真菌常见,10%~50%的亚急性细菌性心内膜炎患者发生脑栓塞,约1/5的患者发生脑栓塞前无临床症状或既往史。栓塞经常多发,可引起脑炎、脑膜炎及细菌性动脉瘤,后者破裂可导致蛛网膜下隙出血或脑出血等。非细菌性心内膜炎多见于恶性肿瘤、系统性红斑狼疮(如Libman-Sacks心内膜炎)和风湿性心肌炎,常被原发病掩盖,临床常被忽略。

(4)二尖瓣脱垂:是青壮年脑栓塞的可能病因之一,发生率报道不一,心脏超声可发现相关病变。

(5)反常栓塞:是静脉系统栓子导致的脑栓塞,主要见于卵圆孔未闭或左右心房均与主动脉相连,静脉系统栓子可不经肺循环直接到达脑动脉引起脑栓塞,尤其左心衰竭或肺动脉高压引起右心压力大于左心,出现自右向左分流时更易发生。

（6）其他：如心内膜下纤维弹性组织增生、心脏黏液瘤、肥大性心脏病及旋毛虫病心脏损害等，均较少见。

2.非心源性

（1）动脉源性栓塞：最常见。

1）血栓性栓塞：见于主动脉不稳定型斑块表面血栓形成和（或）斑块厚度>4mm，两者都是脑栓塞的独立危险因素，斑块厚度>4mm是缺血性卒中反复发生的独立危险因素；法国卒中患者主动脉斑块研究发现，331例缺血性卒中患者经食管超声提示主动脉斑块厚度<1mm、1~3.9mm和≥4mm的患者脑卒中年复发率依次为2.8%、3.5%和11.9%；在另一项前瞻性研究中，胸主动脉不稳定斑块而无其他血管内斑块患者平均1年内12%发生脑栓塞，无主动脉不稳定斑块患者发生脑卒中仅7%；尸检显示主动脉弓和升主动脉溃疡型斑块分别占81%和44%，研究表明这些部位的溃疡型斑块更易导致栓塞，这种栓塞通常为单发的，多累及大动脉和中等动脉。通常为自发性发生，也可与心脏手术或导管操作等有关。

2）粥样斑块栓塞：或称为胆固醇结晶栓塞，是主动脉斑块中胆固醇结晶脱落随血流栓塞小动脉所致，也称为动脉栓塞，通常是多发的，且易到达视网膜、肾脏、小肠等或到达肢端导致皮肤网状青斑、蓝趾综合征等。

3）颈动脉或椎-基底动脉粥样硬化斑块或栓子脱落：同样可引起脑栓塞，是老年人TIA最常见的病因。

（2）造影/手术相关性栓塞：DSA或心导管操作，心脏外科手术如心脏瓣膜成形术、冠状动脉旁路移植术等在术前、术中和术后均可发生脑栓塞，甚至在术后5~21天发生；人工流产、宫颈手术、经气管肺活检等也可引起脑栓塞。

（3）其他少见的非心源性栓塞包括纤维肌肉发育不良（多见于女性）、脂肪栓塞（多继发于长骨或髋骨骨折）、气体栓塞（颈和胸部血管贯通伤、气胸、气腹，见于潜水员和飞行员的减压病），以及肺、肢体感染及败血症、肺静脉栓塞、癌细胞、寄生虫或虫卵及羊水等均可引起脑栓塞。

3.隐源性　约30%的脑栓塞不能确定栓子来源，可能多为心房（室）或动脉粥样硬化斑块，脱落后不留痕迹，也有尸检仍不能发现来源者。

栓塞使该供血区脑组织缺血、水肿和坏死，导致神经功能缺失症状；栓子刺激脑血管可发生广泛痉挛，继发性血栓形成可导致脑梗死范围扩大、症状加重。大面积栓塞性脑梗死灶内可继发出血，但通常不引起神经功能缺失症状加重。炎性栓子可引起局限性脑炎、脑脓肿或局限性脑动脉内膜炎，继发脑血栓或细菌性动脉瘤，后者破裂导致脑出血或蛛网膜下隙出血。脂肪栓塞呈多发性，可伴脑出血、脑水肿或无菌性脑膜炎等。

## 二、病理

脑栓塞最常见于颈内动脉系统，特别是大脑中动脉分支及分叉处，从直径0.2mm的小动脉至颈内动脉或其颅内段终端血管均可发生，双侧半球受累相等。病理改变与脑血栓形成基本相同，但具有以下特点：①由于脑栓塞发生急骤，脑侧支循环难以及时建立，栓塞导致缺血性脑梗死常较脑血栓形成病变范围大；②因栓子多发、易破碎和具有移动性,栓塞性脑梗死可为多灶性;③如为炎性或细菌栓子,可伴发脑炎、脑脓肿、局限性动脉炎和细菌性动脉瘤等;④30%以上的栓塞性脑梗死合并出血,大动脉栓塞引起的大面积脑梗死更易发生,多呈点状、片状渗血;⑤脑栓塞患者可发现全身其他部位或脏器如皮肤、视网膜、肺、脾、肾和肠系膜等发生栓塞的证据。

### 三、临床表现

1.脑栓塞  发病年龄不一,青壮年多见。脑栓塞是发病最急的脑卒中,在活动时骤然发病,神经功能缺失症状、体征瞬间达到高峰,通常无先兆,多为完全性卒中。以一过性意识障碍起病,常为颈内动脉主干栓塞导致大面积脑梗死,或为后循环栓塞的首发症状。患者发病后数天内病情进行性加重,多为大面积脑梗死继发脑水肿所致。以癫痫发作起病较常见,高度提示脑栓塞的可能。患者罹患心瓣膜病、心内膜炎、心脏肥大、心律失常,以及多灶性脑梗死可能是脑栓塞的指征。

2.神经系统局灶性症状  体征与栓塞动脉供血区有关,约 4/5 的脑栓塞累及 Willis 环前半部,多见于大脑中动脉主干及其分支,出现失语、偏瘫、单瘫、偏身感觉障碍和局限性癫痫发作等,偏瘫以面部和上肢为重。约 1/5 的脑栓塞发生在椎-基底动脉系统,临床表现眩晕、复视、共济失调、交叉瘫、四肢瘫、构音障碍、饮水呛咳及吞咽困难等。栓子多可进入一侧或两侧大脑后动脉,引起枕叶视皮质梗死,导致同向性偏盲或皮质盲,栓塞一侧小脑后下动脉可出现延髓背外侧综合征,但脑桥穿通支栓塞很少,偶有较大的栓子栓塞在基底动脉主干,导致患者突然昏迷、四肢瘫,表现为致命性基底动脉闭塞综合征。

3.其他伴发症状  取决于栓子来源。心源性脑栓塞易复发,10 天内复发率为 10%～20%,继发于 TIA 的栓塞性卒中,特别是由于心源性栓塞典型表现每次发作症状不同,是不同血管供血区受累所致;局灶性神经功能缺失症状一度好转或稳定后又加重常提示栓塞再发。细菌性心内膜炎栓子可伴颅内感染症状体征,动脉源性弥散的胆固醇栓子可引起发热、寒战、蛋白尿、肾功能障碍、视网膜出血和网状青斑等,继发于骨折等外伤后的脂肪栓塞可引起呼吸困难、气急等肺功能不全表现,以及皮肤黏膜瘀斑等,少数患者尿中可见脂肪小滴;空气栓塞患者眼底检查有时在视网膜动脉可见气泡及供血区苍白。

### 四、辅助检查

1.TCD 检测血栓  对诊断脑栓塞非常有帮助,超声探头下血栓发出高调吱吱声,记录为高强度短暂信号。

2.神经影像学检查  弥散加权可显示急性缺血性脑梗死改变,如继发出血更支持脑栓塞;脑 CTA 或 MRA 可发现颈动脉及椎-基底动脉病变,显示血管栓塞部位;主动脉弓 CTA 或 MRA 能发现斑块,尤其经食管超声不能观察到的升主动脉远端及主动脉弓近端斑块,但主动脉弓 CTA 或 MRA 无法提示斑块是否有活动性和测量小斑块厚度;颈动脉超声可评价颈动脉狭窄程度、动脉管腔大小、血流特性及颈动脉斑块形态等,对证实颈动脉源性栓塞具有提示意义。

3.经胸超声心动图  可提供心脏解剖及功能信息,如左心房直径、二尖瓣功能和左心室功能;经食管超声心动图能更好地发现左心房和左心耳血栓、左心房其他结构异常及主动脉弓斑块,有助于排除升主动脉粥样硬化,发现左心房内直径<3mm 的赘生物,卵圆

孔未闭及房间隔动脉瘤等。美国心脏病学学院/美国心脏病协会/欧洲心脏病协会指南提出,对缺血性卒中,尤其年龄<45岁患者,以及无明确卒中病因的老年患者必须做经胸超声心动图。如经胸超声心动图检查阴性还应做TFF,但经胸超声心动图/经食管超声心动图正常并不能排除心源性栓子的可能。

4.心电图 脑栓塞可以是急性心肌梗死的首发症状,ECG可发现心肌梗死、心律失常和心肌炎等证据24小时动态ECG可发现心律失常规律,以及常规ECG检查正常的阵发性心房颤动、其他发作性心律失常及病态窦房结综合征等。

5.脑脊液 不作为常规检查,临床怀疑炎性栓子时可行CSF检查,亚急性细菌性心内膜炎导致栓塞者CSF白细胞增高($200×10^6/L$或更高),早期以中性粒细胞为主,晚期淋巴细胞为主,可见红细胞或脑脊液黄变,蛋白升高,糖正常,细菌培养多为阴性;急性细菌性心内膜炎导致脑栓塞,CSF呈化脓性脑膜炎样改变;胆固醇栓子CSF淋巴细胞升高,脂肪栓塞者CSF可见脂肪球。需注意大面积梗死患者腰穿可能引发脑疝。

## 五、诊断与鉴别诊断

1.诊断 根据患者起病急骤,迅速出现偏瘫、失语等局灶性症状体征,伴一过性意识障碍,数分钟内症状达高峰,如有心源性栓子来源如心肌梗死、风湿性心脏病伴心房颤动,二尖瓣脱垂和心房黏液瘤等,以及动脉源性栓子来源,或以往有肾、脾、肠、肢体和视网膜等栓塞病史支持确诊,CT和MRI检查可明确脑栓塞部位、范围、数目及是否伴出血等。

2.鉴别诊断 主要须注意与脑血栓形成(表1-1)、脑出血及蛛网膜下隙出血等鉴别。

表1-1 脑栓塞与动脉硬化性脑血栓形成的鉴别

| 鉴别要点 | 脑栓塞 | 动脉硬化性脑血栓形成 |
| --- | --- | --- |
| 发病年龄 | 任何年龄均可发病,以青壮年多见 | 多在60岁以上 |
| 起病状态 | 多在活动中 | 安静状态或睡眠中 |
| 起病速度 | 数秒至数分钟症状达到高峰 | 10余小时或1~2日达到高峰 |
| 原发疾病 | 多有,如风湿性心脏病、冠心病或亚急性细菌性心内膜炎等 | 高血压、糖尿病和高脂血症等 |
| 意识障碍 | 可有一过性意识障碍 | 通常无或较轻 |
| 神经体征 | 出现栓塞动脉供血区局限性神经功能缺失 | 多表现非均等性偏瘫(中动脉主干或皮质支) |
| 既往史 | 可有脑栓塞或其他器官栓塞史 | 可有TIA史 |
| 脑CT、MRI | 通常显示大面积缺血性梗死,可合并出血性梗死灶 | 脑实质可见局灶性缺血性病灶 |
| 脑脊液 | 无色透明,出血性梗死可呈血性,炎性栓子CSF可见炎性反应 | 无色透明 |

## 六、治疗及预防

脑栓塞治疗原则与脑血栓形成大致相同,包括急性期支持疗法、恢复缺血区血供、预

防栓塞事件复发、脑保护和康复治疗等

**1.急性期支持疗法** 颈内动脉末端或大脑中动脉(MCA)主干栓塞所致的大面积脑梗死可发生严重脑水肿和继发脑疝,应积极进行脱水、降颅压治疗,必要时需行大脑瓣切除减压术。

**2.恢复缺血区血供** ①在发病4.5小时内可行纤溶酶原激活物溶栓,没有证据表明脑栓塞溶栓更易继发出血;②肝素/低分子肝素抗凝,曾进行国际卒中试验和肝素治疗急性栓塞性卒中试验,发现肝素/低分子肝素对发病3~6个月后患者神经功能恢复并无增益;国际卒中试验发现肝素治疗后出血性卒中发病率明显上升;肝素治疗急性栓塞性卒中试验未见肝素或低分子肝素可显著降低缺血性卒中风险;因此,不建议心房颤动患者发生栓塞后立即用肝素或低分子肝素,而是在神经系统症状稳定、血压平稳后应用华法林治疗;③部分心源性脑栓塞患者发病后2~3小时用较强血管扩张剂,如罂粟碱静脉点滴或吸入亚硝酸异戊酯,可收到意想不到的满意疗效;④手术摘除大的心源性栓子:据报道约70%的大脑中动脉主干栓塞超早期病例可取得较好的疗效;颈动脉分叉处栓子摘除术有效率较低,但仍为手术治疗适应证;较大的心源性栓子栓塞后不易再通,手术可完全摘除;动脉粥样硬化斑块栓子易破碎,手术不易完全摘除。

**3.预防栓塞事件复发** 抗凝可有效预防栓塞复发的有利证据来自波士顿地区心房纤颤抗凝试验。该研究通过2年随访观察发现,华法林抗凝组卒中事件下降达86%,病死率也较低。

(1)适应证:主要是心源性脑栓塞,尤其心房颤动所致。例外的情况是年龄<65岁的孤立性心房颤动患者,这些患者发生脑栓塞风险较低,可用阿司匹林代替。动脉源性栓塞者抗血小板药预防效果不理想时,可行短期抗凝治疗。

(2)用法:起始负荷剂量4~6mg,连续3天后根据INR调整用量。美国心脏病学院/美国心脏病协会/欧洲心脏病协会指南建议华法林抗凝的目标INR为2.0~3.0。如INR稳定在此区间可每4周检测1次。应特别指出,华法林抗凝治疗的心房颤动患者不建议合用小剂量华法林(1.25mg/d或INR 1.2~1.5)或阿司匹林(300~325mg/d),更不建议合用两种抗血小板药取代华法林。阿司匹林75~100mg/d加氯吡格雷75mg/d的出血比例增加(15.4% vs. 13.2%),而发生卒中、心肌梗死及血管性死亡事件并不减少(5.6% vs. 3.9%)。

(3)禁忌证:包括严重肝肾疾病、活动性肺结核、消化性溃疡、活动性出血、低凝状态、大面积脑梗死、收缩压>180mmHg或舒张压>100mmHg者,缺乏必要的实验室监测条件。高龄(>84岁)、脑出血史、严重糖尿病、意识障碍、妊娠或哺乳期、月经期、持续呕吐、厌食、发热或营养不良等应慎用抗凝。

(4)注意事项:①大面积栓塞,如大脑中动脉供血区梗死面积超过1/3或后循环供血区梗死面积超过1/2,由于易发生出血,建议发病2周后应用华法林;②患者高血压建议用ACE抑制剂控制血压后进行华法林治疗,ACEI被证明有益于预防栓塞后出血;③甲亢合并心房颤动使用华法林,要注意甲亢本身增加维生素K依赖的凝血因子清除,因此华法林剂量要比无甲亢的心房颤动患者低;④由于华法林是通过干扰凝血因子生成中维生素 K 的作用,一般在 24 小时后体内原有凝血因子消耗后才显示抗凝疗效,应达到的抗凝强度为静脉凝血时间(试管法)20~30 分钟和凝血酶原活动度 20%~30%。由于华法林敏感性及耐受性的个体差异很大,每一位患者都应找出最适的治疗剂量;同时,华法林治疗浓度范围狭窄,必须监测 INR、血小板计数、便隐血,以及出血时间、凝血酶原时间及活动度、白陶土部分凝血活酶时间,避免剂量偏小无疗效或剂量偏大引起出血。还须注意合用某些药物抗凝增强或降低口服抗凝剂疗效。

4.气栓的处理　应采取头低左侧卧位,如系减压病应立即进行高压氧治疗,减少气栓,增加脑含氧量;气栓常引起癫痫发作,应严密观察或抗癫痫治疗。脂肪栓处理可用扩容剂和血管扩张剂,5%碳酸氢钠注射液 250mL,静脉滴注,每天 2 次;或80%氧胆酸钠 5~10mL,缓慢静脉注射。感染性栓子引起栓塞需同时选用有效足量的抗生素治疗。

5.康复治疗　与脑血栓形成相同。

## 七、预后

脑栓塞急性期病死率为 5%~15%,多死于严重脑水肿、脑疝、肺感染和心力衰竭。心房颤动导致的脑栓塞的预后较差,椎-基底动脉栓塞引起脑干梗死的病死率极高,心肌梗死所致的脑栓塞预后差,存活患者多遗留严重后遗症。预后与伴发的心力衰竭、心肌梗死、细菌性心内膜炎等有关。复发性脑栓塞患者病死率高。

# 第二章 出血性脑血管病

## 第一节 脑出血

脑出血是指脑实质内和(或)脑室内的出血,又称为脑溢血。脑出血的病因有多种,发病机制复杂,可分为原发性和继发性脑出血。依据与外伤的关联性可分外伤性和非外伤性两类。外伤性脑出血和继发性脑出血不同,前者有明确的外伤史,请参阅颅脑外伤相关书籍;而后者病因复杂,是由脑血管本身病变、血液病、血液成分与凝血机制的改变等病因所致。本章主要阐述原发性脑出血。

### 一、病因与发病机制

脑内出血的原因较多,最常见的是高血压。其他病因包括脑动脉粥样硬化、血液病(白血病、再生障碍性贫血、血小板减少性紫癜、血友病、红细胞增多症和镰状细胞病等),以及动脉瘤、动静脉畸形、烟雾病、脑动脉炎、硬膜静脉窦血栓形成、夹层动脉瘤、脑梗死继发脑出血、抗凝或溶栓治疗等。脑淀粉样血管病是脑出血的罕见原因,本病在老年患者(平均年龄 70 岁)最常见,典型病例为多灶性脑叶出血。偶见原发性或转移性脑肿瘤性出血。伴发出血的肿瘤包括多形性胶质母细胞瘤、黑色素瘤、绒毛膜癌、肾细胞癌及支气管源性癌等。长期慢性高血压,会使脑血管发生一系列的病理变化。

1.脑内小动脉玻璃样变、纤维素样坏死和动脉瘤形成 脑动脉的外膜和中膜在结构上较其他脏器血管的结构要薄弱,在长期血压逐渐升高的患者中,脑内小动脉可发生玻璃样变和纤维素样坏死,这些病变使脑动脉管壁内发育完好的内膜受到损伤,高血压可促使这种被损伤的小动脉内膜破裂,形成夹层动脉瘤,动脉瘤破裂即可引起出血。在慢性高血压时,小动脉上还可间断地发生直径约 1mm 的微动脉瘤,这种动脉瘤是经薄弱中层膨出的内膜。当血压骤然升高,微动脉瘤或纤维素样坏死的细小动脉直接破裂,引起出血性卒中。

2.脑内小动脉痉挛 在高血压过程中,若平均动脉压迅速增高,可引起血管自动调节过强或不足,当血压超过自动调节上限而且持续时间较长,可导致弥散性血管痉挛,使进入微循环的血流量减少,引起毛细血管和神经元缺血,可使液体漏至细胞外间隙,发生脑水肿,同时毛细血管由于缺血、缺氧可导致破裂,发生点状出血,若病变广泛或呈多灶性,则可引起大片脑内出血。

### 二、病理

1.血肿扩大 血肿体积增大超过首次 CT 血肿体积的 33% 或 20mL 为血肿扩大,是脑内出血病情进行性恶化的首要原因。血肿扩大的机制尚不清楚,目前的观点是血肿扩大是由于血管已破裂部位的持续出血或再次出血,但有证据表明血肿扩大可以是出血灶周围坏死和水肿组织内的继发性出血。这一观点与 Fujii 等观察到外形不规则的血肿更容易扩大的现象吻合,因为血肿形状不规则提示多根血管的活动性出血。

2.血肿周围脑组织损伤　脑出血后血肿周围脑组织内存在复杂的病理生理变化过程,可引起血肿周围脑组织损伤和水肿形成。

(1)血肿周围脑组织缺血:脑出血后血肿周围脑组织局部血流量下降的原因有以下几种:①血肿直接压迫周围脑组织使血管床缩小;②血肿占位效应激活脑血流——容积自我调节系统,局部血流量下降;③血肿或血肿周围组织释放的血管活性物质引起血管痉挛等。该区域内的病理改变在一定时间内是可逆性的,如果能在此时间窗内给予适当的治疗措施,可使受损组织恢复功能,因此该区域称血肿周边半影区或半暗带。

(2)血肿周围脑组织水肿:主要有间质性和细胞性两种。其产生原因分别为缺血性、渗透性、代谢性和神经内分泌性。缺血性水肿与机械压迫和血管活性物质异常升高有关。血肿形成后很快开始溶解,血浆中的各种蛋白质、细胞膜性成分降解物即由细胞内逸出的各种大分子物质,可经组织间隙向脑组织渗透,引起细胞外间隙的胶体渗透压升高,造成渗透性水肿。血肿溶解可以释放细胞毒性物质引起细胞代谢紊乱,最终导致细胞死亡或细胞水肿,主要有血红蛋白、自由基、蛋白酶等。蛋白酶中以凝血酶和基质金属蛋白酶(MMPs)最重要。凝血酶可诱发脑水肿形成,凝血酶抑制剂则可阻止凝血酶诱发脑水肿形成。脑内出血后 MMPs 活性增高,血管基质破坏增加,血-脑屏障完整性破坏,通透性增加,引起血管源性水肿,使用 MMPs 抑制剂可减轻水肿。高血压性脑内出血后血管升压素与心房利钠肽的水平失衡及由此产生的脑细胞体积调节障碍,也可能引起细胞或组织水肿。

(3)颅内压增高:脑内出血后因血肿的占位效应使颅内压增高,而且由于血肿压迫周围组织及血液中血管活性物质的释放引起的继发性脑缺血、脑水肿,可进一步使颅内压升高。

## 三、病理改变

新鲜的脑出血标本可见出血侧半球肿胀、体积增大、脑回变宽、脑沟变浅。中线结构向病灶对侧移位,颅内压增高,病灶侧脑组织可疝出至大脑镰下或疝入小脑幕切迹。切面可见出血灶和病灶周围脑组织水肿、软化。镜下可分 3 期:①出血期,可见大片新鲜的红细胞。出血灶边缘脑组织坏死、软化,神经细胞消失或呈局部缺血改变,常有多核细胞浸润;②吸收期,出血后 24~36 小时即可出现胶质细胞增生,小胶质细胞及来自血管外膜的细胞形成格子细胞,少数格子细胞含有含铁血黄素。星形胶质细胞增生及肥胖变性;③修复期,血液及坏死组织逐渐被清除,组织缺损部分由胶质细胞、胶质纤维及胶原纤维代替。出血量小的可完全修复,出血量大的形成囊腔。血红蛋白代谢产物高铁血红蛋白长久残存于瘢痕组织中,呈现棕黄色。

## 四、临床表现

脑出血好发于 50~70 岁,男性略多见,多在冬春季发病,患者多有高血压病史。在情绪激动或活动时易发生,发病前多无预兆,少数可有头痛、头晕、肢体麻木等前驱症状。

临床症状常在数分钟到数小时达到高峰,临床特点可因出血部位及出血量不同各异。

1.基底核内囊区出血　基底核内囊区是高血压颅内出血最常见的部位,约占全部脑内出血的 60%,该区域由众多动脉供血。

(1)前部型:占 12%左右,由 Heubner 返动脉供血(包括尾状核),主要累及尾状核头和(或)体(均称为尾状核出血),易破入侧脑室前角,严重者可同时累及第三、第四脑室,血肿可向后外侧延伸,损伤内囊前肢与壳核前部。

临床特征:严重头痛和明显的脑膜刺激症状,类似蛛网膜下隙出血,多无意识障碍,个别患者可出现病初一过性嗜睡。若血肿向后外侧延伸,累及内囊前肢和(或)壳核前部,可出现程度较轻的语言障碍、对侧偏身运动、感觉功能缺损,通常预后较好,无精神异常、眼球分离、凝视、眼震、癫痫发作等症状。50%患者完全恢复正常,70%患者预后良好。

(2)中间型:占 7%左右,最为罕见,由内侧豆纹动脉供血,血肿累及苍白球及壳核中部,可向后累及内囊膝部或向前外侧破入侧脑室。

临床特征:患者意识多不受影响,可有一过性嗜睡,但几天后恢复正常。该型出血虽病死率极低,但常导致较严重的失语和(或)偏身症状,无精神异常、眼球分离、患侧忽视、癫痫发作等症状。预后差,患者多留有较明显后遗症,50%以上存在严重残障。

(3)后中间型:占 10%左右,由脉络膜前动脉供血,通常位于内囊后肢前半部分,常向内囊膝部扩展,可导致壳核中部或丘脑外侧受压。若血肿较大可破入第三、第四脑室并导致昏迷。

临床特征:多数患者神志清楚,50%患者存在语言障碍,几乎所有患者均不同程度出现对侧面部、肢体运动障碍,60%以上患者存在偏身感觉缺失。无精神异常、眼球分离、癫痫发作等症状。预后较中间型好,多数恢复良好,近 1/3 患者可遗留中、重度残障,几乎没有死亡病例。

(4)后外侧型:是仅次于外侧型的常见基底核内囊区出血,所占比例近 20%,由外侧豆纹动脉后内侧支供血,血肿位于豆状核后部的内囊区域,平均出血量 30mL,最大可达 90mL,血肿相对较大,主要向前侧延伸,累及颞叶峡部白质、壳核前部和(或)内囊区豆状核后部,少数可经前角破入侧脑室,严重者可同时累及蛛网膜下隙。

临床特征:多数患者神志清楚或仅有一过性意识障碍,出血量大者可有昏迷及瞳孔改变。30%病例出现共轭凝视,80%以上患者有语言障碍,几乎所有患者均存在不同程度对侧面部、肢体感觉及运动障碍。脑疝时有瞳孔改变,无眼球分离。预后较差,20%患者死亡,存活病例多遗留重度残障。

(5)外侧型:最为常见,占 40%左右,虽该型出血多被当作壳核出血,但头 MRI 证实其为介于壳核和岛叶皮质之间的裂隙样出血,不直接累及壳核。由外侧豆-纹动脉的大部分外侧支供血,原发灶位于壳核外部和岛叶皮层,多为凸透镜形和卵圆形,平均出血量 20mL,最大 80mL。常向前外侧扩展,可向内经前角破入侧脑室。

临床特征:多数患者神志清楚或仅有轻度意识水平下降,血肿较大者可出现昏迷。优势半球出血患者多有失语,非优势半球出血患者近 50%出现构音障碍。出血量大患者可出现共轭凝视麻痹、瞳孔改变及癫痫发作。所有患者均存在不同程度偏身麻痹,60%以上患者出现对侧偏身感觉障碍。50%以上患者遗留中至重度残障,近10%患者死亡。

(6)大量出血型:发病率也较高,血肿占据全部或大部分的基底核内囊区域,血肿极大(最大144mL,平均70mL),仅偶尔尾状核及内囊前肢得以保留,以致不能找到原发出血部位。常向前外侧延伸,50%以上破入侧脑室及第三、第四脑室,严重者可同时破入蛛网膜下隙。

临床特征:意识、言语障碍,中至重度偏身感觉、运动缺失,几乎出现于所有患者,共轭凝视或眼位改变(眼球分离或固定)。血肿常导致中线移位并继发室间孔梗阻导致对侧脑室扩张,严重者常在几分钟或几小时内出现枕大孔疝或颞叶沟回疝,从而引起意识水平进一步下降及四肢瘫和脑干损伤所致的眼动障碍等脑疝症状,甚至错过住院治疗时机。几乎所有患者预后差,近50%患者死亡。

2.丘脑出血 由丘脑膝状动脉和丘脑穿通动脉破裂所致,在脑出血中较常见,占全部脑出血的15%~24%,致残率、病死率均高。高龄、高血压是丘脑出血的主要因素,高脂血症、糖尿病、吸烟、饮酒是相关因素。

临床表现为突发对侧偏瘫、偏身感觉障碍、甚至偏盲等内囊性三偏症状,CT扫描呈圆形、椭圆形或不规则形境界比较清楚的高密度血肿影,意识障碍多见且较重,出血波及丘脑下部或破入第三脑室则出现昏迷加深、瞳孔缩小、去皮质强直等中线症状。

由于丘脑复杂的结构功能与毗邻关系,其临床表现复杂多样。如为小量出血或出血局限于丘脑内侧则症状较轻;丘脑中间腹侧核受累可出现运动性震颤、帕金森综合征表现;累及丘脑底核或纹状体可呈偏身舞蹈——投掷样运动。

3.脑桥出血 约占全部脑内出血的10%,主要由基底动脉的脑桥支破裂出血引起,出血灶多位于脑桥基底与被盖部之间。

原发性脑桥出血患者中以大量出血型和基底被盖型病死率最高,但两者之间无明显差异,单侧被盖型病死率最低。在实际工作中要注意:①技术上采用薄层、小间隔扫描手段;②充分重视患者症状,特别是那些无法用CT特征来解释的脑桥损害症状,必要时可做MR扫描,以提高小病灶的检出率。

4.中脑出血 罕见。但应用CT及MRI检查并结合临床可确诊,轻症表现为一侧或双侧动眼神经不全瘫痪或Weber综合征;重症表现为深昏迷,四肢弛缓性瘫痪,可迅速死亡。

5.小脑内血 多由小脑齿状核动脉破裂所致,约占脑出血的10%。自发性小脑出血的常见病因是高血压动脉硬化、脑血管畸形、脑动脉瘤、血液病及应用抗凝药,在成年人高血压动脉硬化是小脑出血的最常见原因,占50%~70%。

发病初期大多意识清楚或有轻度意识障碍,表现眩晕、频繁呕吐、枕部剧烈头痛和平衡障碍等,但无肢体瘫痪是其常见的临床特点;轻症者表现出一侧肢体笨拙、行动不稳、共济失调和眼球震颤,无瘫痪;两眼向病灶对侧凝视,吞咽及发音困难,四肢锥体束征,病侧或对侧瞳孔缩小、对光反应减弱,晚期瞳孔散大,中枢性呼吸障碍,最后枕大孔疝死亡;暴发型则常突然昏迷,在数小时内迅速死亡。如出血量较大,病情迅速进展,发病时或发病后12~24小时出现昏迷及脑干受压征象,可有面神经麻痹、两眼凝视病灶对侧、肢体瘫痪及病理反射出现等。

由于小脑的代偿能力较强,小脑出血的临床征象变化多样,缺乏特异性,早期临床诊断较为困难,故临床上遇下列情况应注意小脑出血的可能:①40 岁以上并有高血压病史;②以眩晕、呕吐、头痛起病;③有眼震、共济失调、脑膜刺激征阳性;④发病后迅速或渐进入昏迷,伴瞳孔缩小、凝视、麻痹、双侧病理征、偏瘫或四肢瘫。

6.脑叶出血　约占脑出血的 10%,常由脑动静脉畸形、烟雾病、血管淀粉样病变、肿瘤等所致。出血以顶叶最常见,其次为颞叶、枕叶、额叶,也可有多发脑叶出血。常表现头痛、呕吐、脑膜刺激征及出血脑叶的局灶定位症状,如额叶出血可有偏瘫、Broca 失语、摸索等;颞叶可有 Wernicke 失语、精神症状;枕叶可有视野缺损;顶叶可有偏身感觉障碍、空间构象障碍。抽搐较其他部位出血常见,昏迷较少见;部分病例缺乏脑叶的定位症状。

7.脑室出血　占脑出血的 3% ~ 5%,由脑室内脉络丛动脉或室管膜下动脉破裂出血,血液直流入脑室内所致,又称原发性脑室出血。原发性脑室内出血最常见的部位是侧脑室,其次是第三脑室和第四脑室,在中间罕见。目前未见有文献报道透明隔腔(第五脑室)内原发出血。

多数病例为小量脑室出血,常有头痛、呕吐、脑膜刺激征,一般无意识障碍及局灶性神经缺损症状,血性 CSF,酷似蛛网膜下隙出血,可完全恢复,预后良好。大量脑室出血造成脑室铸型或引起急性梗阻性脑积水未及时解除者,其临床过程符合传统描述的脑室出血表现:起病急骤,迅速出现昏迷、频繁呕吐、针尖样瞳孔、眼球分离斜视或浮动、四肢弛缓性瘫痪及去脑强直发作等,病情危笃,预后不良,多在 24 小时内死亡。而大多数原发性脑室出血不具备这些"典型"的表现。

由于原发性脑室出血没有脑实质损害或损害较轻,若无脑积水或及时解除,其预后要比继发性脑室出血好。与继发性脑室出血相比,原发性脑室出血有以下临床特点:①高发年龄分布两极化;②意识障碍较轻或无;③可亚急性或慢性起病;④定位体征不明显,即运动障碍轻或缺如,颅神经受累及瞳孔异常少见;⑤多以认识功能障碍或精神症状为常见表现。

## 五、诊断

1.病史询问　为了及时地发现和诊断脑出血,详细的病史询问是必不可少的。

(1)对症状的询问:了解发病时间,是白天起病还是晨起发病。如果患者是睡醒后发病,那么发病时间要从最后看似正常的时间算起。如果患者出现瘫痪,要了解瘫痪的发病形式,如是否急性起病,起病的诱因:如病史中有无导致全身血压下降的情况、由坐位或卧位变为直立位后发病等,肢体无力的进展和波动情况,有无麻木、疼痛、肌肉萎缩等伴随症状。如果合并头痛,要询问头痛的性质、部位、发作频率。如果出现眩晕,则要询问有无恶心、呕吐、出汗、耳鸣、听力减退、血压和脉搏的改变,以及发作的诱因和持续时间,以帮助鉴别周围性眩晕和中枢性眩晕。

(2)对既往病史的询问:对于来诊的患者要询问患者的既往病史,如有无高血压、心脏病、糖尿病等相关病史;同时了解患者既往有无类似短暂性脑缺血发作的症状,尤其要注意易被患者忽略的单眼黑朦;如果是中青年女性,还要询问有无避孕药服用史、多次自然流产史。除了个人既往病史以外,还要简要询问患者的家族中有无类似的病史。

2.体格检查　病史采集完成后,要对患者进行神经系统体格检查和全身检查。对于脑出血患者,除了重要的神经系统检查外,还需着重检查以下几个方面。

(1)双侧颈动脉和桡动脉扪诊:检查双侧动脉搏动是否对称,同时可以初步了解心律是否齐整。

(2)测量双上肢血压。

(3)体表血管听诊:选择钟形听诊器,放于各个动脉在体表的标志。①颈动脉听诊区:胸锁乳突肌外缘与甲状软骨连线的交点;②椎动脉听诊区:胸锁乳突肌后缘上方,$C_2$、$C_3$横突水平;③锁骨下动脉听诊区:锁骨上窝内侧;④眼动脉听诊区:嘱患者轻闭双眼,将听诊器放在眼部上方。

3.结构影像学检查　影像学检查方法包括 CT 和 MRI 成像。随着 CT、MRI 成像技术的不断提高,以及密度分辨力和空间分辨力的进一步完善,CT 和 MRI 已成为脑血管病的主要检查方法之一。

(1)头部 CT 检查:头颅 CT 是诊断脑出血的首选检查。急性脑内出血的 CT 检查以平扫为主,一般不需强化检查。急性脑实质内出血在 CT 平扫图像上表现为高密度影,病灶边缘清楚。当血肿破入脑室后常常可以观察到脑室内的血液平面。

(2)头部磁共振成像:超急性期血肿发病 2~3 小时,很难产生异常信号,此时 CT 可显示血肿存在。急性期血肿发病数小时至数天,稍长 $T_1$,短 $T_2$。亚急性期血肿发病数天至数月,短 $T_1$,长 $T_2$。慢性期血肿发病数月至不定期,长 $T_1$,短 $T_2$。

梯度回波序列也称为场回波序列,是非常基本的磁共振成像序列。由于具有许多优点,在各个系统都得到了广泛的应用。发病 6 小时内急性脑卒中的多中心研究表明,梯度回波 MRI 在发现急性出血方面与 CT 检查一样精确,但在发现慢性出血方面优于 CT。MRI 在发现相关的血管畸形尤其是海绵状血管瘤方面也优于 CT,但是 MRI 并不像 CT 一样适于全部患者。

4.血管影像学检查

(1)头部 CTA:是一种静脉注射含碘造影剂后,利用计算机三维重建方法合成的无创性血管造影术,可以三维显示颅内血管系统。CTA 对 Willis 环周围>4mm 的颅内动脉瘤可达到与 DSA 相同的检出率,还可以明确 DSA 显示不理想的动脉瘤的瘤颈和载瘤动脉的情况。对血栓性动脉瘤的检测 CTA 明显优于 DSA。CTA 对动静脉畸形(AVM)血管团的显示率达 100%,其中供血动脉的显示率为 93.9%,引流静脉的显示率为 87.8%。CTA 对脑动脉狭窄的显示基本达到与 DSA 相同的效果。CTA 是有效的无创伤性血管成像技术,在很大程度上可替代有创性 DSA。

(2)头部 MRA(V):可以很好地显示颅内大动脉的形态,以及动脉发生病变时的一些侧支循环。MRA 对正常脑动静脉的显示和对异常血管的显示有很好的效果,除对显示前交通动脉和后交通动脉的敏感性和特异性稍低外,对显示大脑前、中、后动脉、基底动脉和颈内动脉的敏感性和特异性均接近 100%。MRA 可以显示脑 AVM 的供血动脉、血管团和引流静脉,可以显示动静脉瘘的动脉、瘘口的位置和大小、静脉的扩张程度和引流方向。对于>5mm的动脉瘤,MRA的显示率可达100%,并且结合源图像可以显示DSA不能显示的有血栓形成的动脉瘤。MRA对<5mm直径的脑动脉瘤漏诊率较高,对发生颅内出血的脑动脉瘤患者MRA不能替代常规脑血管造影做介入治疗。MRA对脑动脉狭窄显示直观,与DSA的相关性较好,但当动脉狭窄严重程度达75%以上时,有过高评价的倾向。MRV对上下静脉窦、直窦、横窦、乙状窦、大脑内和大脑大静脉的显示率达100%,对岩上窦和岩下窦的显示率也达85%。MRV可显示脑静脉血栓的范围、是否完全闭塞和侧支引流的情况等。

(3)颈部MRA:磁共振对比增强血管三维成像(3DCE-MRA)可从任一角度观察血管的3D血管图像。与传统非增强MRA相比,该技术与血液的流动增强无关,不需空间与饱和,对平行于扫描平面的血管也能很好显示,因此可通过冠状位激发扫描,显示包括颈部大血管根部至颅内Willis环的颈部血管全程。3DCE-MRA可同时显示两侧头、颈部所有血管的受累情况,即受累血管段及其范围以及狭窄程度或闭塞后侧支循环血管情况。3DCE-MRA上动脉闭塞表现为动脉血流中断和远端动脉不显影;动脉狭窄表现为动脉腔节段性狭窄,其远端动脉分支减少,或显影差,有的动脉表现为该段动脉血流中断,但其远端动脉仍显影;明显的动脉硬化表现为动脉管腔粗细不均,呈“串珠状”。因此,3DCE-MRA可为临床血管性病变的筛选检查、制订治疗方案提供依据。

(4)血管造影:数字减影血管造影(DSA)具有很好的空间分辨率,可以显示0.5mm的脑血管,清晰显示脑血管各级分支的大小、位置、形态和变异。主要用于需要造影确诊或是否适合介入治疗的脑血管病。DSA可以用于了解脑动脉狭窄的部位程度;明确脑血栓形成时血管闭塞的部位和动脉溶栓;可以显示颅内动脉瘤的情况;显示AVM供血动脉的来源和引流静脉的方向等,为手术和介入治疗提供详细的资料。目前认为DSA是诊断脑供血动脉狭窄的金标准,同时也是判断狭窄程度的有效方法,为临床治疗提供可靠依据。血管造影的指征包括出血伴有SAH、局部异常钙化影、明显的血管畸形、异常的出血部位等,不明原因的出血,如孤立的脑室出血也需行血管造影。患高血压和深部出血的老年患者尽量避免血管造影检查。行血管造影检查的时间需依据患者病情平衡诊断的需要及外科手术干预的潜在时间。脑疝患者在血管造影检查前需紧急手术,病情稳定的动脉瘤或血管畸形的患者在任何干预之前应行血管造影检查。

5.头部CT灌注影像　是脑功能成像方法之一,通过研究脑组织的血流灌注状态以及组织血管化程度来揭示脑组织的病理解剖和病理生理改变的一种检查手段。CT灌注成像是临床脑出血周围组织损伤研究较为理想的方法,一次检查可同时产生有关血肿体积的解剖学信息,以及有关血肿周围组织脑血流动力学变化的功能信息。CT灌注成像空间分辨率高,成像速度快,可对血肿周围组织脑血流动力学参数进行定量测量,有助于脑出血患者个体化救治和预后评估。在CT灌注成像所用的参数中,TTP较为敏感,所有被观察对象均清晰地显示出血肿周围TTP延长区,TTP持续延长提示由血肿占位效应引起的脑微循环障碍在脑内出血慢性期可依然存在。MTT可以敏感地显示出血管远端局部灌注压的降低,对脑组织灌注异常具有良好的预测性。rCBF和rCBV可以准确地反映出脑出血后血肿周围组织的灌注状态,对于判断血肿周围组织缺血性损伤有重要的价值。

**6.实验室检查** 脑出血患者常规实验室检查包括血常规、电解质、BUN、肌酐、血糖、心电图、胸部 X 线片、凝血功能,青中年患者应行药物筛查排除可卡因的应用,育龄女性应行妊娠试验。血糖升高可能是机体的应激反应或脑出血严重性的反应。华法林的应用,反映在凝血酶原时间或国际标准化比值(INR)的升高,是血肿扩大的一个危险因素(OR=6.2),且较未应用华法林患者血肿扩大的持续时间长。

近来研究表明,检测血清生物学标志物有助于判断 ICH 患者的预后,且能提供病理生理学线索。金属蛋白酶是降解细胞外基质的酶,脑出血发生后此酶被炎症因子激活。脑出血发生 24 小时后基质金属蛋白酶-9(MMP-9)水平与血肿相关,而 MMP-3 在卒中发生后的 24~48 小时与死亡相关,两者的水平与残腔体积相关。细胞纤维连接蛋白(c-Fn)是一种糖蛋白,具有黏附血小板至纤维蛋白的作用,是血管损伤的标志。一项研究表明:c-Fn 高于 6μg/mL 或 IL-6 高于 24pg/mL 与血肿扩大独立相关。另一项研究表明,肿瘤坏死因子-α(TNF-α)与血肿周围水肿相关,而谷氨酸盐水平则与血肿的残腔体积相关。这些血清标志物的临床应用需要进一步研究。

## 六、鉴别诊断

1.壳核、丘脑及脑叶的高血压性脑出血与脑梗死难以鉴别。在某种程度上,严重的头痛、恶心、呕吐以及意识障碍可能是发生脑出血的有用线索,CT 检查可以识别病变。脑干卒中或小脑梗死可似小脑出血,CT 扫描或 MRI 是最有用的诊断方法。

2.外伤性脑出血是闭合性头部外伤的常见后果。这类出血可发生于受冲击处颅骨下或冲击直接相对的部位(对冲伤),最常见的部位是额极和颞极。外伤史可提供诊断线索。外伤性脑出血的 CT 扫描表现可延迟至伤后 24 小时显影,MRI 可早期发现异常。

3.突然发病、迅速陷入昏迷的脑出血患者须与全身性中毒(乙醇、药物、CO)及代谢性疾病(糖尿病、低血糖、肝性昏迷、尿毒症)鉴别,病史、相关实验室检查和头部 CT 检查可提供诊断线索。

4.急性周围性前庭病可引起恶心、呕吐及步态共济失调等症,与小脑出血极为相似。然而,发病时严重头痛、意识障碍、血压升高或高龄等均强烈支持为小脑出血。

## 七、治疗

脑出血病情凶险,经常有血压和颅内压升高,常需要气管插管和辅助通气,所以脑出血患者的监测与管理应在重症监护室进行。需要监测神经功能状态、脉搏、血压、体温和氧饱和度。氧饱和度<95%,需要吸氧;意识水平下降或气道阻塞时,应进行气道支持和辅助通气。

**1.血压的管理** 脑出血的急性期血压会明显升高,血压的升高会加剧脑出血量,增加死亡风险、神经功能恶化及残疾率,因此血压的控制尤为重要。脑出血急性期后,如无明显禁忌,建议良好控制血压,尤其对于出血位于高血压性血管病变部位者。脑出血急性期后,推荐的血压控制目标是<140/90mmHg,合并糖尿病和慢性肾损害者<130/80mmHg。

脑出血急性期高血压的药物治疗,推荐的一线降压药物为口服卡托普利(6.25~12.5mg),其作用短暂,降压迅速。静脉用药的一线选择为半衰期短的降压药物。在美国和加拿大推荐使用静脉注射拉贝洛尔,或盐酸艾司洛尔、尼卡地平、依那普利。静脉注射乌拉地尔的应用也日益广泛。最后,必要时应用硝普钠,但是其主要不良反应有反射性心动过速、冠状动脉缺血、抗血小板活性、增高颅内压和降低脑灌注压。静脉注射治疗高血压需要对血压进行连续监测。

2.血糖的管理 在脑出血后最初24小时内持续高血糖(>140mg/dL)提示预后不良。血清葡萄糖>185mg/dL时,建议静脉滴注胰岛素治疗,并密切监测血糖浓度并调整胰岛素剂量,以避免发生低血糖。

3.颅内压增高的治疗 颅内压增高、脑水肿和血肿占位效应都会使脑出血后的致残率和病死率升高。对于怀疑颅内压增高和意识水平持续下降的患者,需要进行连续有创颅内压监测,但是其应用价值是否优于临床和放射学监测仍未被证实。对于脑出血后颅内压增高的治疗应当是一个平衡和逐步的过程。抬高床头、镇痛和镇静,渗透性利尿药(甘露醇和高张盐水)、经脑室导管引流脑脊液、过度通气,目前仍不推荐使用类固醇激素。同步监测颅内压和血压,以使脑灌注压>70mmHg。

4.脑出血并发症预防和治疗 病情不严重的患者采取措施预防亚急性并发症,如吸入性肺炎、深静脉血栓形成和压力性溃疡等。脑出血患者临床稳定后,应进行早期活动和康复治疗。

(1)发热:查找感染证据。治疗发热源,给发热的患者使用退热药以降低体温。

(2)控制感染:应用适当的抗生素治疗脑出血后感染,不建议预防性应用抗生素。

(3)预防深静脉血栓形成:有轻偏瘫或偏瘫患者使用间歇充气加压装置预防静脉血栓栓塞。如果脑出血停止,发病3~4天后,可以考虑给偏瘫患者皮下注射低剂量低分子肝素或普通肝素治疗。

(4)痫性发作:脑出血患者有临床痫性发作时,给予适当抗癫痫药物治疗;脑叶出血的患者在发病后立即短期预防性应用抗癫痫药,可能降低其早期痫性发作的风险。

5.凝血异常和纤维蛋白溶解引起的脑出血治疗 使用鱼精蛋白逆转肝素引起的脑出血;华法林引起的脑出血,静脉给予维生素K以逆转华法林的效应,并给予凝血因子替代治疗;溶栓引起的脑出血使用凝血因子和血小板替代。合并严重凝血因子缺陷或严重血小板减少的患者,应该适当补充凝血因子或输注血小板。

6.脑出血的外科治疗

(1)外科治疗的意义:对于大多数脑出血患者而言,手术的作用尚不确定;对于有手术指征的脑出血患者。血肿的清除减少了血肿量,降低颅内压,提高了受损半球的灌注压及减少神经细胞毒性水肿。

(2)外科治疗指征:小脑出血伴神经功能继续恶化或脑干受压或脑室梗阻引起脑积水,应尽快手术清除血肿;脑叶出血超过30mL且血肿距皮质表面1cm以内者,可以考虑血肿清除术。

(3)手术时机:超早期开颅术能改善功能结局或降低病死率。极早期开颅术可能使再出血的风险加大。严密监测病情,及时进行手术评估。

## 八、预后

脑出血急性期的病死率为 35%~52%,脑出血的预后与血肿的大小、GCS 评分、脑水肿、破入脑室、出血部位、中线移位、意识水平、年龄、发热、高血糖及血压等相关。脑出血的 10 年存活率约为 24.1%。

## 九、康复

多数脑出血患者会发生功能残疾,因此所有的 ICH 患者都应当接受多方面的康复训练。如果可能的话,康复应该尽早开始并于出院后在社区继续进行,并形成良好协作的项目以实现早期出院和以家庭为基础的康复促进恢复。

## 第二节　蛛网膜下隙出血

蛛网膜下隙出血(subarachnoid hemorrhage,SAH)是指脑底部或脑表面血管破裂后,血液流入蛛网膜下隙引起相应临床症状的一种卒中,又称为原发性蛛网膜下隙出血。继发性蛛网膜下隙出血指脑实质内出血、脑室出血、硬膜外或硬膜下血管破裂流入蛛网膜下隙者。本文仅论述原发性蛛网膜下隙出血。

该病症状严重程度与出血的速度、持续时间及出血量有关。动脉瘤的破裂引起动脉内的血液在压力作用下进入蛛网膜下隙,颅内压的突然增高可暂时抑制活动性出血,并引起严重头痛及呕吐,血液的缓慢渗出引起颅内压缓慢增高。蛛网膜下隙中的血液会刺激脑膜,导致头痛、畏光以及颈强。由于颅内压增高和脑膜受刺激,SAH 患者会出现意识混乱、躁动以及一过性或持续的意识水平下降。

蛛网膜下隙出血虽然只占脑卒中的 5%,但该病的发病年龄较轻,在所有卒中造成的减寿中,它占了 1/4 以上。动脉瘤性蛛网膜下隙出血的病死率约为 50%。有 10%~15% 的蛛网膜下隙出血患者死在家中或转运途中。大部分患者死于再出血,所以首要治疗的目的是闭塞动脉瘤。患者入院时一般情况较差,可能由多种原因造成,包括最初的出血、再出血形成血肿、急性脑积水或大面积的脑缺血。

## 一、病因与发病机制

1.颅内动脉瘤　大约 85% 的蛛网膜下隙出血是由脑基底部囊状动脉瘤引起的。这类动脉瘤不是先天就有的,而是后天形成的。在某些病例身上,动脉瘤有其特殊的病因,例如创伤、感染或结缔组织病。囊状动脉瘤多发生在动脉分叉处,通常位于脑底面,所以动脉瘤不是在 Wills 环本身,就是位于 Wills 环附近的分叉部位。大多数颅内动脉瘤不会破裂。随着动脉瘤的增大,破裂的风险也增加,但临床上常见的绝大多数破裂的动脉瘤较小,尤其是<1cm;对此的解释是 90% 的动脉瘤较小,在这么多动脉瘤中,只要有一小部分发生破裂,其数量就会远远超过体积大的动脉瘤。对于蛛网膜下隙出血来说,可改变的危险因素包括高血压、吸烟、酗酒。目前不能完全解释囊状动脉瘤的起源、增大以及破裂

的过程。正常的颅内动脉是由胶原组成的外膜、中间的肌层以及含有内皮细胞的内膜组成的。颅内动脉没有外弹力层，并且位于蛛网膜下隙中，周围缺乏支撑组织。关于动脉壁破坏的理论主要有以下几种：①先天及基因的异常会导致动脉中层的缺陷；②高血压及动脉粥样硬化引起的退行性变会改变血管壁的结构；③动脉炎性增生；④局部内弹力层的退化。一些学者强调动脉中层的先天缺陷导致动脉瘤产生。中层缺失肌性物质是导致缺陷的最常见原因，这种情况在动脉分叉处更容易发生。一些有颅内动脉瘤的患者Ⅲ型胶原产生量降低，同时人们还发现远离动脉瘤的动脉壁出现细胞外基质的结构蛋白异常。上述危险因素可使发病风险增加1倍，2/3患者有这些可改变的危险因素，而基因因素只占1/10。在有阳性蛛网膜下隙出血家族史的患者，患病的平均年龄要比散发病例早。然而，家族性蛛网膜下隙出血只占10%，所以体积大的、多发的动脉瘤更多地出现在散发病例中。在家族性蛛网膜下隙出血的患者中，基因是很重要的因素。虽然对候选基因的认识还很不够，但可以确定的是，这其中包括了编码细胞外基质的基因。在常染色体显性多囊肾病的患者中，颅内动脉瘤出现的机会大约为10%，但是这一部分患者只占所有蛛网膜下隙出血患者总数的1%。虽然突然增加的动脉跨壁压突然增大是动脉瘤破裂的重要原因，但引起动脉瘤破裂的因素是很复杂的。据报道在膜下出血之前有20%的患者存在过度用力（如剧烈体力活动、性交等），但没有证据表明它们是必要条件。

动脉瘤多位于动脉分支处。动脉分支处形成的发育不全的小分支及动脉主干锐角发出的分支处特别容易形成动脉瘤。大约90%的动脉瘤位于前循环。常见的前循环好发部位包括：①两侧前交通动脉连接处及与大脑前动脉连接处；②大脑中动脉分支处；③颈内动脉与眼动脉、后交通动脉、脉络膜前动脉及大脑中动脉连接处。基底动脉尖及椎动脉颅内段（特别是小脑后下动脉起始处）为后循环中最常见的部位。

2.非动脉瘤性中脑周围出血 临床常见的蛛网膜下隙出血病因，约占10%。这种蛛网膜下隙出血的危害性相对于动脉瘤性来说要小，目前出血原因尚不十分清楚，据推测是中脑周围的小静脉破裂所致出血。出血一般集中于中脑周围的脑池中。通常情况下，出血的中心位于中脑或脑桥的前面，但是有些患者的血局限于四叠体池。该类出血不会扩展到外侧裂，也不会扩展到纵裂的前部。某些情况下，血液会沉积在脑室系统，但是仅有脑室内出血或出血扩展到脑实质提示存在其他原因。确定该病因一是根据CT显示血液在蛛网膜下隙中的分布情况，二是血管造影（DSA）没有发现动脉瘤。值得我们注意的是，中脑周围出血并非全都是非动脉瘤性中脑周围出血。每20~40个此类患者中就有1个是基底动脉或椎动脉的动脉瘤破裂。高质量的CT血管造影就可有助于排除这种情况。CT对诊断有较重要的意义，当血管造影没有发现动脉瘤，而CT显示的出血范围超过了上述范围，就要高度警惕动脉瘤的存在，可以加做CTA，或在患者病情稳定后再次复查DSA。天坛医院一般会建议患者3个月后再次复查造影，若还没有发现动脉瘤，就可以基本排除存在动脉瘤的可能。有研究表明，第2次造影的阳性率比第3次的要高，也就是说，第2次没有发现动脉瘤，再进行血管造影的意义也不大了。

与动脉瘤性蛛网膜下隙出血相比，这类出血"突然"发生的头痛往往是逐渐加重的（在数分钟之内而非数秒内），并且患者在入院时一般是清醒的；少数患者有轻微的失定向。目前,尚无肯定证据表明该类出血会引起迟发性脑缺血。只有脑积水是早期并发症,引起出血的原因尚不明确。由于患者预后良好,所以很少能获得尸检结果进行病因学研究。临床症状轻微,头 CT 上发现血液沉积较局限,脑血管造影正常都不支持存在动脉瘤,事实上,这种出血不支持所有的动脉源性的出血。相反,脑桥前或脚间池的静脉破裂可能是出血来源。另一个支持该理论的间接证据是这部分患者的中脑周围静脉经常直接注入硬脑膜窦,而不是 Galen 静脉,这也可以起到病因提示作用。

3.动脉夹层　动脉夹层虽然不是蛛网膜下隙出血的主要病因,但在临床工作中还是要考虑到的,后循环动脉瘤夹层动脉瘤再出血的病死率也非常高。一般来说在颈动脉系统发生夹层的机会大于椎-基底动脉系统,但是由动脉夹层所引起的蛛网膜下隙出血绝大多数发生于椎动脉。目前尚无关于动脉夹层在所有蛛网膜下隙出血病因中所占比例的数据。椎动脉夹层造成的蛛网膜下隙出血伴随的神经功能缺损主要是舌咽神经及迷走神经的麻痹(外膜下夹层)或 Wallenberg 综合征。有 30%~70% 的患者会出现再出血。再出血的时间短则数小时,长则数周。大约 50% 的此类再出血会导致死亡。与椎动脉夹层相比,颈内动脉颅内段或其分支的夹层引起的蛛网膜下隙出血要少见得多。主要累及颈内动脉末端、大脑中动脉及大脑前动脉。

4.脑内动静脉畸形(AVM)　脑凸面的蛛网膜下隙出血可能是由脑表面的 AVM 引起的,但是只有不到 5%AVM 破裂的积血仅局限在蛛网膜下隙之中。由于 AVM 内的血流量大,对动脉壁产生较大的张力,所以 10%~20% 的 AVM 供血动脉会出现囊状动脉瘤。这部分患者一旦发生出血,往往是由于动脉瘤破裂,只有少数情况是由血管畸形本身所引起。所以破裂动脉瘤所在的位置不是典型的囊状动脉的位置(位于 Willis 环),并且出血更多破入脑实质,而不是蛛网膜下隙。

5.脓毒性动脉瘤　感染组织碎片通过血流可以进入脑内动脉壁,引起动脉瘤性扩张。过去所说的"真菌性动脉瘤"仅指真菌感染后引起的动脉瘤,但这一概念应该停止使用;细菌性心内膜炎造成的脓毒性动脉瘤较曲霉菌性动脉瘤更加常见。大多数感染性心内膜炎造成的卒中是出血性脑梗死或脑实质出血,而不是蛛网膜下隙出血。感染性心内膜炎引起的动脉瘤大多位于大脑中动脉分支的远端,但是仍有 10% 位于动脉近端。大多数情况下脓毒性动脉瘤引起脑内血肿,但是还可在 CT 上表现为脑基底部出血,非常类似于囊状动脉瘤破裂。此类动脉瘤也会发生再出血。一般情况下,患者先出现感染性心瓣膜炎的临床症状及体征,再出现蛛网膜下隙出血,但也有以脓毒性动脉瘤破裂为最初表现的感染性心内膜炎。可以使用外科手术夹闭或介入方法处理脓毒性动脉瘤,也有通过足量的抗生素进行治疗的报道。

6.垂体卒中　垂体肿瘤引起组织坏死时累及垂体动脉,会引起动脉性出血。有一些因素参与垂体肿瘤的出血性梗死,如妊娠、颅内压增高、抗凝治疗、血管造影以及应用促性腺激素释放激素。垂体卒中的最初表现是突发的严重头痛,伴或不伴恶心、呕吐、颈强直或意识水平下降。垂体卒中的特征性表现是突发的视力下降。由于出血会压迫海绵窦内的动眼、滑车及展神经,所以大多数患者还会出现眼球运动障碍。头 CT 或 MRI 可以发现出血来自垂体窝,并且还可发现大部分垂体腺瘤。

7.其他　其他少见病因还有可卡因滥用、使用抗凝药物、链状细胞病、CNS 表面铁沉着症,以及无法确定病因的蛛网膜下隙出血。

## 二、临床表现

1.头痛　颅内囊状动脉瘤常常有危险性渗漏或称"前哨出血"——动脉瘤出现微小裂痕,血压增高时出血进入蛛网膜下隙,但出血只持续数秒。患者突然出现严重头痛,往往是枕部或颈部持续性疼痛。头痛往往持续 48 小时甚至更长时间。与偏头痛最大的不同是患者出现突发头痛,且持续时间更长。在头痛强度达到最大之前只有短短几秒钟时间。头痛发生的同时往往伴有呕吐和活动的停止以及意识水平的降低。另一方面,偏头痛常常是搏动性的,疼痛在数分钟到数小时达到高峰。偏头痛伴随的恶心、呕吐通常只持续一段时间。前哨头痛往往持续数天至 1 周,在这期间,患者很少能从事正常活动。前哨出血经常被误诊为偏头痛、流感、高血压脑病、无菌性脑膜炎、颈部劳损,甚至胃肠炎。头痛、疲劳及呕吐很容易被误诊为食物中毒或急性胃肠功能紊乱。

2.神经系统症状及体征　动脉瘤可以表现为邻近脑组织或颅神经受压。巨大动脉瘤尤其容易出现局部占位效应导致的症状及体征。巨大大脑中动脉瘤可引起癫痫、偏瘫或失语。颈内动脉颅内段与后交通动脉连接处的动脉瘤(通常称为后交通动脉瘤)或小脑上动脉的动脉瘤可压迫第Ⅲ颅神经。巨大的小脑上动脉动脉瘤可压迫中脑的锥体束产生引起对侧偏瘫(Weber 综合征)。动脉瘤的占位效应可引起展神经麻痹。在海绵窦内,动脉瘤可压迫第Ⅵ、第Ⅳ或第Ⅲ颅神经,产生眼肌麻痹。基底动脉分叉处向前生长的动脉瘤可类似垂体肿瘤,引起视野缺损及垂体功能减退。基底动脉分叉处垂直生长的动脉瘤可产生遗忘综合征,合并第Ⅲ颅神经麻痹、球部症状及四肢轻瘫。前交通动脉瘤患者出现下肢无力、谵妄以及双侧 Babinski 征阳性。大脑中动脉瘤出现失语、轻偏瘫及病感缺失。大脑后动脉瘤出现同向性偏盲。眼动脉动脉瘤出现单眼视力障碍。

动脉瘤内可以形成栓子、脱离并栓塞远端动脉,引起卒中。Fisher 及同事报道了 7 例由局部脑缺血造成的一过性神经功能缺损。这些患者都有囊状动脉瘤,可以解释症状,并且没有发现其他栓子来源。这些动脉瘤内的栓子脱落后堵塞了远端动脉。Sutherland等发现巨大动脉瘤内存积有血小板,进一步肯定了这种栓塞的假说。

短暂性意识丧失是由动脉血突然进入蛛网膜下隙导致颅内压迅速增高所致。颅内压增高,出血进入视神经鞘中以及视网膜中心静脉压力增高会引起视网膜出血,通常出血位于玻璃体下。这种出血表现为从视盘向视网膜扩散的大面积出血。视盘水肿出现的比较晚。同侧或双侧的展神经麻痹同样很常见,反映了颅内压增高。

## 三、诊断

1.临床症状　突发头痛是蛛网膜下隙出血最有特征的临床症状,常被患者描述为一生中最为严重的头痛。此外,还可有颈强直、颈部疼痛、畏光、恶心、呕吐、意识丧失及痫性发作。虽然动脉瘤破裂多发生在运动或用力时,但实际上蛛网膜下隙出血可在任何情况下发生,包括睡眠。蛛网膜下隙出血的最初误诊率高达 15%,所以那些症状轻微的患者风险最大。迅速识别和诊断蛛网膜下隙出血是非常重要的。蛛网膜下隙出血患者需要着重询问年龄、起病形式、发作的时间、发病时的症状及其他危险因素。

2.体格检查

(1)脑膜刺激征:可以为诊断提供依据,但不能提示疾病的严重程度,也不提示预后。

(2)神经系统检查:患者的意识水平、神经功能缺损的评价是临床评定的重点,直接影响治疗方式的选择。

3.辅助检查

(1)CT检查:怀疑蛛网膜下隙出血时首先做头CT检查,基底池中会出现广泛的高密度影。是否能发现出血依赖于蛛网膜下隙中的血量、检查距离发病的时间、仪器的分辨率及影像科医师的技术。发病第1天,CT可以发现95%以上患者蛛网膜下隙中有血液沉积,但是在接下来的几天中,随着脑脊液循环,血液被清除,阳性率逐渐降低。颅内动脉瘤破裂造成的出血可能不仅局限在蛛网膜池中,还可能在脑实质、脑室中破裂,有时还会出现在硬膜下隙。出血的模式通常提示动脉瘤的位置,但有时并不准确。前交通动脉瘤破裂往往出现脑底部额叶下区域的出血,出血可扩散至前纵裂及胼胝体周池,通常会伴有额叶血肿或从终板到透明隔的中线部位血肿。出血还容易进入侧脑室。一侧颞叶血肿或聚集在外侧裂中的血压通常提示大脑中动脉动脉瘤。同是颅内血肿,其位置也可提示破裂动脉瘤的位置,这比单纯依赖出血位于蛛网膜池中的位置来判断更加准确。有时CT也会得出假阳性结果,尤其是弥散性脑水肿的患者。这是因为脑水肿时蛛网膜下隙中的血管充血可造成蛛网膜下隙高密度影。由于少量的蛛网膜下隙中的血液很易被忽视,所以应该仔细阅读CT片。即使仔细阅片后仍然没有发现血液,也不能排除动脉瘤性蛛网膜下隙出血。就算在出血后12小时内进行检查,使用先进的CT设备,仍有2%的假阴性。CT显示正常不能排除SAH;如果出血量少,CT往往发现不了出血,尤其是CT在24~72小时以后才进行。

(2)MRI检查:因CT对于疑似蛛网膜下隙出血诊断的实用性及可操作性较高,所以很少有关于急性期使用MRI的研究。MRI的操作不如CT方便,并且如果躁动的患者不接受麻醉,不能接受MRI检查,这都限制了MRI的应用。MR在显示急性期蛛网膜下隙出血时没有CT敏感,但是血管畸形尤其是海绵状血管瘤,通常在MRI上显示清晰,为边界清晰的混杂信号。然而,这些有限的数据表明在发病最初的数小时及数天内,质子像及FLAIR像与CT一样敏感。并且,在蛛网膜下隙出血发病数天到40天时,MRI发现血液的阳性率要优于CT,此时,FLAIR像及$T_2$像成为最敏感的检查技术。

(3)腰穿:仍然是对那些有明确病史、但脑影像学检查阴性时必不可少的排除性检查。不能匆忙决定进行腰穿,也不能在不了解病情的情况下进行。一小部分患者(约3%)出现突然头痛,但是12小时内的头CT扫描正常,这部分患者脑脊液中可检出血红蛋白,随后的脑血管造影可明确诊断。因此,对任何突然出现头痛,而CT扫描正常的患者,应进行腰穿查脑脊液及测压。一旦决定进行腰穿,第1条规则就是至少要等到发病后6小时(最好12小时)进行。这是因为,如果过早采集脑脊液,就会得到血性脑脊液,很难区分这些血是真正由蛛网膜下隙出血引起的,还是由穿刺损伤造成的。如果是蛛网膜下隙出血,在这段时间内脑脊液中的红细胞会降解生成胆红素。脑脊液阳性结果可持续至少两周。3管试验(连续留取的脑脊液中红细胞的数量逐渐下降)是不可靠的。血性脑脊液留取后要立即离心,否则在试管中氧合血红蛋白会继续形成。蛛网膜下隙出血后脑脊液主要变化特点是:①大量红细胞,第1管和最后1管中细胞数基本没有变化;②出血4~5小时上清液呈浅粉红色;③由于含铁血红素降解,离心后上清液深黄色(黄变);④蛋白含量增加;⑤测压力增高;⑥脑脊液糖正常。

如果脑脊液清澈透明,就应该测定压力,这是因为突发头痛可能是颅内静脉血栓形成造成的。相反,脑脊液压力低说明存在自发性低颅压。因为脑膜炎(尤其是肺炎链球菌脑膜炎)也可以表为急性发病即使脑脊液清澈,所以应该进行细菌培养。如果上清液是黄色的,蛛网膜下隙出血的诊断基本可以成立了。分光光度计法对CT阴性的可疑蛛网膜下隙出血的敏感性及特异性并不是很高,不足以作为确诊性诊断方法,但它仍旧是目前可用的方法。

(4)数字减影血管造影(DSA):不仅可以发现蛛网膜下隙出血患者颅内一个或多个动脉瘤,还可以帮助确定动脉瘤与邻近动脉之间的解剖位置关系,有助于选择最佳治疗方案(填塞或夹闭)。对蛛网膜下隙出血的患者中,应当进行选择性脑血管造影,以明确动脉瘤的存在和解剖特点。

发现动脉瘤的金标准是DSA,但是这项检查耗时长且有创。研究发现蛛网膜下隙出血患者接受导管造影后的近期或远期并发症发生率为1.8%,术中动脉瘤再破裂的风险为1%~2%。动脉造影后6小时内的破裂发生率为5%。

由于血管痉挛是蛛网膜下隙出血的严重并发症之一,且出血后3~5天开始出现,6~8天达到高峰,持续2~3周,所以提倡3天内进行DSA检查,尽早发现并及时处理动脉瘤。这样做的好处不仅是为了早期处理动脉瘤,防止再出血的发生,同时在成功闭塞动脉瘤后,可以给予患者适度的扩容治疗,更为重要的是,严重血管痉挛可能使载瘤动脉显影不清,造影假阴性结果。

(5)MR血管造影(MRA)及CT血管造影(CTA):也用于蛛网膜下隙出血的临床评价。MRA比较安全,但由于急性期的患者通常比较躁动或需要重症监护,所以急性期并不合适。研究表明,MRA发现患者至少1个动脉瘤的敏感性为69%~100%。

CT血管造影(CTA)是以螺旋CT技术为基础的。普通平扫CT确立蛛网膜下隙出血诊断后,就可立即获得CTA。由于不需要使用动脉内导管技术,检查的创伤是很小的。与MRA相比,CTA检查具有放射性,需要注射碘造影剂进行增强,但对那些病情危重的患者来说,该检查更易进行。数据在1分钟内即可获得,经过后处理技术,可以产生类似血管造影的图像。最实用的技术是电影轴位显像+兴趣区的MIP(最大强度投射)。另外,由CTA获得的MIP可以在计算机屏幕上,在不同角度进行转动,这一点较传统血管造影有很大优势。CTA的敏感性(与导管造影相比)为85%~98%。另外,由于成像原理不同,CTA还可发现传统血管造影所不能发现的动脉瘤。CTA越来越多地用于发现破裂的动脉瘤,已成为一项成熟的检查技术。毫无疑问,导管造影术仍然是术前评价脑动脉瘤的方法,CTA及MRA仍然在不断改进。此外,对于CT上提示为后循环动脉瘤出血的患者,必须对两侧椎动脉造影后才能排除非动脉瘤,这是因为仅仅进行单侧椎动脉造影可能会漏掉小脑前下动脉或其他椎动脉分支上的动脉瘤。对可疑动脉瘤处进行三维成像(3D)可以发现常规方法不能发现的动脉瘤。当传统的血管造影不能及时进行时,可以考虑 MRA 和 CTA。

(6)经颅多普勒超声(TCD):监测脑血流动力学的一项良好的检查手段。TCD 可发现颅内血管起始段血流速度增快,这些血管包括颈内动脉、大脑中动脉、大脑前动脉、大脑后动脉、椎动脉以及基底动脉。动脉管腔的减小可引起血流速度的增快。事实上,几乎所有 SAH 患者在发病后,脑底部的血管都会出现血流速度的增快,并且增快的程度和水平与血管痉挛所致临床表现的恶化及迟发型缺血有关。血流速度>120cm/s 与造影显示的轻中度血管痉挛有关,>200cm/s 时,提示严重血管痉挛。但是有些患者的血流速度超过 200cm/s,都没有出现血管痉挛症状,所以假阳性率还是较高的。Vora 等认为,只有在大脑中动脉血流速度较低(<120cm/s)或极高(>200cm/s)时,阴性预测值为 94%,阳性预测值为 87%(相对于血管造影或症状性血管痉挛来说)。他们认为中等程度的血流速度增高预测价值较小,不易区分。另外,该研究表明三高治疗在不引起血管痉挛的情况下也会使血流速度增快。一项回顾性研究比较了 TCD 的血流速度与氙 CT 测得的 CBF 之间的关系,以 31mL/(mg·min)作为 CBF 下降的界点。研究发现局部 CBF 增大时,TCD 记录到的血流速度较大。这些数据表明,近端血管的血流速度增加与血管反应性减小的血管血流速度增加有关。因此,血流速度的增加可能表示血流量代偿性增大,不一定意味着严重失代偿。不论是近端血管,还是远端血管的痉挛,没有发现血流速度代偿性增快。由此,产生了假阴性结果。Okada 等比较了 TCD 与血管造影及脑循环时间。结果发现,TCD 在大脑中动脉与血管造影相比,诊断血管痉挛的敏感性为 84%,特异性为 89%。虽然 TCD 可能提示血管痉挛的发生,但 TCD 本身并不准确,这项技术的准确与否非常依赖于操作者的技术水平。

(7)其他影像学技术:单光子发射计算机扫描可以显示局部脑血流量的降低,也是一种有效的监测血管痉挛的方法。局部低灌注与 SAH 患者血管痉挛及迟发型脑梗死相关性良好。氙 CT 也可以定量显示局部脑血流。MR 弥散及灌注显像可以显示梗死区域和低灌注区域。以上这些技术及 CT 灌注扫描可能是监测 SAH 患者的有效方法。

## 四、鉴别诊断

1.血管源性头痛　偏头痛和丛集性头痛的患者可突然出现剧烈头痛及呕吐,有先兆性偏头痛者还伴有局灶性神经功能障碍的症状,有时不易与蛛网膜下隙出血相鉴别。但是血管性头痛患者既往有反复类似发作史,无脑膜刺激征,腰穿或脑 CT 扫描检查结果无异常。

2.颅内感染　各种类型的脑膜炎和脑炎患者可以表现出明显的头痛、呕吐及脑膜刺激征,尤其有些脑膜炎患者可出现血性脑脊液,如结核性脑膜炎、隐球菌性脑膜炎和单纯疱疹病毒性脑炎。但是,颅内感染的发病缓慢,伴有发热,全身感染的征象,周围血液白细胞增高,脑脊液呈明显的炎性改变,脑 CT 扫描提示蛛网膜下隙无血性高密度影。

3.脑出血　非功能区的脑实质出血合并蛛网膜下隙出血,有时不易与自发性蛛网膜下隙出血合并脑实质内血肿的患者相区别。通过影像学检查可以鉴别。

4.瘤卒中　在非功能区生长的肿瘤突然发生出血并破入蛛网膜下隙时,也有与自发性蛛网膜下隙出血的表现,尤其是垂体瘤卒中患者酷似自发性蛛网膜下隙出血,表现为突然头痛、意识丧失等。进行颅脑 CT/MRI 增强检查可做出鉴别诊断。

## 五、治疗

1.治疗原则　包括一般内科治疗及特殊治疗。

(1)护理:连续观察(格拉斯哥昏迷评分 GCS、体温、ECG 监测、瞳孔、局灶性神经功能缺损)。

(2)血压:除非血压极高,否则不要处理高血压。极高血压的界定要根据患者的个体情况来界定,考虑患者年龄、蛛网膜下隙出血发生之前的血压水平及心脏情况。

(3)液体及电解质:建立静脉通道,输液量从 3L/d 开始(0.9%氯化钠溶液);放置导尿管;发热时适当补充液体,维持正常血容量;每天至少查 1 次电解质、血糖及白细胞计数。

(4)充分镇痛:对乙酰氨基酚(扑热息痛)500mg,每 3~4 小时 1 次;在动脉瘤处理之前避免使用阿司匹林,对于严重疼痛者可使用可待因等药物。

(5)预防深静脉血栓形成及肺栓塞:弹性袜或气囊间歇压迫装置,或两者联合使用。

2.一般内科治疗

(1)血压的管理:在出血发生的最初几天,血压通常是升高的,这种情况在临床状况较差的患者尤为常见。目前对此的解释为暂时克服增高的颅内压、保持脑血流量的调节机制。人们依然缺乏针对蛛网膜下隙出血后血压增高最佳治疗方案的证据。过于积极的降低血压可能会造成失去自动调节血流能力脑组织的缺血损伤。但是,如果动脉瘤未得到处理,血压持续增高,又使再出血的风险增高。目前人们采取的治疗策略是避免使用降压药物,增加液体入量以降低缺血性卒中的风险。因此,除非血压极高,应避免治疗高血压。由于每个患者的个体因素不同(年龄、先前血压及心脏情况),对"极"高血压没有既定的定义。平均动脉压得到适度降低(如降低 25%)的做法是比较合理的。在降低血压之前,要看看患者的疼痛是否已得到处理,许多患者的血压可在适度镇痛后出现下降。

(2)液体管理:为了避免发生脑缺血,蛛网膜下隙出血后的液体管理应避免血浆容量的减少。虽然目前证据并不充分,但除非有心力衰竭等禁忌证,每天给予 0.9%氯化钠溶液 2.5~3.5L 比较合适。若患者通过胃肠获得营养液,通过静脉入液量就该相应减少。发热的患者液体量应适度增加。可留置导尿管通常准确计算液体平衡情况。

(3)低钠血症:蛛网膜下隙出血后可出现高钠血症或低钠血症,低钠血症更为常见。大多数情况下低钠血症是由尿钠排出过多或脑耗盐综合征导致的,低钠血症往往会导致血容量减低,从而增加继发性脑缺血的风险。纠正蛛网膜下隙出血后的低钠血症实际上是纠正血容量不足。急性症状性低钠血症很少见,通常是要紧急使用高张盐水(1.8%或甚至 3%)。虽然对于慢性低钠及乙醇、营养不良、肾衰竭或肝衰竭、器官移植引起的低钠,快速纠正低钠血症可能导致脑桥中央髓鞘溶解症,但是高张盐水治疗蛛网膜下隙出血后低钠血症还是比较安全的,0.9%氯化钠溶液(钠浓度为 150mmol/L)会引起负液平衡或尿钠过多的患者出现低血钠。由于肾上腺皮质激素的作用(作用于远端小管,导致钠重吸收),所以理论上,氟氢化可的松可以防止负钠平衡、低血容量,进而预防缺血并发症,但目前研究不足以支持对蛛网膜下隙出血患者常规使用氟氢化可的松或氢化可的松。

(4)血糖的管理:高血糖的定义是血糖浓度>11.1mmol/L,有 1/3 的患者会出现高血糖。血糖增高与患者入院时临床情况较差有关。高血糖是预后较差的独立危险因素,但纠正高血糖能否改善患者结局仍不明确。

(5)镇痛药:通常可使用对乙酰氨基酚(扑热息痛)之类效果缓和的镇痛药物处理头痛;对于出血性疾病引起的头痛尽量避免使用水杨酸类药物,这类患者可能要接受神经外科开颅夹闭术或脑室内引流术。如果疼痛严重,需要加用可待因,甚至还需要使用合成阿片制剂(如曲马朵)缓解疼痛。

(6)发热:患者在发病最初的几个小时通常会有轻度发热(不超过 38.5℃),这可能是由于蛛网膜下隙内炎症反应所致,患者的心率基本是正常的。入院时临床状况较差的患者及脑室内积血的患者更容易出现发热。发热是结局较差独立的危险因素。若体温超过 38.5℃ 或脉搏相应增高,应考虑感染。白细胞数增高不能区分感染或非感染性发热。

(7)深静脉血栓的预防:大约 4% 的动脉瘤性蛛网膜下隙出血的患者会发生深静脉血栓形成。皮下注射低分子肝素或肝素类似物可预防深静脉血栓形成。由于低分子量肝素类似物可增加颅内出血风险,使用弹力袜是预防蛛网膜下隙出血患者深静脉血栓形成不错的方法,但该方法缺乏随机临床试验支持。然而,加压弹力袜必须根据患者实际情况应用才有效。可以使用气囊对腿部静脉进行间歇加压预防深静脉血栓形成,患者能够较好地耐受该类装置,同时也便于护理人员操作。联合使用气囊间歇加压装置和弹力袜可能对于治疗蛛网膜下隙出血患者也更加有优势。

(8)抗癫痫药物:是否预防性应用抗癫痫药物尚存争议。大约 7% 的患者在发病初期发生痫性发作,但是痫性发作对患者预后的影响还不明确。另有 10% 的患者在疾病最初的几周发生癫痫,以抽动为主的癫痫发作的发生率为 0.2%。有 8% 的昏迷患者会发生无肢体抽动的癫痫发作,但是选择 EEG 作为指标本身过高估计了癫痫发生率。是否对所有患者或昏迷患者进行连续 EEG 监测尚未得出确切结论。连续记录的 EEG 花费很高,工作量大,也很容易出现误判。开颅术增加了痫性发作的风险,但目前的研究没能证实抗癫痫药能降低癫痫发生率或病死率。由于缺乏预防性抗癫痫药物的证据,以及该类药物可能造成的不良反应,目前不支持将抗癫痫药物作为预防治疗。

(9)心肺功能不全:即使入院时情况较好,患者依然有可能在出血发生的几个小时内发生肺水肿和心功能不全。心功能不全也可加重肺水肿。患者在急诊室或入院后很短时间内可出现低氧血症及低血压,导致意识水平的迅速下降。若患者在普通病房出现肺水肿及心室功能不全,应立即将其转入重症监护病房,进行机械通气,使用心脏正性肌力药物。是否进行呼气末正压通气尚存争议。

3.预防再出血  未处理的破裂动脉瘤中,最初 24 小时内至少有 3%~4% 的再出血风险。这一风险有可能更高,有很高的比例在初次发病后立即发生(2~12 小时),此后再出血风险第一个月是每天 1%~2%,3 个月后的长期风险是每年 3%。因此,在怀疑蛛网膜下隙出血时,建议给予紧急评定和治疗预防再出血的根本方法是尽早闭塞责任动脉瘤(神外开颅夹闭术或介入动脉瘤填塞术)。针对中国国情,其他还有一些方法指南也是有推荐的。

(1)抗纤溶药物:氨甲环酸及6-氨基己酸是最常使用的两种抗纤溶药物。研究表明抗纤溶药物的确降低了再出血的风险($OR=0.59,95\%CI:0.42\sim0.81$),但不能影响总体病死率($OR=0.99,95\%CI:0.79\sim1.24$),也不能降低不良结局发生率(死亡、植物状态或严重残疾,$OR=1.12,95\%CI:0.88\sim1.43$)。对此的解释是虽然抗纤溶药物可降低再出血率,但缺血事件的风险增加了。尽管较早的研究认为,抗纤溶药的总效应是阴性的,但新近的证据提示,发病后短时间内进行抗纤溶治疗,在早期处理动脉瘤后,停用抗纤溶药,预防低血容量和血管痉挛。但这种方法的正确性需要进一步探讨。此外,在某些特殊情况下也可以考虑用抗纤溶药预防再出血,如患者的血管痉挛的风险低和(或)不得不推迟手术。

(2)重组Ⅶa因子:理论上说,激活的凝血因子有防止再出血的作用。但目前的证据不支持使用该药。

4.预防继发性脑缺血　与颅外或颅内动脉闭塞导致的缺血性卒中不同,蛛网膜下隙出血后的脑缺血或脑梗死往往不局限于单一动脉或其分支的分布区。由于脑血管痉挛的高峰是从发病第5~14天,与继发性脑缺血的时间相一致,脑血管痉挛导致弥散性脑缺血,会产生局灶或弥散性临床症状,并且CT及实践也会发现多发性缺血灶,所以目前认为脑血管痉挛是继发性脑缺血的主要原因。

(1)钙拮抗药:目前的证据表明钙拮抗药可降低继发性脑缺血的发生率,并且有改善病死率的趋势。临床试验中主要使用的尼莫地平用法(60mg口服,每4小时1次,连用3周)成为目前动脉瘤性蛛网膜下隙出血患者的标准治疗。若患者不能吞咽,应将尼莫地平药片碾碎后使用0.9%氯化钠溶液通过鼻饲管冲入胃中。药品制造商更加支持使用静脉尼莫地平,但这种方法较贵,且目前没有证据支持这种用法。除此之外,静脉应用尼卡地平不能改善患者预后。在神外开颅夹闭术的同时,可将钙拮抗药注入蛛网膜下隙,但是这种用法的有效性还有待证实。

(2)硫酸镁:超过50%的蛛网膜下隙出血患者有低镁血症,这与继发性脑缺血及不良结局有关。镁离子同时是电压依赖性钙通道的非竞争性拮抗药,并且对脑动脉有扩张作用。目前仅有一个试验对静脉使用尼莫地平及硫酸镁进行了比较,没有发现两者在预防继发性脑缺血方面有差异,但是该试验的样本量太小(104名患者),没能得出有意义的结论。

(3)阿司匹林及其他抗栓药物:几个研究发现血小板在蛛网膜下隙出血后3天被激活。得出该结论的依据是血栓烷$B_2$水平增高,它是血栓烷$A_2$稳定的代谢产物,而血栓烷$A_2$可促进血小板激活及血管收缩。但目前的数据表明抗栓药物不能显著降低继发出血性卒中的发生率及不良预后,且有增加颅内出血的风险,故不推荐使用抗血小板药物。

(4)他汀类药物:HMG-CoA还原酶抑制药(他汀类药物)目前主要应用于降低LDL-C水平,但是同时有抗感染、免疫调节、抗血栓作用,并可作用于血管。目前他汀类药物用于蛛网膜下隙出血的证据还非常有限,但一个大样本的随机临床试验正在英国进行。

（5）腰穿置管外引流术及纤维溶解药物注射:这些治疗措施验证了脑血管痉挛增加继发性脑缺血以及外渗血液造成血管痉挛的假说。由于目前没有随机临床试验,不推荐将该治疗作为临床推荐。在脑池内注射纤维溶解药物来去除蛛网膜下隙内血液是一种积极的方法。使用微导管通过腰穿口置入,将尿激酶注入小脑延髓池,该方法可显著降低临床血管痉挛。患者的临床结局较好,但病死率没有下降。在这种治疗方法作为临床常规之前,需要样本量更大的研究将总体临床结局作为首要结局进行衡量。

5.治疗继发性脑缺血

（1）诱导高血压及扩容:三高治疗,即高血容量（增加循环血浆量）、诱导产生动脉高血压、血液稀释。基本原理是通过增加血容量来增加心排血量,这样可以提高动脉血压,从而增加缺血区域的脑血流量。增加局部血量流量的方法是提高脑组织血液灌注量或降低血液黏滞度。如果进行积极的输液治疗时出现并发症,就应该使用肺动脉导管进行监测。有时仅通过扩容就可以达到提高血压的目的,但为了达到目标血压,还需要使用血管活性药物（如多巴胺或去氧肾上腺素）。血液稀释是指将血细胞比容控制到30%～35%。从35年以前第一个观察性研究发表以来,有关诱导性高血压的随机临床试验仍然很少,但是根据病例报告及非对照研究的数据,许多内科医师对患者进行诱导性高血压及扩容,并且发现患者的病情出现好转。

对蛛网膜下隙出血患者可早期进行静脉内液体治疗,预防血容量不足及脑耗盐综合征。临床实践中,可联合使用晶体液及胶体液。在动脉瘤夹闭之前,血容量的扩充、血液的稀释以及血压的升高要谨慎,要避免血压过度增高,降低再出血的风险。动脉瘤夹闭后就可以积极进行三高治疗了。一般情况下先使用0.9%氯化钠溶液（140mL/h）,根据患者的尿量调节滴数。如果患者入院时血细胞比容在40%以下,应使用5%的白蛋白500mL,注射时间不少于4小时。

对于目标血压值仍存在争议,其确定必须充分考虑患者的基础血压值。既往没有高血压的患者,收缩压要控制在110mmHg以下;对于基础血压就高的患者,收缩压最高值应比基础水平低20%。这种血压要一直维持到动脉瘤被处理之后。对血压的严格控制可预防再出血。

"三高治疗"并发症:①颅内并发症:加重脑水肿、增加颅内压、动脉瘤再次出血;②颅外并发症:肺水肿的发生率为17%,尤其是使用较多晶体液进行扩容;稀释性低钠血症（$C_{Na} < 135mmol/L$）发生率为3%;心肌梗死的发生率为2%。

（2）经皮腔内血管成形术及血管扩张药物:即便是已经闭塞的动脉瘤,经皮腔内血管成形术中血管破裂的发生率约为1%,其他并发症（如高灌注损伤）的发生率约为4%。综合考虑上述风险、高花费以及缺乏对照组这些问题,目前经皮腔内血管成形术应该作为一种严格控制的试验性治疗措施。对于不设对照组的动脉内超选择动脉内注射药物可以改善患者预后的结果也应采取同样的谨慎态度。罂粟碱已成为一种常用的治疗该病的药物,但不是所有研究结果都支持使用该药。动脉内注射米力农、维拉帕米或尼卡地平也可用于扩张血管,但目前尚不肯定这些药物是否能改善患者的临床预后。

6.防治脑积水　对于 SAH 后慢性脑积水患者推荐进行临时或永久的 CSF 分流；对于出现意识下降的急性 SAH 患者,脑室底造口可能使患者获益。

## 六、预后

动脉瘤性蛛网膜下隙再出血的病死率非常高,患者第 1 次出血的病死率约为 30%,若发生第 2 次出血,则迅速增加到 70%。发病第 1 个月内每天的再出血风险为 1%~2%,之后降至每年 3%~4%。即使成功处理动脉瘤,还是有相当多的患者存在生活质量的下降,这逐渐引起人们的关注。

# 第三章 周围神经疾病

## 第一节 三叉神经痛

三叉神经痛是指三叉神经分布区反复发作的短暂性剧痛。

### 一、病因与病理

三叉神经痛分为原发性和继发性两种类型,继发性是指有明确的病因,如邻近三叉神经部位发生的肿瘤(胆脂瘤)、炎症、血管病等引起三叉神经受累,多发性硬化的脑干病灶也可引起三叉神经痛;原发性是指病因尚不明确者,但随着诊断技术的发展与提高,研究发现主要由伴行小血管(尤其是小动脉)异行扭曲压迫三叉神经根,使局部产生脱髓鞘变化所引起;三叉神经节的神经细胞因反复缺血发作而受损导致发病;其他还有病毒感染,岩骨嵴异常变异产生机械性压迫等。

### 二、临床表现

1.年龄、性别 70%~80%发生于40岁以上中老年,女性略多于男性,约为3:2。

2.疼痛部位 限于三叉神经分布区内,以第二、三支受累最为常见,95%以上为单侧发病。

3.疼痛性质 常是电灼样,刀割样、撕裂样或针刺样,严重者伴同侧面肌反射性抽搐,称为"痛性抽搐"。发作时可伴有面部潮红、皮温增高、球结膜充血、流泪等。由于疼痛剧烈,患者表情痛苦,常用手掌或毛巾紧按、揉搓疼痛部位。

4.疼痛发作 常无先兆,为突然发生的短暂性剧痛,常持续数秒至2分钟后突然终止,间歇期几乎完全正常。发作可数天1次至每分钟发作数次不等。大多有随病程延长而发作频度增加的趋势,很少自愈。

5.扳机点在疼痛发作的范围内 常有一些特别敏感的区域,稍受触动即引起发作,称为"扳机点",多分布于口角、鼻翼、颊部或舌面,致使患者不敢进食、说话、洗脸、刷牙,故面部及口腔卫生差,情绪低落,面色憔悴,言谈举止小心翼翼。

6.神经系统检查 原发性三叉神经痛者,神经系统检查正常;继发性三叉神经痛者可有分布区内面部感觉减退、角膜反射消失,也可表现疼痛呈持续性,可合并其他颅神经麻痹。

### 三、诊断与鉴别诊断

根据疼痛发作的部位、性质、扳机点等即可诊断。但需注意原发性与继发性及与其他面部疼痛的鉴别。

1.继发性三叉神经痛 应做进一步检查,如脑CT或MRI,必要时进行脑脊液检查,以寻找病因。沿三叉神经走行的MRI检查,可发现某些微小病变对三叉神经的压迫等。

2.与其他头面部疼痛鉴别 ①牙痛:一般为持续性钝痛,可因进食冷、热食物而加剧;②副鼻窦炎:也表现持续钝痛,可有时间规律,伴脓涕及鼻窦区压痛,鼻窦摄X线片有助诊断;③偏头痛:以青年女性多见,发作持续时间数小时至数天,疼痛性质为搏动性或胀痛,可伴恶心呕吐。先兆性偏头痛患者发作前有眼前闪光、视觉暗点等先兆;④舌咽神经痛:疼痛部位在舌根、软腭、扁桃体、咽部及外耳道,疼痛性质与三叉神经痛相似,也表现短暂发作的剧痛。局麻药喷涂于咽部,可暂时镇痛;⑤蝶腭神经痛:又称Sluder综合征,鼻与鼻旁窦疾病易使翼腭窝上方的蝶腭神经节及其分支受累而发病,表现鼻根后方、上颌部、上腭及牙龈部发作性疼痛并向额、颞、枕、耳等部位扩散,疼痛性质呈烧灼样、刀割样,较剧烈,可持续数分钟至数小时,发作时可有患侧鼻黏膜充血、鼻塞、流泪。

## 四、治疗

原发性三叉神经痛首选药物治疗,无效时可通过封闭、神经阻滞或手术治疗。

1.药物治疗 ①卡马西平:为抗惊厥药,作用于网状结构-丘脑系统,可抑制三叉神经系统的病理性多神经元反射。初始剂量为0.1g,每天2次,以后每天增加0.1g,分3次服用,最大剂量为1.0g/d,疼痛停止后,维持治疗剂量2周左右,逐渐减量至最小有效维持量。不良反应有头晕、嗜睡、走路不稳、口干、恶心、皮疹等。少见但严重的不良反应是造血系统功能损害,可发生白细胞减少,甚至再生障碍性贫血;罕见的有剥脱性皮炎等;②苯妥英钠:初始量为0.1g,每天2次,可每天增加50mg,最大剂量为0.6g/d,疼痛消失1周后逐渐减量。不良反应有头晕、嗜睡、牙龈增生及共济失调等;③治疗神经病理性疼痛的新型药物有加巴喷丁、普瑞巴林、奥卡西平等,具有疗效肯定、较少不良反应等优势,可结合患者病情、经济情况及个人意愿选用;④辅助治疗可应用维生素$B_6$、维生素$B_{12}$,疗程4~8周。

2.封闭治疗 将无水乙醇或其他药物如肝油、维生素$B_{12}$、泼尼松龙等注射到三叉神经分支或半月神经节内,可获镇痛效果。适应证为药物疗效不佳或不能耐受不良反应;拒绝手术或不适于手术者,疗效可持续6~12个月。

3.半月神经节射频热凝治疗 在X线或CT导向下,将射频电极经皮插入半月神经节,通电加热65~80℃,维持1分钟,适应证同封闭治疗。不良反应有面部感觉障碍、角膜炎和带状疱疹等。疗效可达90%,复发率为21%~28%,重复应用仍有效。

4.手术治疗 用于其他治疗方法无效的原发性三叉神经痛,手术方式有:①三叉神经显微血管减压术:近期疗效可达80%以上,并发症有面部感觉减退,听力障碍,滑车、外展或面神经损伤等;②三叉神经感觉根部分切断术;③三叉神经脊髓束切断术。

5.γ刀或X线刀治疗 药物与封闭治疗效果不佳,不愿或不适于接受手术的,也可以采用γ刀或X线刀治疗,靶点是三叉神经感觉根。起效一般开始于治疗后1周。由于靶点周围重要结构多,毗邻关系复杂,定位需要特别精确。

## 第二节 特发性面神经麻痹

特发性面神经麻痹又称Bell麻痹或面神经炎,为面神经管中的面神经非特异性炎症引起的周围性面肌瘫痪。

## 一、病因与发病机制

病因尚不完全清楚,多认为风寒、病毒感染和自主神经功能障碍导致面神经内的营养血管痉挛,引起面神经缺血、水肿。由于面神经通过狭窄的骨性面神经管出颅,故受压而发病。另外,神经病毒感染一直是被怀疑的致病因素,如带状疱疹、单纯疱疹、流行性腮腺炎、巨细胞病毒等。近年的研究用不同的手段如病毒分离与接种、病毒基因组检测等证实了受损面神经存在单纯疱疹病毒感染。病理变化主要是神经水肿,有不同程度的脱髓鞘。由于面神经管为骨性腔隙,容积有限,如果面神经水肿明显,则使面神经的神经纤维受压,可致不同程度轴索变性,这可能是部分患者恢复不良的重要原因。

## 二、临床表现

任何年龄均可发病,男性略多于女性。发病前常有受凉史。部分患者起病前后出现患病一侧的耳后乳突区轻度疼痛。起病迅速,一侧面部表情肌瘫痪为突出表现。患者常于清晨洗漱时发现一侧面肌活动不利,口角歪斜,症状在数小时至数天内达到高峰。查体可见一侧面部额纹消失,睑裂变大,鼻唇沟变浅变平,病侧口角低垂,示齿时口角歪向健侧,做鼓腮和吹口哨动作时,患侧漏气。颊肌瘫痪使食物常滞留于齿颊之间。不能抬额、皱眉,眼睑闭合无力或闭合不全。闭目时眼球向上外方转动而露出巩膜,称 Bell 征。由于眼睑闭合不全,易并发暴露性角膜炎。下眼睑松弛、外翻,使泪点外转,泪液不能正常引流而表现流泪。

由于面神经病变部位的差别,可附加其他症状。

1.茎乳孔处面神经受损,仅表现同侧周围性面瘫。

2.面神经管内鼓索神经近端的面神经受损,除面神经麻痹外,还有同侧舌前 2/3 味觉丧失,唾液减少,为鼓索神经受累引起。

3.如果在镫骨肌神经近端面神经受损除面神经麻痹外,还表现同侧舌前 2/3 味觉丧失和重听(听觉过敏)。

4.病变在膝状神经节时,除表现为面神经麻痹、同侧舌前 2/3 味觉丧失和重听(听觉过敏)外,还有患侧乳突部疼痛、耳郭和外耳道感觉减退,外耳道或鼓膜出现疱疹,见于带状疱疹病毒引起的膝状神经节炎,称 Hunt 综合征。

## 三、辅助检查

为除外桥小脑角肿瘤、颅底占位病变、脑桥血管病等颅后窝病变,部分患者需做颅脑 MRI 或 CT 扫描。

## 四、诊断与鉴别诊断

根据急性发病、一侧的周围性面瘫,而无其他神经系统阳性体征即可诊断。但需与下列疾病鉴别。

1.吉兰-巴雷综合征　可有周围性面瘫,但多为双侧性。少数在起病初期也可表现为单侧,随病程逐渐发展为双侧。其他典型表现如对称性四肢弛缓性瘫痪与脑脊液蛋白-

细胞分离等。

2.面神经附近病变累及面神经 急、慢性中耳炎、乳突炎,腮腺炎或肿瘤　可侵犯面神经,邻近组织如腮腺肿瘤、淋巴结转移瘤的放射治疗可损伤面神经。应有相应原发病病史。

3.颅后窝肿瘤压迫面神经　如胆脂瘤、皮样囊肿、颅底的肉芽肿、鼻咽癌侵犯颅底等均可引起面神经损害。但起病较慢,有进行性加重的病程特点,且多伴有其他神经系统受累的症状及体征。

4.脑桥内的血管病　可致面神经核损害引起面瘫,但应有脑桥受损的其他体征如交叉性瘫痪等。

5.莱姆病　是由蜱传播的螺旋体感染性疾病,可引起颅神经损害,以双侧面神经麻痹常见,常伴皮肤红斑、肌肉疼痛、动脉炎、心肌炎、脾大等多系统损害表现。

## 五、治疗

1.急性期治疗　治疗原则是减轻面神经水肿、改善局部血液循环与防治并发症。①起病 2 周内多主张用肾上腺皮质激素治疗。地塞米松 $10 \sim 15 mg/d$,静脉滴注,连用 1 周后改为泼尼松 $30 mg/d$,顿服,1 周后逐渐减量。泼尼松 $30 \sim 60 mg$,晨 1 次顿服,连用 $7 \sim 10$ 天,以后逐渐减量。但近来国外学者对激素治疗有争议,故其有效性尚待循证医学研究的进一步证实。②补充 B 族维生素,如口服维生素 $B_1$,腺苷辅酶 $B_{12}$ 或肌注维生素 $B_1$、维生素 $B_{12}$ 等。③Hunt综合征的抗病毒治疗可用阿昔洛韦 $10 \sim 20 mg/(kg \cdot d)$,分 $2 \sim 3$ 次静脉滴注,连用 2 周;或更昔洛韦 $5 \sim 10 mg/(kg \cdot d)$ 静脉滴注,分 $1 \sim 2$ 次,连用 $7 \sim 14$ 天,并注意血常规、肝功能变化。④在茎乳孔附近行超短波透热、红外线照射或局部热敷治疗。注意保护角膜、结膜,预防感染,可采用抗生素眼水、眼膏点眼、带眼罩等方法。

2.恢复期治疗　病后第 3 周至 6 个月以促使神经功能尽快恢复为主要原则。可继续给予 B 族维生素治疗,可同时采用针灸、按摩、碘离子透入等方法治疗。

3.后遗症期治疗　少数患者在发病 2 年后仍留有不同程度后遗症,严重者可试用面-副神经、面-舌下神经吻合术,但疗效不肯定。

## 第三节　面肌痉挛

面肌痉挛又称面肌抽搐,以一侧面肌阵发性不自主抽动为特点。

## 一、病因

面肌痉挛的异常神经冲动可能是面神经通路的某个部位受到压迫而发生水肿、脱髓鞘等改变。病变处纤维"短路"形成异常兴奋。国内外报道,经手术证实部分患者在面神经近脑干部分受邻近血管的压迫,以小脑后下动脉和小脑前下动脉压迫最多见。这与三叉神经痛有着相似的病理解剖机制。部分患者的病因为邻近面神经的肿瘤、颅内感染、血管瘤等累及面神经而引起。少数病例是面神经炎的后遗症。

## 二、临床表现

多在中年以后发病,女性多于男性。多数患者首先从一侧眼轮匝肌的阵发性抽动开始,逐渐累及一侧的其他面肌,特别是同侧口角部肌肉最易受累。说话、进食或精神紧张、情绪激动可诱发症状加剧。入睡后抽动停止,神经系统检查可见一侧面部肌肉阵发性抽动,无其他阳性体征。

## 三、辅助检查

肌电图于受累侧面肌可记录到同步阵发性高频率发放的动作电位。

## 四、诊断与鉴别诊断

以单侧发作性面部表情肌的同步性痉挛为特点,神经系统检查无其他阳性体征,即可诊断。肿瘤、炎症、血管瘤引起的面肌抽搐多伴有其他神经症状和体征,应做 X 线片、脑 CT 或 MRI 检查,以明确病因。还应除外以下疾病。

1.习惯性抽动症　多见于儿童及青壮年,为短暂的眼睑或面部肌肉收缩,常为双侧,可由意志暂时控制。其发病与精神因素有关。脑电图、肌电图正常,抽动时的肌电图所见,与正常肌肉主动收缩波形一致。

2.部分性运动性癫痫　面肌抽搐幅度较大,多同时伴有颈部肌肉、上肢或偏身的抽搐。脑电图可有癫痫波发放。脑 CT 或 MRI 可能有阳性发现。

3.Meige 综合征　即睑痉挛-口下颌肌张力障碍综合征。老年女性多发,表现为双侧眼睑痉挛,伴口舌、面肌、下颌及颈肌肌张力障碍。

4.功能性眼睑痉挛　常见于女性患者,多局限于双侧眼睑肌,下部面肌不受累。可伴有其他癔症症状,其发生、消失与暗示有关。

## 五、治疗

1.病因治疗　病因明确者应针对病因积极治疗。

2.药物治疗　①可用抗癫痫药、镇静药,如卡马西平 0.1g,每天 2 次开始,渐增量至 0.2g,每天 3 次,或苯妥英钠 0.1g,每天 3 次,或地西泮 2.5mg,每天 3 次。可能出现头晕、乏力、嗜睡等不良反应;②近年来发展的 A 型肉毒毒素注射方法可用于治疗包括本病在内的多种局限性异常或过度肌肉收缩,是目前治疗本病的主要方法之一。其作用机制是选择性作用于局部外周胆碱能神经末梢的突触前膜,抑制乙酰胆碱囊泡的量子性释放,使肌肉收缩力减弱,缓解肌肉痉挛,注射部位常为眼轮匝肌、颊肌、颧大小肌和颏肌。多数报道有效率在 90%以上,并发症主要是面神经炎和暴露性角膜炎。

3.理疗　可选用直流电钙离子透入疗法、红外线疗法或平流电刺激等。可起到缓解肌肉痉挛的作用。

4.显微神经血管减压术　自乳突后开颅,在手术显微镜下将血管与神经分开并垫入涤纶片、吸收性明胶海绵或筋膜等,多能收到较好的疗效。少数可并发面神经麻痹、听力下降及眩晕等。

# 第四节　吉兰-巴雷综合征

吉兰-巴雷综合征(Guillain-Barre syndrome,GBS),以往多译为格林-巴利综合征,是世界范围内引起急性弛缓性瘫痪最常见的疾病之一。临床呈急性起病,症状多在2周内达到高峰。主要表现为多发的神经根和周围神经损害,常见四肢对称性、弛缓性瘫痪。免疫治疗可以缩短病程,改善症状。主要包括以下几种亚型:急性炎症性脱髓鞘性多发性神经病(acute inflammatory demyelinating poly-neuropathy,AIDP)、急性运动性轴索型神经病、急性运动感觉性轴索型神经病、Miller Fisher综合征、急性泛自主神经病和急性感觉神经病。

## 一、研究史

GBS的研究史可分为3个阶段:第一阶段是1916年之前的时期,认识到急性弛缓性瘫痪的病因可以由周围神经疾病所致,并经病理学证实;第二阶段从1916—1969年,定义了GBS这种疾病,并且制订了诊断标准;第三阶段1969年至今,提出了疾病的主要病理特点,确认了该病是自身免疫性疾病,对该病的不同症状和治疗有了更多的理解。20世纪90年代初,国内李春岩等与Asbury、Mckhann、Griffin等合作研究了河北省中南部地区本病的电生理学、病理学与流行病学表现,经19例尸体解剖,发现一组临床表现符合GBS,而病理学表现以脊神经运动根原发性轴索损害为特征的病例,在1996年提出急性运动性轴索型神经病(acute motor axonal neuropathy,AMAN)的概念,并认为是GBS的一个亚型。同时,对运动、感觉神经根均受累的轴索型GBS也作了概念限定,称为急性运动感觉性轴索型神经病(acute motor sensory axonal neuropathy,AMSAN),这些研究丰富了GBS的内涵。

## 二、流行病学

GBS的年发病率为$(0.6\sim2.4)$/10万人,男性略多于女性,各年龄组均可发病。欧美的发病年龄在$16\sim25$岁和$45\sim60$岁出现两个高峰,我国尚缺乏系统的流行病学资料,但本病住院患者年龄资料分析显示,以儿童和青壮年多见。在北美与欧洲发病无明显的季节倾向,但亚洲及墨西哥以夏秋季节发病较多。

## 三、病因与发病机制

虽然GBS的病因尚未确定,但通常多认为是多因素的,可从机体内外两个方面探讨。

1.外在致病因素　超过2/3的患者发病前4周内有呼吸道或胃肠道感染症状。曾发现的前驱感染病原体包括空肠弯曲菌、巨细胞病毒、EB病毒、肺炎支原体、乙型肝炎病毒和人类免疫缺陷病毒等。1982年,有学者注意到了空肠弯曲菌(Campylobacter jejuni,Cj)感染与GBS发病有关,此后的研究发现在许多国家和地区Cj感染是最常见的GBS发病前驱因素,特别是以腹泻症状为前驱感染的GBS患者有Cj感染证据者高达85%,从AMAN型GBS患者肠道分离出Cj更多见。Cj为一种革兰阴性弯曲菌,微需氧,适于40℃

左右生长。按照菌体表面脂多糖"O"抗原的抗原性不同,Penner 血清分型方法可将 Cj 划分为多种血清型。从 GBS 患者肠道分离的 Cj,集中在 Penner O:2、O:4、O:5,O:19 型,我国以 O:19 型最常见。国外曾对 Penner O:19 型 Cj 的纯化脂多糖进行结构分析,发现其与人类神经组织中富含的神经节苷脂($GM_1$、$GD_{1a}$、$GT_{1a}$、和 $GD_3$)有相同的抗原决定簇,这为以分子模拟学说解释 GBS 的发病机制奠定了重要的实验基础。

分子模拟学说认为外来致病因子因具有与机体某组织结构相同或相似的抗原决定簇,在刺激机体免疫系统产生抗体后,这种抗体既与外来抗原物质结合,又可发生错误识别,与体内具有相同抗原决定簇的自身组织发生免疫反应,从而导致自身组织的免疫损伤。

依照分子模拟学说已经成功地建立了不同病理表现的 GBS 动物模型。应用周围神经髓鞘抗原 $P_2$ 蛋白可诱发实验性自身免疫性神经炎;应用 $P_3$ 可同时诱发实验性自身免疫性神经炎和实验性自身免疫性脑脊髓炎;实验性自身免疫性神经炎的病理改变与人类 AIDP 病变相似。应用神经节苷脂 $GM_1$ 或混合的神经节苷脂,可诱发病理改变与 AMAN 相似的动物模型。

2.机体因素 对某种疾病是否易患,在不同的个体是有差别的,这在一定程度上与免疫遗传因素有关。与免疫相关的基因群结构和功能复杂,基因多态性的存在,使得不同个体对特定抗原物质的识别提呈及引起免疫反应的强弱存在差别。目前尚无公认的 GBS 易感基因被发现。虽然 GBS 的确切发病机制仍不明确,但本病是由细胞免疫和体液免疫共同介导的自身免疫病这一观点已得到公认。证据如下。

(1)AIDP 的典型病变中存在大量淋巴细胞浸润,巨噬细胞也参与了病变的形成。

(2)电子显微镜观察 AMAN 患者周围神经,可见巨噬细胞自郎飞结处攻击裸露的轴突,进而继续移行至相对完整的髓鞘内,直接破坏轴突。

(3)早在光学显微镜没有可见的病理改变时,免疫电镜即可发现 AMAN 患者周围神经郎飞结部位出现抗原抗体复合物及补体的沉积。

(4)GBS 患者血中存在特异的循环抗体,部分患者的循环抗体与 $GM_1$ 等神经节苷脂产生抗原抗体结合反应或与 Cj 的抗原成分有交叉反应;Fisher 综合征常有 $GQ_{1b}$ 抗体存在并与 Cj 感染关系密切。

(5)将患者或动物模型的血清被动转移至健康动物的周围神经可引起与前者相似的病变,而将上述血清用 Cj 的抗原吸附后再转移至健康动物则不再产生病变。

**四、病理学**

AIDP 的主要病理改变是周围神经组织中小血管周围淋巴细胞与巨噬细胞浸润及神经纤维的节段性脱髓鞘,严重病例出现继发轴突变性。Schwann 细胞于病后 1~2 周开始增生以修复受损的髓鞘,此时致病因素对髓鞘的破坏可能尚未停止。

AMAN 的主要病变是脊神经前根和周围神经运动纤维的轴突变性及继发的髓鞘崩解,崩解的髓鞘形成圆形、卵圆形小体,病变区内少见淋巴细胞浸润。早期病变组织的电子显微镜观察可见巨噬细胞自朗飞结处移行至相对完整的髓鞘内破坏轴突。

AMSAN 的病理特点与 AMAN 相似,但脊神经前后根及周围神经纤维的轴突均可受累。

## 五、临床表现

多数患者起病前 4 周内有胃肠道或呼吸道感染症状,少数有疫苗接种史。该病呈急性起病,病情多在 2 周内达高峰。弛缓性瘫痪是最主要的特点,多数患者肌无力从双下肢向双上肢发展;少数严重病例,肌无力症状最早出现在双上肢或四肢同时出现,两侧相对对称,数天内逐渐加重。腱反射减低或消失,无病理反射。约 25% 的病情严重者,出现呼吸肌麻痹,需要辅助呼吸。约 1/3 患者出现颈后部或四肢肌肉疼痛,有的出现脑膜刺激征。尤其在儿童,肌肉疼痛更为常见,并且常为首发症状。部分患者有不同程度的颅神经损害,可为首发症状而就诊,以双侧周围性面瘫最常见,其次为咽喉部肌肉瘫痪。眼球运动、舌肌及咬肌的瘫痪少见。部分患者有四肢远端感觉障碍,如手套袜套样分布的感觉减退;或感觉异常如刺痛、麻木、烧灼感等。部分患者有自主神经症状,如多汗、皮肤潮红,严重病例出现心动过速、期前收缩等心律失常、高血压或直立性低血压、一过性尿潴留等。AIDP、AMAN 和 AMSAN 的临床表现相似,只是 AMAN 没有明显的感觉异常。如果没有电生理或充分的病理资料,AMAN 和 AMSAN 与 AIDP 很难区分。

起病后症状迅速进展,50% 患者在 2 周内达高峰,约 90% 患者病后 4 周症状不再进展。多在症状稳定 1~4 周后开始恢复,肢体无力一般从近端向远端恢复,往往需要数周到数月的时间。本病的主要危险是呼吸肌麻痹,肺部感染、严重心律失常及心力衰竭等并发症也是致死的重要因素。

Fisher 综合征以眼外肌麻痹、共济失调和腱反射消失三联征为主要临床表现。占 GBS 的 5% 左右,在亚洲报道较多,前驱感染可有呼吸道感染、腹泻和空肠弯曲菌感染。急性起病,病情在数天至数周达到高峰。多以复视起病,少数以肌痛、四肢麻木、眩晕和共济失调起病。在发病数天内出现进行性加重的眼外肌麻痹,对称或不对称,部分患者可伴有眼睑下垂,瞳孔对光反应多正常,部分患者可有瞳孔散大。躯干性共济失调或上下肢共济失调。腱反射减低或消失,而肌力正常或轻度减退。部分患者伴有其他颅神经麻痹,包括球部肌肉和面部肌肉无力。部分患者伴有感觉异常,表现为四肢远端和面部麻木和感觉减退。少数患者伴有膀胱功能障碍。病程有自限性,多在发病 2 周到 2 个月恢复,多数无残留症状。

## 六、实验室检查

1.脑脊液检查  典型的表现是蛋白细胞分离现象,即蛋白含量增高而白细胞数正常。蛋白增高常在起病后第 2~4 周出现,但较少超过 1.0g/L;白细胞计数一般 $<10\times10^6$/L;糖和氯化物正常。部分患者脑脊液出现寡克隆区带。部分患者脑脊液神经节苷脂抗体阳性。

2.神经电生理通常选择一侧正中神经、尺神经、胫神经和腓总神经进行测定。电生理改变的程度与疾病严重程度相关,在病程的不同阶段电生理改变特点也有所不同。

3.诊断指南  中国专家推荐的各型 GBS 神经电生理诊断指南如下。

（1）AIDP 诊断标准

1）运动神经传导，至少有两条运动神经存在至少一项异常：①远端潜伏期较正常值延长 25%以上；②运动神经传导速度比正常值减慢 20%以上；③F 波潜伏期比正常值延长 20%以上和（或）出现率下降；④运动神经部分传导阻滞：周围神经远端与近端比较，复合肌肉动作电位（CMAP）负相波波幅下降 20%以上，上限增宽<15%；⑤异常波形离散：周围神经近端与远端比较，周围神经近端与远端比较，CMAP 负相波时限增宽 15%以上。当 CMAP 负相波波幅不足正常值下限的 20%时，检测传导阻滞的可靠性下降。远端刺激无法引出 CMAP 波形时，难以鉴别脱髓鞘和轴索损害。

2）感觉神经传导：一般正常，但异常时不能排除诊断。

3）针电极肌电图：单纯脱髓鞘病变肌电图通常正常，如果继发轴索损害，在发病 10 天至 2 周后肌电图可出现异常自发电位。随着神经再生则出现运动单位电位时限增宽、高波幅、多相波增多及运动单位丢失。

（2）AMAJ 的电生理诊断标准：电生理检查内容与 AIDP 相同，诊断标准如下。

1）运动神经传导：①远端刺激 Ht CMAP 波幅较正常值下限下降 20%以上，严重时引不出 CMAP 波形，2~4 周后重复测定 CMAP 波幅无改善；②除嵌压性周围神经病常见受累部位的异常外，所有测定神经均不符合 AIDP 标准中脱髓鞘的电生理改变（至少测定 3 条神经）。

2）感觉神经传导测定：通常正常。

3）针电极肌电图：早期即可见运动单位募集减少，发病 1~2 周后，肌电图可见大量异常自发电位，此后随神经再生则出现运动单位电位的时限增宽、波幅增高、多相波增多。

（3）AMSAN 的电生理诊断标准：除感觉神经传导测定可见感觉神经动作电位波幅下降或无法引出波形外，其他同 AMAN。

（4）Miller Fisher 综合征的电生理诊断标准：感觉神经传导测定可见动作电位波幅下降，传导速度减慢；颅神经受累者可出现面神经 CMAP 波幅下降；瞬目反射可见 R1、R2 潜伏期延长或波形消失。运动神经传导和肌电图一般无异常。电生理检查非诊断 MFs 的必需条件。

4.神经活组织检查　不需要神经活组织检查确定诊断。腓肠神经活检可见有髓纤维脱髓鞘现象，部分出现吞噬细胞浸润，小血管周围可有淋巴细胞与巨噬细胞浸润，严重病例出现继发轴索变性。

5.严重病例可有心电图改变　以窦性心动过速中 ST-T 改变最常见。

6.血清学检查

（1）AIDP：部分患者血清可检测到特殊抗体，如抗微管蛋白 IgM、IgG 抗体、IgG 型抗神经节苷脂（$GM_1$、$GM_{1b}$）抗体。部分患者血清检测到抗空肠弯曲菌抗体，抗巨细胞病毒抗体等。

（2）AMAJ：部分患者血清中可检测到 IgG 型抗神经节苷脂 $GM_1$ 抗体和（或）$GM_{1b}$ 抗体，IgM 型抗神经节苷脂 $GM_1$ 抗体阳性，少数可检测到 IgG 型抗 $GD_{1a}$ 抗体，IgG 型抗 $G_{a1}$ $NAc-GD_{1a}$ 抗体。部分患者血清空肠弯曲菌抗体阳性。

（3）AMSAN：部分患者血清中可检测到抗神经节苷脂 $GM_2$ 抗体。

（4）Miller Fisher 综合征：大多数患者血清 $GQ_{1b}$ 抗体阳性。部分患者血清中可检测到空肠弯曲菌抗体。

7.细菌学检查　部分患者可从粪便中分离和培养出空肠弯曲菌。

## 七、诊断与鉴别诊断

首先临床医师需要进行定位诊断，分析病变是在周围神经、还是脑干、脊髓、传导束、神经肌肉接头、肌肉等部位。一旦定位在周围神经，GBS 最常见，但需要排除低钾性周期麻痹、重症肌无力、中毒性神经病、脊髓灰质炎等。在实际工作中，对于 GBS 的诊断主要依靠临床，以便对病情典型且迅速加重的患者尽快诊断，尽快开始免疫治疗。因此，在没有电生理和脑脊液检查时机和检查条件的时候，临床拟诊十分重要。而临床加实验室检查有助于最终确诊和进行临床研究，对不典型患者进行最终诊断及区分不同亚型。

1.中国专家推荐的诊断指南　①常有前驱感染史，急性起病，进行性加重，多在 2 周左右达高峰；②对称性肢体和延髓支配肌肉、面部肌肉无力，重症者可有呼吸肌无力，四肢腱反射减低或消失；③可伴轻度感觉异常和自主神经功能障碍；④脑脊液出现蛋白细胞分离现象；⑤电生理检查提示运动神经传导速度减慢、末端潜伏期延长、F 波异常、传导阻滞、异常波形弥散等；⑥病程有自限性。

2.国际上广泛采用的 Asbury 修订诊断标准

（1）GBS 必备诊断标准：①超过 1 个以上肢体出现进行性肌无力，从轻度下肢力弱，伴或不伴共济失调，到四肢及躯干完全性瘫，以及延髓性麻痹、面肌无力和眼外肌麻痹等；②腱反射完全消失，如具备其他特征，远端腱反射丧失，肱二头肌反射及膝腱反射减低，诊断也可成立。

（2）高度支持诊断标准

1）按重要性排序的临床特征：①症状和体征迅速出现，至 4 周时停止进展，约 50% 的病例在 2 周、80% 在 3 周、90% 在 4 周时达到高峰；②肢体瘫痪较对称，并非绝对，常见双侧肢体受累；③感觉症状、体征轻微；④颅神经受累，50% 的病例出现面神经麻痹，常为双侧性，可出现延髓麻痹及眼外肌麻痹；约 5% 的病例最早表现眼外肌麻痹或其他颅神经损害；⑤通常在病程进展停止后 2~4 周开始恢复，也有数月后开始恢复，大部分患者功能可恢复正常；⑥可出现自主神经功能紊乱，如心动过速、心律失常、直立性低血压、高血压及血管运动障碍等，症状可为波动性，应除外肺栓塞等可能性；⑦发生神经症状时无发热。

2）变异表现（不按重要性排序）：①发生神经症状时伴发热；②伴疼痛的严重感觉障碍；③进展超过 4 周，个别患者可有轻微反复；④进展停止但未恢复或遗留永久性功能缺损；⑤括约肌通常不受累，但疾病开始时可有一过性膀胱括约肌障碍；⑥偶有 CJS 受累，包括不能用感觉障碍解释的严重共济失调、构音障碍、病理反射及不确切的感觉平面等，但其他症状符合 GBS，不能否定 GBS 诊断。

（3）高度支持诊断的脑脊液特征：①主要表现 CSF 蛋白含量发病第 1 周升高，以后连续测定均升高，CSF 单个核细胞（MNC）数为 $10 \times 10^6/L$ 以下；②变异表现发病后 1~10 周蛋白含量不增高,CSFMNC 数在(11~50)×10⁶/L。

(4)高度支持诊断的电生理特征:约80%的患者显示 NCV 减慢或阻滞,通常低于正常的60%,但因斑片样受累,并非所有神经均受累;远端潜伏期延长可达正常3倍,F波反应是神经干近端和神经根传导减慢的良好指标;约20%的患者传导正常,有时发病后数周才出现传导异常。

(5)怀疑诊断的特征:①明显的持续不对称性力弱;②严重的膀胱或直肠功能障碍;③发病时就有膀胱或直肠功能障碍;④CSFMJC 数在50×10⁶/L 以上;⑤CSF 出现多形核白细胞;⑥出现明显感觉平面。

(6)除外诊断的特征:①有机物接触史;②急性发作性卟啉病;③近期白喉感染史或证据,伴或不伴心肌损害;④临床上符合铅中毒或有铅中毒证据;⑤表现单纯感觉症状;⑥有肯定的脊髓灰质炎、肉毒中毒、癔症性瘫痪或中毒性神经病诊断依据。

由上述标准可见,GBS 诊断仍以临床为主,支持 GBS 诊断的实验室证据均需具备必要的临床特征才能诊断。变异表现是在符合临床标准的 GBS 中偶尔出现特殊症状,这些症状虽不能除外 GBS,但应引起怀疑。如出现两个以上变异表现,应高度怀疑 GBS 诊断,首先排查其他疾病。

3.与其他疾病鉴别

(1)低血钾性周期性麻痹:为急性起病的两侧对称性肢体瘫痪,病前常有过饱、饮酒或过度劳累病史,常有既往发作史,无感觉障碍及颅神经损害,发作时血钾低及心电图呈低钾样改变,脑脊液正常。补钾治疗有效,症状可迅速缓解。

(2)重症肌无力全身型:可表现两侧对称性四肢弛缓性瘫痪,但多有症状波动如休息后减轻,劳累后加重即所谓晨轻暮重现象,疲劳试验及新斯的明试验阳性,脑脊液正常。重复电刺激低频时呈递减反应,高频时正常或递减反应,血清抗乙酰胆碱受体抗体阳性。

(3)急性脊髓炎:病变部位在颈髓时可表现四肢瘫痪,早期肌张力减低呈弛缓性,但有水平面型深、浅感觉消失,伴尿便潴留。脊髓休克期过后表现四肢肌张力升高,腱反射亢进,病理反射阳性。

(4)脊髓灰质炎:起病时常有发热,肌力减低常不对称,多仅累及一侧下肢的一至数个肌群,呈节段性分布,无感觉障碍,肌萎缩出现早。脑脊液蛋白与细胞在发病早期均可升高,细胞数较早恢复正常,病后3周左右也可呈蛋白细胞分离现象。确诊常需病毒学证据。

(5)肉毒毒素中毒:可导致急性弛缓性瘫痪。该病的病理生理机制已经阐明,毒素抑制运动神经末梢突触释放乙酰胆碱。典型的临床表现包括眼内肌和眼外肌麻痹,延髓麻痹,口干,便秘,直立性低血压。无感觉系统受损症状。出现眼内肌麻痹,早期出现视物模糊是与 GBS 的重要鉴别点。神经重复电刺激检查提示突触前膜病变特征,有助于诊断。大多数患者是由于摄入被肉毒杆菌或毒素污染的熟肉类食品发病的,多有流行病学资料支持。肉毒杆菌可通过患者的大便培养。

(6)农药、重金属、有机溶剂等中毒可引起中毒性周围神经病:由于误服、劳动防护不利等因素,国内有较多报道这类毒物经消化道或呼吸道过量进入人体,引发急性或迟发性中毒性周围神经病。有明确病史并且两者间有明确时间关系的病例,鉴别诊断不难。神经电生理检查可见呈轴索损害为主,少数可有脱髓鞘损害的特点。临床表现多先累及下肢,与电生理提示轴索越长的部位易先受损相一致。

(7)副肿瘤性周围神经病:有多种临床类型,常见的如感觉性神经病,感觉运动性神经病,周围神经病合并浆细胞病等,单纯运动受累者少见。副肿瘤性周围神经病多见于肺癌、肾癌、异常蛋白血症。临床起病多呈亚急性病程,进展超过1个月。主要表现为四肢套式感觉障碍、四肢远端对称性肌无力且下肢常重于上肢、肌萎缩及腱反射减弱。脑脊液可正常或轻度蛋白升高。神经电生理检查多表现轴索损害的特点。血清学检查可见具有特征性的副肿瘤相关抗体。对周围神经病患者尤其是中年以上患者应注重肿瘤的筛查,尤其是呼吸系统、消化系统、女性生殖系统等,对前列腺癌、膀胱癌等也应重视。副肿瘤性周围神经病的病程及严重程度与癌肿的大小及生长速度并不一定平行。神经损害表现可出现在已经确诊的肿瘤患者,也可出现在发现肿瘤之前数年。

(8)蜱咬性麻痹:十分少见,但是与GBS很相似。儿童比成年人更易受到感染,因此,这是儿童GBS患者需要进行鉴别的疾病。麻痹是由蜱产生的内毒素引起,这种毒素引起疾病的分子病理生理机制尚未完全阐明,但很可能影响周围神经的轴突和神经肌肉接头处。在美国报告的病例,蜱的清除与数小时内的肌力改善有关。但是,澳大利亚研究显示,去除蜱之后病情在一段时间内仍然进展,很可能是不同的毒素。蜱往往植根于头皮,需要仔细地检查。

(9)GBS需与狂犬病鉴别:一些狂犬病例在有脑炎表现之前出现急性弛缓性瘫痪。国外曾报告1例数年前被疯狗咬伤的患者,发病后迅速发展至瘫痪和死亡。最初的临床和病理诊断为AMSAN,因为脊髓或周围神经的病理检查没有炎症反应表现,却有运动神经元死亡,似乎支持AMSAN诊断。不过,之后在运动神经元和感觉神经元处发现有大量的狂犬病毒,表明该病毒长时间潜伏于此。国内也曾报道经脑组织病理证实的麻痹型狂犬病病例。

(10)Fisher综合征需要与Bickerstaff脑干脑炎相鉴别:日本报告该病例较多,临床表现的特征和病程与Fisher综合征相似,但常有中枢神经损害的表现,包括意识水平下降,眼球震颤,腱反射活跃,病理反射阳性,偏身型分布的感觉减退,神经影像学上显示明确的脑干、小脑异常病灶。神经电生理检查显示部分患者有周围神经损害。

## 八、治疗

国际上已经完成了一些关于AIDP免疫治疗的病例对照研究,AIDP成为相对少数的可以在循证医学证据基础上选择治疗的周围神经系统疾病。免疫治疗不仅可以缩短恢复时间,而且可防止疾病进展至更严重的阶段。但各种免疫疗法对轴索型GBS的疗效仍不十分清楚。GBS患者的总体治疗原则为:早期阶段防止病情进展,病情高峰及平台时期的精心护理、免疫治疗和之后的康复治疗。其中免疫治疗是以抑制免疫反应,清除致病因子,阻止病情发展为目标。

**1.一般治疗**

(1)疾病监测和早期教育:由于 GBS 患者的病情可迅速发展、急剧恶化,因此除了最轻微的病例外,拟诊 GBS 患者应立即住院观察。早期阶段,在例行检查进行诊断的同时,行呼吸和心血管功能监测,并告知患者和家属诊断及病程中可能发生的情况,进行疾病及其预后的教育。对病情进展快,伴有呼吸肌受累者,应该严密观察。

疾病进展阶段的关键是要监测血气或肺活量、脉搏、血压和吞咽功能。呼吸肌麻痹是本病最主要的危险之一,应密切观察呼吸困难的程度。当表现为呼吸浅快、心动过速、出汗及口唇由红润转为苍白或发绀,经鼻导管给氧及清理呼吸道后,短时间内仍无改善者;或有明显的呼吸困难,肺活量少于<12~15mL/kg 或肺活量迅速降低,血气分析氧分压<80mmHg(10.66kPa)时,提示呼吸功能已不能满足机体需要,可尽早进行气管插管或气管切开术,给予机械通气;如需气管插管和呼吸器辅助呼吸,应当提前决定转重症监护病房。有呼吸困难和延髓性麻痹患者应注意保持呼吸道通畅,尤其注意加强吸痰及防止误吸。但还要综合考虑呼吸频率的变化,如果患者合并第Ⅸ、第Ⅹ颅神经麻痹,表现吞咽困难或呛咳,就存在发生窒息或吸入性肺炎的危险,应更早考虑行气管插管或气管切开术。有证据表明,任何患者发生高碳酸血症或低氧血症时应尽早插管。

监测休息时的脉搏和血压,以及体位的变化时脉搏和血压,是诊断早期自主神经功能不全的方法。患者的自主神经功能不全时通气量减少或过度增加也是一个严重的问题。

(2)GBS 患者的重症监护与防治并发症:尽管 20 世纪 80 年代之前 GBS 病死率的统计不够全面,但严重患者病死率可高达 15%~20%。国外开始于 20 世纪 80 年代初的大规模多中心研究数据表明,经过现代重症监护和免疫治疗,病死率为 1.25%~2.5%。重症监护单元死亡的原因通常不是因为呼吸衰竭,而是并发感染、心肌梗死或肺栓塞。如果患者病程较长,长时间停留在重症监护病房,会发生并发症。住院超过 3 周,有 60% 的患者发生肺炎、菌血症或其他严重感染。

重症患者应进行连续心电监护直至恢复期开始。窦性心动过速一般不需治疗,如症状明显或心率过快,可用小量速效洋地黄制剂适当控制,心动过缓可由吸痰操作引起,可用消旋山莨菪碱、阿托品治疗。严重心律失常少见,如心房颤动、心房扑动、传导阻滞等,可会同心血管专业医师解决。在自主神经功能障碍表现为高血压或低血压的患者也应注意调整和稳定血压。

坠积性肺炎与吸入性肺炎及由此引发的败血症、脓毒血症应早使用广谱抗生素治疗并可根据疾病原体培养与药敏试验结果调整抗生素。

延髓性麻痹者,因吞咽困难和饮水反呛,需给予鼻饲维持肠道营养供给,以保证每天足够热量、维生素和防止电解质紊乱。但若有合并有消化道出血或麻痹性胃肠梗阻者,则应停止鼻饲,给予胃肠动力药物促进肠蠕动恢复,同时给予静脉营养支持。

为预防下肢深静脉血栓形成及由此引发的肺栓塞,患者应经常被动活动双下肢或穿弹力长袜,推荐没有禁忌的患者使用低分子量肝素皮下注射,5000U,每天 2 次。应用脚踏板和患侧肢体被动运动也有助于减少静脉血栓形成的危险。如果没有其他应用指征,不推荐使用甘露醇治疗神经根和神经干水肿,因为不仅没有实际效果,还可能因为脱水作用导致血液浓缩诱发下肢深静脉血栓形成。患者面肌无力,暴露的角膜易于发生角膜炎,严重病例甚至可能留有后遗症,故应进行相应的防护性治疗。

许多患者在疾病早期出现四肢或全身肌肉疼痛与皮肤痛觉过敏,可适当应用镇痛药物。如果单纯镇痛药没有作用,可以使用镇静药。阿片类镇痛药的一大不良反应是便秘,所以监测肠蠕动和早期干预很重要,可应用润肠药与缓泻药保持大便通畅。

保持床面清洁平整并定期翻身以防止压疮,也可使用电动防压疮气垫。

有尿潴留者可做下腹部按摩促进排尿,无效时应留置尿管导尿。

重视患者焦虑与抑郁状态发生,做好心理疏导工作,保持对患者鼓励的态度,经常安慰患者虽然恢复较慢,但最后多可明显恢复。症状严重者也可配合抗焦虑与抗抑郁药物治疗。

2.免疫治疗

(1)静脉滴注入血丙种球蛋白:是具有循证医学证据的治疗方法。静脉滴注丙种球蛋白(inira-venouslmmunoglobulin,IVIg)能够缩短病程,阻止病情进展,减少需要辅助通气的可能,近期和远期疗效都很好;静脉滴注丙种球蛋白与血浆交换的效果类似,在机械通气时间、病死率及遗留的功能障碍方面两种疗法无明显区别。在儿童患者中使用也有效。推荐的方法是0.4g/(kg·d),连用5天。及早治疗更有效,一般在2周内应用。也有少数患者在疗程结束后神经功能障碍虽有部分改善,但仍存在需辅助通气等严重情况,可考虑间隔数天再用1个疗程。个别有轻微不良反应,如头痛、肌痛、发热,偶有并发血栓栓塞事件、肾功能异常、一过性肝损害的报道。

(2)血浆交换(plasma exchange,PE):是具有循证医学证据的治疗方法。血浆交换的疗效,在过去的20年中被认为是GBS治疗的金标准,血浆交换治疗能够缩短GBS患者的病程,阻止病情进展,减少需要辅助通气的可能,近期(4周)和远期(1年)疗效也很好。推荐用于发病4周之内的中度或重度患者,发病在2周之内的轻度患者也可以从血浆交换中受益。方法是在2周内共交换5倍的血浆量,隔天1次,并且进行得越早越好。每次血浆交换量为30~40mL/kg,在1~2周进行5次。少于4次的血浆交换疗效差,而更多的血浆交换对于轻中度的患者也没有更多的获益。尽管PE疗效明确,但因该方法对设备和条件要求高,价格昂贵,还要注意医源性感染等问题,故一定程度上应用受到限制。PE的禁忌证主要是严重感染、心律失常、心功能不全、凝血系统疾病等;其不良反应为血流动力学改变可能造成血压变化,心律失常,使用中心导管可引发气胸、出血等,以及可能合并败血症。

血浆交换和静脉滴注丙种球蛋白联合治疗效果不肯定,PE治疗后给予IVIg疗效并不优于单独应用IVIg治疗。临床中常遇到重症的GBS患者,在应用1个疗程PE或IVIg之后,病情仍没有好转甚至进展,这种情况下可以继续应用1个疗程,但需要除外亚急性或慢性炎症性脱髓鞘性多发性神经病。IVIg没有严重的不良反应,而且使用方便,因此应用更广泛。

(3)激素治疗:曾经是治疗GBS的主要药物,近10多年来国外对AIDP治疗的一些随机对照研究结论认为激素无效。在病情恢复时间、需要辅助呼吸时间、病死率、一年之后恢复程度,应用激素与安慰剂都没有明显差别。不仅口服泼尼松或泼尼松龙等激素制剂治疗没有疗效,而且静脉滴注甲泼尼龙也没有明显的获益。虽然短期应用没有明显的不良反应,但是长期应用会带来严重的不良反应。单独应用IVIg与IVIg联合应用激素疗效没有明显差别。

应该看到,由于GBS有多个亚型且病情轻重、持续时间差别较大,病因是非单一性的,激素使用的时机、种类、剂量及给药方法也各不相同,因而也有认为就目前证据下结论为时尚早。尤其对不同亚型的GBS,激素治疗的疗效还有待进一步探讨。

3.辅助治疗　主要注意维持患者水、电解质与酸碱平衡,常规使用水溶性维生素并着重增加维生素 $B_1$、维生素 $B_{12}$(如甲钴胺、氰钴胺)的补充。可应用神经生长因子等促进神经修复。瘫痪严重时应注意肢体功能位摆放并经常被动活动肢体,肌力开始恢复时应主动与被动活动相结合,按摩、理疗等神经功能康复治疗。

## 九、预后

85%患者在1~3年完全恢复,少数患者留有长期后遗症,病死率约为5%,常见死因为严重全身性感染、肺栓塞、心肌梗死、心力衰竭与心律失常、成人呼吸窘迫综合征等。老年患者、有严重神经轴突变性、辅助呼吸时间超过1个月或进展快且伴有严重自主神经功能障碍者预后不良。约3%患者可能出现1次以上的复发。复发间隔可数月至数十年。这些患者应注意与CIDP的鉴别。

## 十、项目支持

1.云南省专业学位研究生教学案例库建设项目《神经病学研究生教学案例库》项目编号:YJS-SJ-01。

2.云南省教育厅科学研究基金项目《基于临床技能中心建设,构建医学生临床能力培养的实践及探索》项目编号:2018JS081。

# 第四章 癫痫

## 第一节 概述

癫痫是一组由不同病因引起的慢性脑部疾病或综合征,以反复发生的大脑神经元异常放电所引起的短暂性脑功能失常为特征,每次发作称为癫痫发作。2005 年国际抗癫痫联盟(International League Against Epilepsy,ILAE)推荐的癫痫概念性定义是:癫痫是一种脑部疾患,其特点是持续存在能产生癫痫发作的脑部持久性改变,并出现相应的神经生物学、认知、心理学及社会学等方面的后果。具体而言,在间隔>24 小时出现 2 次非诱发性痫性发作方可诊断为"癫痫"。2014 年 ILAE 扩展了癫痫定义,将"未来具有痫性发作可能性的单次非诱发性痫性发作"及"反射性癫痫"也纳入癫痫范围。由特定症状和体征组成的特定的癫痫现象称为癫痫综合征,新定义指出,如果存在癫痫综合征的证据,即使再发痫性发作的风险很低,也应诊断为癫痫。根据新的操作性定义,癫痫是由以下标准定义的脑部病:①间隔超过 24 小时发生的、至少 2 次的非诱发性(或反射性)痫性发作;②未来 10 年内,与 2 次非诱发性痫性发作总体再发风险有近似再发可能性的(至少60%)、单次非诱发性(或反射性)痫性发作;③诊断为癫痫综合征。新定义同时也建议,将已有 10 年无发作,且过去 5 年内患者未接受抗癫痫药物(anti-epileptic drugs,AEDs)的患者视为"已控制"。对于因原定义而被终身贴上"癫痫"标签的患者,新定义的这一更新对他们有重要意义。

癫痫持续状态(status epilepticus,SE)定义是一种以持续的癫痫发作为特征的病理状况,为神经科的急症,一旦发生应紧急处理。SE 可分为惊厥性癫痫持续状态(convulsive status epilepticus,CSE)与非惊厥性癫痫持续状态(non-convulsive status epilepticus,NCSE)。其中,CSE 尤其需要即刻、积极、有效地治疗,以控制发作,预防神经元损伤、全身并发症发生和死亡。既往沿用的定义是出现两次以上的癫痫发作,在发作间期意识未完全恢复;或者一次癫痫发作持续 30 分钟以上。为临床实用起见,对于 SE,特别是对惊厥性 SE 的定义修订为:超过大多数这种发作类型患者的发作持续时间后(倾向于 5 分钟),发作仍然没有停止的临床征象,或反复的癫痫发作,在发作间期中枢神经系统的功能没有恢复到正常基线。

全人群癫痫发病率的研究相对较少。在发达国家,初次诊断原发性癫痫的全人群年发病率为(20~70)/10 万。我国大规模人群调查的资料显示,癫痫的年发病率农村和城市分别为 25/10 万和 35/10 万,处于平均水平。

患病率是发病、缓解和死亡等因素的综合结果,也受诸如迁徙或各种治疗手段的影响。美国、欧洲和亚洲的大多数研究报道癫痫的人群患病率为 5‰~9‰,我国癫痫的患病率为 0.9‰~4.8‰,但在不同地区之间存在明显差异。国外报道癫痫的病死率为(1~

4.5)/10 万,我国报道为(3~7.9)/10 万。我国在近期完成的癫痫管理示范项目中发现,癫痫患者的主要死因是伤害(37%)和脑卒中(31%),而恶性肿瘤、肺炎和心肌梗死分别占 11%、6% 和 3%。

## 第二节　癫痫的分类

目前,世界范围内普遍应用的仍是 ILAE 在 1981 年推出的癫痫发作分类,2%年 ILAE 分类工作报告对癫痫发作的概念和分类进行了部分修订,保留了发作的"两分法",建议把部分性发作称为局灶性发作,取消对局灶性发作的进一步分类(简单和复杂部分性发作),还对癫痫发作的概念进行了部分修订。①局灶性癫痫发作:恒定的起源于一侧大脑半球内的、呈局限性或更广泛分布的致痫网络,并有着放电的优势传导途径,可以继发累及对侧半球。局灶性发作可以起源于皮质下结构。某些患者可以有多个致痫网络和多种发作类型,但每种发作类型的起始部位是恒定的;②全面性癫痫发作:起源于双侧大脑皮质及皮质下结构所构成的致痫网络中的某一点,并快速波及整个网络。每次发作起源点在网络中的位置均不固定。全面性癫痫发作时整个皮质未必均被累及,发作可不对称。

从病因学角度,将癫痫及癫痫综合征主要分为 3 种类型。①特发性癫痫及综合征:除了可能的遗传易感性之外,没有其他潜在的病因,没有结构性脑部病变和其他神经系统症状或体征;②症状性癫痫及综合征:癫痫发作是由一个或多个可辨认的结构性脑部病变引起;③隐源性癫痫及综合征:推测病因也是症状性的,但以目前检查手段无法明确病因。

## 第三节　癫痫的诊断

### 一、诊断内容

癫痫诊断包括以下内容:①是否是癫痫,这是诊断中的重要问题,临床上要鉴别患者出现的发作性事件是否为癫痫,应注意与以下疾病相鉴别。脑氧利用率下降:青紫型屏气发作、反射性缺氧发作、昏厥、心律失常;偏头痛;短暂性脑缺血发作(transient ischemic attack,TIA):一过性全面遗忘症、低血糖、低血钙;睡眠障碍:夜间恐怖、梦游、梦话、梦魇、睡眠呼吸暂停综合征、发作性肌张力障碍、发作性睡病、磨牙病、夜间遗尿、良性婴儿睡眠肌阵挛、睡眠中肢体周期运动;与精神障碍有关的发作:假性癫痫发作、杜撰的癫痫发作、过度换气综合征、惊恐发作综合征、交叉摩腿综合征、儿童手淫;运动疾患:良性阵发性眩晕、肌张力障碍、发作性舞蹈手足徐动、寒战反应、惊恐状态、眼球运动失用症、抽动、一侧面肌痉挛;脑干受压的强直发作;胃食管反流;②是原发性还是症状性癫痫;③癫痫的病因。

## 二、诊断方案

2001 年国际抗癫痫联盟提出了癫痫诊断的新方案,由以下 5 个层次组成。

### (一)发作期症状学

根据标准描述性术语对发作时症状进行详细的不同程度的描述,这需要详尽的病史询问。由于患者发作时多数有意识障碍,叙述不清发作中的情况,甚至根本不知道自己有发作(如夜间入睡中的发作)。因此,必须详细询问患者的亲属或目击其发作的人,常需要很长时间了解患者的过去和现在。应该包括详细的发作中及发作后的表现,有否先兆,发作次数及时间,发作有什么诱因与生理变化如月经和睡眠的关系如何,患者智力、生活能力及社会适应性如何,患者性格有无变化等。但目击者往往由于缺乏医学专业培训,或是在目睹患者发作时由于惊慌等原因而不能提供充分、详尽、可靠的发作细节,甚至于对患者的发病情况描述错误,最终导致临床医师误诊,将痫性发作与非痫性发作混淆。因此,对初诊断为癫痫的患者使用带录像的脑电图作较长时程的视频脑电图(V-EEG)就变得十分必要。国外还有建议对癫痫患者设立家庭录像,用以了解患者的发作情况。对病史搜集应注意的是,癫痫通常是一个慢性病的过程,患者的发作常不确定,因此在就诊时对每次发作的描述常有很大变异。因此对专科医师而言,每次与患者交谈时都应反复地询问患者及其家属对发作的描述,以便不断地修正诊断。由于移动电话的普及,可要求患者家属在发作时用其携带的摄影功能记录其发作情况,在就诊时交给医师不失为简便有效的方法。

### (二)发作类型确定

患者的发作类型,在可能的条件下应明确在大脑的定位,如为反射性发作,则需要指明特殊的刺激因素。癫痫发作的分类主要是根据发作的临床表现及脑电图(electroencephalogram,EEG)改变,原则上采用二分法:局灶性发作指起源并局限于一侧半球的网络内,这个网络可以呈局灶或更广泛性分布;全面性癫痫发作是指起源于双侧分布网络内的某一点并迅速扩散的发作,简介如下。

1.全面性发作 最初的临床症状表明在发作开始时即有双侧大脑半球受累,往往伴有意识障碍。运动症状是双侧的,发作期最初 EEG 为双侧大脑半球广泛性放电。

(1)强直-阵挛性发作(tonic-clonic seizure,TC):意识丧失、双侧强直后紧跟阵挛的序列活动,是全身强直-阵挛性发作的主要临床特征也可由局灶性发作演变而来,也可起病即表现为全身强直-阵挛性发作。早期出现意识丧失、跌倒。随后的发作分为 3 期。①强直期:表现为全身骨骼肌持续性收缩,眼肌收缩出现眼睑上牵、眼球上翻或凝视;咬肌收缩出现口强张,随后猛烈闭合,可咬伤舌尖;喉肌和呼吸肌强直收缩致患者尖叫一声;颈部和躯干肌肉强直性收缩使颈部和躯干先屈曲后反张;上肢由上举后旋转为内收前旋,下肢先屈曲而后猛烈伸直,持续 10~20 秒后进入阵挛期;②阵挛期:患者从强直转为阵挛,每次阵挛后都有一短暂间歇,阵挛频率逐渐变慢,间歇期延长,在一次剧烈阵挛后停止,进入发作后期。以上两期均伴有呼吸停止、血压升高、瞳孔扩大、唾液和其他分泌物增多;③发作后期:此期尚有短暂阵挛,可引起牙关紧闭和大小便失禁。呼吸首先恢复,随后瞳孔、血压、心率渐至正常。肌张力松弛,意识逐渐恢复。从发作到意识恢复历时5~15分钟。醒后患者常感头痛、全身酸痛、嗜睡,部分患者有意识模糊,此时强行约束患者可能发生伤人和自伤。

(2)失神发作:分为典型失神和不典型失神。①典型失神:表现为动作中止,凝视,叫之不应,不伴有或伴有轻微的运动症状,发作开始和结束均突然出现,通常持续5~20秒,罕见超过1分钟者。发作时EEG呈规律性双侧同步3Hz棘慢波综合暴发,主要见于儿童失神癫痫和青少年失神癫痫;②不典型失神:表现为意识障碍的发生与结束均较缓慢,可伴有轻度运动症状,发作时EEG表现为慢的棘慢波综合节律,主要见于Lennox-Gastaut综合征,也见于其他多种儿童癫痫综合征。

(3)强直发作:表现为发作性全身或者双侧肌肉强烈持续收缩,肌肉强直,躯体伸展背屈或者前屈。常持续数秒至数十秒,但是一般不超过1分钟。发作时EEG显示双侧低波幅快活动或高波幅棘波节律暴发,主要见于Lennox-Gastaut综合征。

(4)阵挛发作:主动肌间歇性收缩肌阵挛,导致肢体有节律性的抽动。发作期EEG为快波活动或者棘慢/多棘慢波综合节律。

(5)肌阵挛发作:表现为快速、短暂、触电样肌肉收缩,可遍及全身,也可限于某个肌群,常成簇发生。发作期典型的EEG表现为暴发性出现的全面性多棘慢波。肌阵挛包括生理性肌阵挛和病理性肌阵挛,但并不是所有的肌阵挛都是癫痫发作。只有同时伴EEG癫痫样放电的肌阵挛才为癫痫发作。肌阵挛发作既可见于一些预后较好的特发性癫痫患者(如婴儿良性肌阵挛性癫痫、青少年肌阵挛性癫痫),也可见于一些预后较差的、有弥散性脑损害的癫痫综合征(如早期肌阵挛性脑病、婴儿严重肌阵挛性癫痫、Lennox-Gastaut综合征等)。

(6)痉挛:表现为突然、短暂的躯干肌和双侧肢体强直性屈性或者伸展性收缩,多表现为发作性点头,偶有发作性后仰。其肌肉收缩的整个过程1~3秒,常成簇发作。常见于婴儿痉挛,其他婴儿综合征有时也可见到。

(7)失张力发作:由于双侧部分或者全身肌张力突然丧失,导致不能维持原有的姿势,出现跌倒、肢体下坠等,发作时间相对较短,持续数秒至十余秒多见,发作持续时间短者多不伴有明显的意识障碍,EEG表现为全面性暴发出现的多棘慢;波节律、低波幅电活动或者电抑制。失张力发作可见于Lennox-Gastaut综合征、Doose综合征(肌阵挛-站立不能发作性癫痫)等癫痫性脑病。但也有某些患者仅有失张力发作,其病因不明。

2.局灶性发作　发作的临床和EEG改变提示发作起源并局限于一侧半球的网络内,这个网络可以呈局灶或更广泛性分布。发作时以有无意识改变分为简单部分性发作(无意识障碍)和复杂部分性发作(有意识障碍),二者都可以继发全面性发作。

(1)简单部分性发作:又称为单纯部分性发作,发作时无意识障碍。EEG可以在相应皮质代表区记录到局灶性异常放电,但头皮电极不一定能记录到。根据放电起源和累及的部位不同,可表现为运动性、感觉性、自主神经性和精神性等4类,后两者较少单独出现,常发展为复杂部分性发作。

1)运动性发作:一般累及身体的某一部分,相对局限或伴有不同程度扩展。其性质可为阳性症状,如强直性或阵挛性;也可为阴性症状,如最常见的语言中断。主要发作类型如下。①仅为局灶性运动发作:指局限于身体某一部位的发作,其性质多为阵挛性,即常见的局灶性抽搐。身体任何部位都可出现局灶性抽搐,但较常见于面部或手,因其在皮质相应的投射区面积较大。肢体的局灶性抽搐常提示放电起源于对侧大脑半球相应的运动皮质区,但眼睑或其周围肌肉的阵挛性抽搐可由枕叶放电所致;口周或舌、喉的阵挛性抽搐可由外侧裂附近的放电所致;②杰克逊发作:开始为身体某一部位抽搐,随后按一定顺序逐渐向周围部位扩展,其扩展的顺序与大脑皮质运动区所支配的部位有关。如异常放电在运动区皮质由上向下传播,临床上可见到抽搐先出现在拇指,然后传至同侧口角(手-口扩展)。在扩展的过程中,给予受累部位强烈的刺激可能使其终止,如拇指抽搐时用力背屈拇指可能终止发作;③偏转性发作:表现为眼、头甚至躯干向一侧偏转,有时身体可旋转一圈或伴有一侧上肢屈曲和另一侧上肢伸直。发作起源一般为额叶、颞叶、枕叶或顶叶,额叶起源最常见;④姿势性发作:表现为偏转性发作,有时也可发展为某种特殊姿势,如击剑样姿势,表现为一侧上肢外展、半屈、握拳,另一侧上肢伸直,眼、头向一侧偏视,注视抬起的拳头,并可伴有肢体节律性的抽搐和重复语言。其发作多数起源于额叶内侧辅助运动区;⑤发音性发作:可表现为重复语言、发出声音或言语中断。发作起源一般在额叶内侧辅助运动区;⑥抑制性运动发作:动作停止,语言中断,意识不丧失,肌张力不丧失,面色无改变。发作起源多为优势半球的 Broca 区,偶尔为任何一侧的辅助运动区;⑦失语性发作:表现为运动性失语,可为完全性失语,也可表现为说话不完整、重复语言或用词不当等部分性失语,发作时意识不丧失。有时须在 EEG 监测下才能被发现。发作起源均在优势半球语言中枢有关区域。局灶性发作后,可能有受累中枢部位支配的局灶性瘫痪,称为 Todd 瘫痪,可持续数分钟至数小时。

2)感觉性发作:其异常放电的部位为相应的感觉皮质,可为躯体感觉性发作,也可为特殊感觉性发作。主要分为以下 6 类。①躯体感觉性发作:体表感觉异常,如麻木感、针刺感、电流感、电击感、烧灼感等。发作部位可局限于身体某一部位,也可以逐渐向周围部位扩展(杰克逊发作)。起源于对侧中央后回皮质;②视觉性发作:可表现为暗点、黑矇、闪光、无结构性视幻觉。放电起源于枕叶皮质;③听觉性发作:幻听多为一些噪声或单调的声音,如发动机的隆隆声、蝉鸣或喷气的呲呲声等。年龄小的患儿可表现为突然双手捂住耳朵哭叫。起源于颞上回;④嗅觉性发作,常表现为难闻、不愉快的嗅幻觉,如烧橡胶的气味、粪便臭味等。起源于钩回的前上部;⑤味觉性发作"以苦味或金属味较常见。单纯的味觉性发作很少见,起源于岛叶或其周边;⑥眩晕性发作"常表现为坠入空间的感觉或在空间漂浮的感觉。起源于颞叶皮质。但因眩晕的原因很多,诊断是否为癫痫发作有时较困难。

3)自主神经性发作:症状复杂多样,常表现为口角流涎、上腹部不适感或压迫感、"气往上冲"的感觉、肠鸣、呕吐、尿失禁、面色或口唇苍白或潮红、出汗、竖毛("鸡皮疙瘩")等。临床上单纯表现为自主神经症状的癫痫发作极为少见,常常是继发或作为复杂部分性发作的一部分。其放电起源于岛叶、间脑及其周围(边缘系统等),放电很容易扩散而影响意识,继发复杂部分性发作。

4)精神性发作:主要表现为高级大脑功能障碍。极少单独出现,常常是继发或作为复杂部分性发作的一部分。①情感性发作,可表现为极度愉快或不愉快的感觉,如愉快感、欣快感、恐惧感、愤怒感、忧郁伴自卑感等,恐惧感是最常见的症状,常突然发生,无任何原因,患者突然表情惊恐,甚至因恐惧而突然逃跑,小孩可表现为突然扑到大人怀中,紧紧抱住大人。发作时常伴有自主神经症状,如瞳孔散大、面色苍白或潮红、竖毛("鸡皮疙瘩")等,持续数分钟缓解。多起源于颞叶的前下部。此型发作须与精神科常见的情感障碍相鉴别,癫痫发作一般无相应的背景经历,且持续时间很短(数分钟),发作时常伴有自主神经症状以资鉴别;②记忆障碍性发作,是一种记忆失真,主要表现为似曾相识感(对生疏的人或环境觉得曾经见过或经历过)、陌生感(对曾经经历过的事情感觉从未经历过,即"旧事如新感")、记忆性幻觉(对过去的事件出现非常精细的回忆和重现)等,起源于颞叶、海马、杏仁核附近;③认知障碍性发作,常表现为梦样状态、时间失真感、非真实感等,有的患者描述"发作时我觉得我不是我自己";④发作性错觉,是指因知觉歪曲而使客观事物变形。如视物变大或变小,变远或变近,物体形状改变;声音变大或变小,变远或变近;身体某部变大或变小等。放电多起源于颞叶或颞顶、颞枕交界处;⑤结构幻觉性发作,表现为一定程度整合的知觉经历。幻觉可以是躯体感觉性、视觉性、听觉性、嗅觉性或味觉性,和单纯感觉性发作相比,其发作内容更复杂,如风景、人物、音乐等。

(2)复杂部分性发作(complex partial seizure,CPS):发作时伴有不同程度的意识障碍(但不一定是意识丧失),同时有多种简单部分性发作的内容,往往有自主神经症状和精神症状发作。EEG可记录到单侧或双侧不同步的异常放电,通常位于颞区和额区。发作间歇期可见单侧或双侧颞区或额颞区癫痫样放电。复杂部分性发作大多起源于颞叶内侧或者边缘系统,但也可以起源于其他部位如额叶。根据放电起源不同、扩散途径和速度不同,复杂部分性发作表现为以下类型。

1)仅表现为意识障碍:突然动作停止,两眼发直,呼之不应,不跌倒,面色无改变,发作终止后可继续原来活动。其临床表现酷似失神发作,须注意鉴别,成人的失神发作几乎全是复杂部分性发作,但在小儿应与失神发作相鉴别,EEG检查可资鉴别。其放电常起源于颞叶,也可起源于额叶、枕叶等其他部位。

2)表现为意识障碍和自动症:是指在上述意识障碍的基础上合并自动症。自动症是指在癫痫发作过程中或发作后,在意识模糊的状态下出现的一些不自主、无意识的动作,发作后常有遗忘。自动症可以是发作前动作的继续,也可以是新出现的动作。一般持续数分钟。须注意的是,自动症虽然在复杂部分性发作中最常见,但并不是其所特有的,在其他发作中(特别是失神发作)或发作后意识障碍(特别是强直-阵挛发作)也可出现。临床应予特别注意,尤其是复杂部分性发作和失神发作的区别。常见的自动症包括如下。①口咽自动症:最常见,表现为不自主地舔唇、咂嘴、咀嚼、吞咽或者进食样动作,有时伴有流涎、清喉等动作。复杂部分性发作的口咽自动症多见于颞叶癫痫;②姿势自动症:表现为躯体和四肢的大幅度扭动,常伴有恐惧面容和喊叫,容易出现于睡眠中。多见于额叶癫痫;③手部自动症:表现为简单重复的手部动作,如摸索、擦脸、拍手、绞手、解衣扣、翻衣袋、开关抽屉或水龙头等;④行走自动症:表现为无目的地走动、奔跑、坐车,不辨方向,有时还可避开障碍物;⑤言语自动症:表现为自言自语,多为重复简单词语或不完整句子,内容有时难以理解,如可能说"我在哪里""我害怕"等。病灶多位于非优势半球。自动症在复杂部分性发作中较常见,其定位尚不完全清楚,EEG 在定位方面具有重要意义。

3)简单部分性发作演变为复杂部分性发作:发作开始时为上述简单部分性发作的任何形式,然后出现意识障碍或伴有各种自动症。

4)继发全面性强直-阵挛发作:简单或复杂部分性发作均可继发全面性发作,最常见继发全面性强直-阵挛发作。发作时的 EEG 可见局灶性异常放电迅速泛化为两侧半球全面性放电。发作间期 EEG 为局灶性异常。局灶性发作继发全面性发作仍属于局灶性发作的范畴,其与全面性发作在病因、治疗方法及预后等方面明显不同,故两者的鉴别在临床上尤为重要。临床上应注意以下几个方面以帮助鉴别。①有无"先兆":"先兆"一词是指患者主观感觉到的发作迹象,可以在明显的发作之前出现;如果仅有主观感觉,可以构成一次感觉性发作。"先兆"是发作起始信号,本身有较重要的定位诊断价值。有"先兆"者即为局灶性发作;②"抽搐":表现为复杂部分性发作也可有运动症状,表现为强直性、阵挛性或强直-阵挛性,类似全面性发作。但局灶性发作的运动症状一般较局限、不对称或不典型(如表现为颤抖样等),临床上应仔细询问抽搐的表现及伴随症状;③"失神":复杂部分性发作可仅表现为意识丧失,易误诊为失神发作。两者需注意鉴别,失神发作多见于儿童,发作持续数秒钟,突发突止,可被过度换气诱发,典型失神 EEG 表现为 3Hz 棘慢波,预后较好;而复杂部分性发作可发生于任何年龄,发作持续数分钟,EEG 表现为局灶性棘波,易发生耐药,预后相对不良;④自动症:不仅见于复杂部分性发作,也可在失神发作或发作后意识障碍的情况下出现。因此,临床问诊时须注意问清自动症的表现及出现在发作中的哪个阶段;⑤EEG:对于区分局灶性发作和全面性发作最为重要,各种诱发试验如过度换气、睡眠等可提高 EEG 诊断的准确率。

3.难以分类的发作　包括因资料不全而难以分类的发作,以及所描述的类型至今尚无法归类者,随着临床资料和检查手段的进一步完善,难以分类的发作将越来越少。

4.反射性发作　指癫痫发作具有特殊的触发因素,每次发作均为某种特定感觉刺激所诱发,诱发因素包括视觉、思考、音乐、进食、操作等非病理性因素,可以是单纯的感觉刺激,也可以是复杂的智能活动刺激,而某些病理性情况如发热、乙醇戒断所诱发的发作则不属于反射性发作。反射性发作符合癫痫发作的电生理和临床特征,临床上可有各种发作类型,既可以表现为局灶性发作,也可以表现为全面性发作。

(三)癫痫综合征

癫痫综合征是指由一组体征和症状组成的特定的癫痫现象,其具有独特的临床特征、病因及预后。临床上在明确为癫痫及其发作类型后,应结合发病年龄、发作类型、发作的时间规律和诱发因素、EEG 特征、影像学结果、家族史、既往史、对药物的反应及转归等资料,根据已被接受的癫痫综合征列表尽可能做出癫痫综合征类型的诊断,这对于治疗选择、判断预后等方面具有重要意义,但有时做出这种诊断比较困难。

根据经常合并癫痫或癫痫综合征的疾病分类确定病因、遗传缺失，或症状性癫痫的特殊病理基础。新诊断癫痫患者中，仅有 1/3 的患者有明确的病因。儿童先天性神经系统缺陷，如脑性瘫痪可能与癫痫有重要的病因关联，而脑血管疾病是成人中最常见的病因，大约占新发病例的 12%。颅脑外伤、脑卒中、中枢神经系统感染和脑部退行性变通常是明确的病因。但癫痫并非均由单一病因所致，而是病因各不相同的一组疾病，其预后在很大程度上取决于潜在的病因、综合征分类、治疗之前的发作频率和发作开始的年龄等因素。

### (四)损伤

这是非强制性的，但是有用的诊断附加指标，主要是关于癫痫造成损伤的程度。损伤的分类根据世界卫生组织(WHO)ICIDH-2 功能和残障的国际分类标准制订。

### (五)癫痫持续状态

癫痫持续状态也是癫痫诊断的重要组成部分。惊厥性 SE(CSE)是目前为止最常见的一种 SE 类型，抗癫痫药物的突然撤停是慢性癫痫出现持续状态的最常见原因，其他如脑外伤、中枢神经系统感染、脑出血等也是 CSE 的常见原因，这部分患者的预后不佳，死亡风险较高。CSE 的自然转归，一般来说大多从显著性惊厥发作期逐渐演变为 CSE 亚临床期(即患者表现为昏迷、意识障碍，仅脑电图上表现为痫样放电而临床并未出现明显惊厥发作的时期)，最终进入单纯的电持续状态期。后两期的诊断往往需要脑电图依据。

## 三、非惊厥性 SE 的诊断

不同患者的非惊厥性 SE(NCSE)临床表现千差万别，大致可分为典型失神持续状态、不典型失神持续状态、无惊厥表现的单纯部分性发作持续状态、复杂部分性发作持续状态(complex partial status epilepticus, CPSE)及电持续状态等，其中失神发作持续状态和复杂部分性发作持续状态是最为常见的类型。

NCSE 的诊断在很大程度上依靠脑电图发现痫样放电，没有脑电图证据的支持，诊断往往具有不确定性，可能会将许多其他伴有行为学与认知改变的情况误诊为 NCSE，如一过性全面性遗忘、神游症及精神行为异常等。NCSE 时可以出现各种 EEG 变化，有时患者可能具有典型的临床症状，但脑电图变化并不明显，如出现周期性痫样放电或是三相尖波，其意义难以解释。部分患者由于仅用表面电极不能记录到痫样放电，甚至需要植入电极来进一步捕捉痫样放电的证据。然而，脑电图并不都是诊断 NCSE 的直接证据。CPSE 与其他原因的脑病往往鉴别困难，代谢性脑病(特别是肝脏或高血氨)也会经常出现三相波，并常被误诊为 CPSE。因此，必须使用严格的脑电图诊断标准：①有明确的癫痫性活动，并且 EEG 记录到了典型的逐渐增强的节律变化；②周期性癫痫样放电或节律放电，并且处于临床癫痫活动期；③节律性放电，并且临床或脑电图显示对治疗有反应。尽管有上述标准，脑电图诊断仍可能产生困难。对治疗有反应并不能确定病因就是癫痫，因为三相波也可能是对苯二氮䓬类治疗的反应。周期性癫痫样放电与诊断及预测癫痫之间的关联也存在不确定因素；这种 EEG 类型在严重的脑炎或缺氧损害之后最为明显,这类状况下出现的放电也可能是周期性的,易与长时间癫痫持续状态的周期性放电相混淆。有学者认为,这种放电代表进行中的癫痫样活动,应当给予相应的治疗。但目前达成的共识为周期性癫痫样放电可能有多种病因学基础,只有存在癫痫发作的其他证据,才能按照癫痫来进行治疗。大多数情况下,最好的推断可能是,无论病因如何,这种放电代表了皮质损害或代谢紊乱,而非进行中的癫痫活动。

## 四、鉴别诊断

通过 EEG 鉴别 CPSE 与 ASE 也存在困难,因为脑电图的泛化可不受初发部位的限制而快速发生。可见对 NCSE 的诊断需要行为学及 EEG 依据两方面,行为学评价或是脑电图评估的不当极有可能造成误诊或漏诊。应当对 NCSE 患者充分地进行观察,注意患者是否发生以下改变:①意识水平的降低,或是觉醒状态的改变,同时伴有脑电图放电的恶化;②出现新的行为学异常,如发生刻板的自动症、凝视、缄默、面肌或是肢体的肌阵挛等;③行为学能力的退化,注意力持续时间的减退,木僵样状态或是难以解释的植物性症状。出现上述变化,即应当警惕 NCSE 的发生。

# 第四节 癫痫的治疗

使用 AEDs 是新诊断癫痫患者的首选和主要治疗方法。临床研究发现,在接受 AEDs 治疗的新诊断患者中,大部分(约80%)可以通过药物治疗使发作得以控制,其中约50% 的患者在接受第一种单药治疗后发作缓解,约30%的患者在第 1 种单药治疗失败后,转为另 1 种单药治疗或多药联合治疗后发作缓解。仅有 20%~30% 的患者未能控制发作,这部分患者被称为"耐药性癫痫",可以尝试手术治疗、生酮饮食及迷走神经刺激术等治疗手段。目前尚无证据显示 AEDs 对造成癫痫发作的潜在病因有治疗作用,但可以控制临床发作,从而减轻因发作造成的意外死亡、伤害及社会心理功能损害。

## 一、药物治疗

近一个多世纪来,AEDs 有了很大的发展,使癫痫的治疗有了根本改变。其中,在 1990 年前上市的一般称之为传统抗癫痫药物,包括目前临床应用的苯巴比妥(PB)、苯妥英(PHT)、苯二氮䓬类、卡马西平(CBZ)及丙戊酸(VPA)等,而 1990 年后上市的一般称之为抗癫痫新药,目前在我国上市的有托吡酯(TPM)、拉莫三嗪(LTG)、奥卡西平(OXC)及左乙拉西坦(LVT)等。

### (一)药物作用机制(表4-1)

表4-1 抗癫痫药物的主要作用机制

| AED | 主要的作用机制 |
| --- | --- |
| 卡马西平 | 阻滞电压依赖性 $Na^+$ 通道($\downarrow Na^+$) |
| 氯巴占 | 通过 GABA 增强抑制功能($\uparrow$GABA) |

（续表）

| AED | 主要的作用机制 |
| --- | --- |
| 氯硝西泮 | 通过 GABA 增强抑制功能（↑GABA） |
| 乙琥胺 | 阻滞 T 型钙离子通道（↓$Ga^{2+}$） |
| 加巴喷丁 | 多种机制（调节 $Ga^{2+}$ 通道和神经递质释放） |
| 拉莫三嗪 | 阻滞电压依赖性 $Na^+$ 通道（↓$Na^+$） |
| 左乙拉西坦 | 新颖的机制，与囊泡蛋白 SV2A 结合，通过调节 SV2A 的活性而发挥作用 |
| 奥卡西平 | 阻滞电压依赖性 $Na^+$ 通道（↓$Na^+$） |
| 苯巴比妥 | 多种机制（↓Na4；↓$Ga^{2+}$；↑GABA；↓谷氨酸） |
| 苯妥英 | 阻滞电压依赖性 $Na^+$ 通道（↓$Na^+$） |
| 噻加宾 | 通过 GABA 增强抑制功能（↑GABA）-GABA 摄入神经元及胶质细胞的蛋白抑制药 |
| 托比酯 | 多种机制（↓$Na^+$；↓$Ga^{2+}$；↑GABA；↓谷氨酸） |
| 丙戊酸 | 多种机制（↓$Na^+$；↓$Ga^{2+}$；↑GABA；↓谷氨酸） |
| 氨己烯酸 | 通过 GABA 增强抑制功能（↑GABA）-选择性并且不可逆的 GABA 转运抑制药，因此能增加整个大脑的 GABA 水平 |
| 唑尼沙胺 | 多种机制（↓$Na^+$；↓$Ga^{2+}$） |

AEDs 主要通过作用于离子通道或通过神经递质受体间接作用于离子通道来降低神经元兴奋性。离子通道可分为电压门控和配体门控离子通道。电压门控离子通道靶点中，钠离子通道的作用尤其重要，是卡马西平、苯妥英等多种 AEDs 的作用靶点；乙琥胺及丙戊酸的作用位点是 T 型电压门控钙离子通道。γ-氨基丁酸（GABA）是脑内重要的神经递质，通过控制 $CI^-$ 子通道发挥抑制作用，GABA 受体是许多 AEDs 的作用靶点，包括丙戊酸、苯巴比妥等。现有 AEDs 的作用靶点还包括兴奋性神经递质谷氨酸受体，突触囊泡蛋白 2A（SV2A）及以电压门控钙离子亚通道。

### （二）药物不良作用

AEDs 均可能产生不良反应。其严重程度与药物及个体患者相关。药物的不良反应是导致药物治疗失败的一个主要原因。治疗癫痫，应充分了解抗癫痫药物可能出现的不良反应。相对来说，抗癫痫新药较传统抗癫痫药物的不良反应较少。

大部分 AEDs 的不良反应轻微，但是少数也可危及生命。常见的不良反应（表 4-2）包括以下 4 类。

表 4-2 抗癫痫药物主要的不良反应

| AED | 主要的不良反应 | 严重及有时会危及生命的不良反应 |
| --- | --- | --- |
| 卡马西平 | 特异体质性皮疹，镇静，头痛，共济失调，眼球震颤，复视，震颤，阳痿，低钠血症，心律失常 | Stevens-Johnson 综合征，AHS，肝功能异常，血液系统异常 |

（续表）

| AED | 主要的不良反应 | 严重及有时会危及生命的不良反应 |
|---|---|---|
| 氯巴占 | 严重镇静,疲劳,嗜睡,行为和认知损害,不宁,攻击性,唾液过度分泌,共济障碍,药物依赖性和撤药综合征 | 无 |
| 氯硝西泮 | 同氯巴占 | 无 |
| 乙琥胺 | 特异体质性皮疹,胃肠道紊乱,厌食,体重减轻,困倦,视幻觉,头痛 | Stevens-Johnson综合征,AHS,肾和肝功能异常,血液系统异常 |
| 加巴喷丁 | 体重增加,肢端性水肿,行为改变 | 无 |
| 拉莫三嗪 | 特异体质性皮疹,抽动症,失眠,头晕,复视 | Stevens-Johnson综合征,AHS,肝功能异常 |
| 左乙拉西坦 | 易激惹,行为改变,失眠,无力,头晕 | 无 |
| 奥卡西平 | 特异体质性皮疹,头痛,头晕,无力,恶心,嗜睡,共济失调,复视,低钠血症 | AHS,血液系统异常 |
| 苯巴比妥 | 特异体质性皮疹,严重困倦,镇静,认知和注意力障碍,儿童的亢奋激惹 | Stevens-Johnson综合征,AHS,血液系统异常 |
| 苯妥英 | 特异体质性皮疹,共济失调,困倦,倦怠,镇静,脑病,牙龈增生,多毛症,致畸性,佝偻病,骨质疏松 | Stevens-Johnson综合征,AHS,肝功能异常,血液系统异常 |
| 噻加宾 | 昏睡,无力 | 无 |
| 托吡酯 | 瞌睡,厌食,疲乏,紧张,注意力和集中力障碍,记忆力障碍,精神运动迟缓,代谢性酸中毒,体重降低,语言障碍,肾结石,急性闭角型青光眼和其他眼部疾病,感觉异常 | 肝功能异常,无汗症 |
| 丙戊酸 | 恶心,呕吐,消化不良,体重增加,震颤,脱发,女性激素分泌紊乱 | 肝功能和胰腺功能异常 |
| 氨己烯酸 | 疲乏,困倦,体重增加,行为改变 | 不可逆的视野缺损 |
| 唑尼沙胺 | 特异体质性皮疹,困倦,厌食,激惹,光敏感,体重减轻,肾结石 | Stevens-Johnson综合征,AHS,无汗症 |

1.剂量相关的不良反应　是对中枢神经系统的影响。例如,苯巴比妥的镇静作用,卡马西平、苯妥英引起的头晕、复视、共济失调等与剂量有关。从小剂量开始缓慢增加剂量,尽可能不超过说明书推荐的最大治疗剂量,可以减轻这类不良反应。

2.特异体质的不良反应　一般出现在开始治疗的前几周,与剂量无关。部分特异体质的不良反应虽然罕见,但可能危及生命。主要有皮肤损害、严重的肝毒性、血液系统损害等。部分严重者需要立即停药,并积极对症处理。

3.长期的不良反应　与累积剂量有关。

4.致畸作用　癫痫女性后代的畸形发生率是正常妇女的 2 倍左右。大多数研究认为,AEDs 是致畸的主要原因。

### (三)开始抗癫痫药物治疗

癫痫药物治疗是系统而规范的治疗方案,开始抗癫痫药物治疗意味着需要长期、每天服药。是否需要开始药物治疗,需要充分评价,需要基于对再次发作的可能性和治疗可能产生风险两者之间仔细地评估。选择抗癫痫药应该遵循最大的疗效和最小可能发生不良反应的原则。

在开始对一位新诊断癫痫的抗癫痫药物治疗以前,应该考虑以下方面:①患者具有肯定的癫痫发作。需要排除与癫痫发作相似的其他发作症状。如果发作的性质难以确定,则应该进行一段时期的观察,再做决定;②如果癫痫再发的风险高于抗癫痫药物的不良作用的风险,应开始治疗。一般认为在出现第二次自发发作之后进行 AEDs 治疗。部分患者尽管有 2 次以上的自发性发作,但是发作的间隔时间在 1 年以上,由于发作期太长,出于对疗效判断及利益风险的权衡,可以向患者及家属说明情况,暂时推迟治疗;③部分患者仅有 1 次发作后,可以考虑药物治疗:并非真正首次发作,在此之前,有被忽视的其他发作形式。部分性发作,有明确病因,影像学异常,脑电图有肯定的癫痫样放电等,预示再次发作的可能性大。虽然为首次发作,但其典型的临床和脑电图特征符合癫痫综合征的诊断,如婴儿痉挛等,可以在首次发作后开始 AEDs 治疗;④有明确的触发因素,如停服某种药物、乙醇戒断、代谢紊乱、睡眠剥夺或者有特定触发因素的反射性癫痫等,可能随潜在的代谢性疾病的纠正或者去除病因而使发作消失,并不需要立刻开始AEDs 治疗。

### (四)药物治疗的选择

1.单药治疗　选择适当的抗癫痫药物进行单药治疗,优势在于有利于减少 AED 的不良反应,减少抗癫痫药物之间,以及抗癫痫药物和非抗癫痫药物之间的相互作用,方便对疗效和不良作用的判断,方案简单,经济负担轻,并且有更好的耐受性。要充分重视循证医学提供的证据。选择一线的抗癫痫药物开始癫痫治疗,以小剂量开始,并逐渐达到推荐剂量。如果加量至尚能耐受的剂量水平仍然没有获益,则需要转换为另外一种一线抗癫痫药物或者联合用药。

2.药物的选择　大多数癫痫患者的长期预后与发作初期是否得到正规的抗癫痫治疗有关。在开始治疗之前应该充分向患者本人及家属解释长期治疗的意义及潜在的风险,以获得他们对治疗方案的认同,有利于保持良好的依从性。根据发作类型和综合征类型分类选择药物是癫痫治疗的基本原则。

(1)卡马西平、丙戊酸、拉莫三嗪、托吡酯、苯巴比妥、左乙拉西坦、唑尼沙胺、加巴喷丁和奥卡西平可用于部分性发作和部分性癫痫的单药治疗。苯妥英尽管疗效确切,但由于其具有非线性药动学特点,容易引起不良反应,药物之间相互作用多,长期使用的不良反应明显,已经逐步退出一线用药。

（2）丙戊酸、拉莫三嗪、左乙拉西坦、托吡酯可以用于各种类型的全面性发作和全面性癫痫的单药治疗。

（3）丙戊酸、拉莫三嗪、托吡酯和左乙拉西坦是广谱的 AEDs,对局灶性和全面性发作均有效,可作为发作分类不明确时的选择。

3.合理的多药联合治疗　尽管单药治疗有明显的优势,但是有 20%～50%的癫痫患者接受单药治疗后,仍然未能很好地控制发作,在这种情况下可以考虑多药治疗(联合治疗或称为添加治疗)。但是,合用的药物越多,相互作用就越复杂,不良反应的发生率就越高。因此建议最多不要超过 3 种 AEDs 联合应用。

优先选择一种 AED 的需要考虑:①多种不同作用机制的药物联合应用:尽量选择与目前应用的 AED 具有不同作用机制的药物。如果添加的药物与现在应用的药物有相同的作用机制,那么不太可能有较好的疗效,不良反应将增加;②避免有相同不良反应、复杂相互作用和酐酶诱导的药物合用;③如果联合治疗仍然不能获得更好的疗效,建议转换为患者最能耐受的治疗,选择疗效与不良反应之间的最佳平衡点,并考虑手术治疗的可能性。

4.药物相互作用　传统抗癫痫药物有复杂的药动学,例如,苯妥英、卡马西平、苯巴比妥及扑米酮是肝酶诱导药,与许多常用的药物,如华法林、口服避孕药、钙通道拮抗药和一些化疗药物等产生相互作用,通过提高药物代谢酶的活性,造成药物代谢加快,从而降低了合并用药的血浆浓度,使联合用药复杂化。而丙戊酸是肝酶抑制药,能够抑制或者阻滞药物代谢的酶,从而造成同时应用的其他药物代谢速度下降,导致其血浆浓度增高。

新的抗癫痫药物有较少或无明显的药物相互作用(表 4-3)。

表 4-3　代谢途径、抗癫痫药物对于肝酶的影响及药物-药物之间的相互作用

| AEDs | 代谢途径 | 肝酶诱导或者肝酶抑制 |
| --- | --- | --- |
| 卡马西平 | 肝 | 酶诱导(CYP2C,CYP3A,CYPIA2,=,UGTs) |
| 氯巴占 | 肝 | 无 |
| 氯硝西泮 | 肝 | 无 |
| 乙琥胺 | 肝 | 无 |
| 加巴喷丁 | 肾 | 无 |
| 拉莫三嗪 | 肝 | 酶诱导(UGTs) |
| 左乙拉西坦 | 肾 | 无 |
| 奥卡西平 | 肝 | 酶诱导(CYP3A4,UGTs)和酶抑制(CYP2C19) |
| 苯巴比妥 | 肝 | 酶诱导(CYP2C,CYP3A,,=,UGTs) |
| 苯妥英 | 肝 | 酶诱导(CYP2C,CYP3A,CYPIA2,=,UGTs) |
| 噻加宾 | 肝 | 无 |
| 托比酯 | 肝<肾 | 酶诱导(CYP3A4,UGTs)和酶抑制(CYP2C19) |
| 丙戊酸 | 肝 | 酶抑制(CYP2C9,=,UGTs) |

(续表)

| AEDS | 代谢途径 | 肝酶诱导或者肝酶抑制 |
|------|---------|------------------|
| 氨基己酸 | 肾 | 无 |
| 唑尼沙胺 | 肝 | 无 |

5.治疗药物监测　治疗药物监测是对治疗目标范围进行检测的手段。血药浓度的参考范围是从大多数人获得满意的癫痫发作控制效果时的浓度范围。

总体来说,治疗药物监测对于下述情况有价值:①获得成功稳定控制发作的患者中,明确基础的有效浓度,目的在将来发作缓解后再发、妊娠、需要与其他非抗癫痫药物合用时,提供参考;②评价疗效差可能的原因,如怀疑患者依从性差;③评价潜在中毒的原因;④评价疗效丧失潜在的原因;⑤判断继续调整药物剂量的余地。

尽管治疗药物监测具有指导价值,需要注意的是,因为患者个体之间有很大的差异,抗癫痫药物的有效剂量应该依靠临床标准判断。

### (五)抗癫痫药物的调整

1.AEDs 对中枢神经系统的不良影响在开始治疗的最初几周内最为明显,以后大部分逐渐消退,减少治疗初始阶段的不良作用可以提高患者的依从性。药物治疗应该从较小的剂量开始,缓慢地增加剂量直至发作控制或达到最大可耐受剂量。

2.治疗过程中患者如果出现剂量相关的不良反应,可暂时停止增加剂量或酌情减少当前剂量,待不良反应消退后再继续增加至目标剂量。

3.合理安排服药次数,既要方便治疗,提高依从性,又要保证疗效。如果发作或药物的不良反应表现为波动形式,则可以考虑选择缓释剂型或者调整服药时间和频率。

4.患者发作完全缓解超过 3~5 年;患者患有年龄相关性的癫痫综合征,并且已经到了发作自发缓解的年龄。中止抗癫痫药物应该非常缓慢,减药剂量和减药的时间间隔更长。减药速度越快,出现复发的概率就越大。苯巴比妥与苯二氮䓬类药物更需要避免快速撤药。

在撤药以前,需要对患者进行全面的评估。患者即使存在非常轻微及不频繁的发作,也提示了活动性的癫痫,不能停药。如果患者在撤药的过程中出现以上的发作表现,则很可能需要恢复先前的治疗。

### (六)特殊人群的药物治疗

1.儿童癫痫的药物治疗　儿童正处于生长发育和学习的重要阶段,在选择抗癫痫药物时,应充分考虑到药物可能对认知功能的影响。苯巴比妥、苯二氮䓬类及托吡酯等,有导致认知功能的风险。

2.孕龄女性　一方面,服用酶诱导类的 AEDs,能够减弱避孕效果。另一方面,服用 AEDs 的女性患者,其畸形率较正常高。因此,孕龄妇女应避免服用能够增加胎儿畸形风险的 AEDs,如苯妥英、丙戊酸,而新型抗癫痫药物相对安全。服用 AEDs 的女性癫痫患者,应该在孕前 3 个月每天服用叶酸 5mg,并且服用 AEDs 的女性所分娩的新生儿,建议出生后予以肌内注射维生素 K 1mg。

3.老年人癫痫 针对老年人新发癫痫及癫痫延续到老年期的患者,由于老年人在生理和病理方面的改变,在药物治疗应注意其特殊性。老年人体内 AEDs 蛋白结合率减少,药物分布容积减少,同时肝脏和肾脏药物清除率减低,因此,药物剂量应该减少至成年人的 1/2 左右。同时,由于老年人共患病多,应尽可能选择非酐酶诱导或者抑制的药物,减少药物之间的相互作用。同时,老年人对于 AEDs 的不良反应更为敏感,应减少或者避免应用对认知功能有影响的药物,同时避免造成或者加重骨质疏松的药物。由于老年人容易出现卡马西平及奥卡西平导致的低钠血症,也应减少使用相关药物。根据推荐,拉莫三嗪及左乙拉西坦在老年人中的应用有很好的安全性。

**(七)癫痫持续状态的治疗**

癫痫持续状态是神经科的急症,迅速明确的诊断是控制发作的前提。治疗原则包括:①尽快终止发作,一般应在癫痫持续状态发生的 30 分钟以内终止发作;②保护脑神经元;③查找病因,去除促发因素。

1.全面性惊厥性癫痫持续状态的治疗

(1)一般措施:保持呼吸道通畅;给氧;监护生命体征,如呼吸、血压、血氧及心脏功能等;建立静脉输液通道;对症治疗,维持生命体征和内环境的稳定;根据具体情况进行实验室检查,如全血细胞计数、尿常规、肝功能、血糖、血钙、凝血常规、血气分析等。

(2)药物治疗

1)在 30 分钟内终止发作的治疗:①地西泮:为首选药物,起效快,1~3 分钟即可生效,但作用持续时间短。其不良反应是呼吸抑制,建议给予患者心电、血压、呼吸监测。成年人首次静脉注射 10~20mg,注射速度<2~5mg/min,如癫痫持续或复发,可于 15 分钟后重复给药,或用 100~200mg 溶于 5%葡萄糖溶液中,于 12 小时内缓慢滴注;②丙戊酸:丙戊酸注射液15~30mg/kg静脉推注后,以 1mg/(kg·h)的速度静脉滴注维持;③劳拉西泮:静脉注射成年人推荐用药剂量 4mg,缓慢注射,注射速度<2mg/min,如癫痫持续或复发,可与 15 分钟后按相同剂量充分给药。如再无效果,则采取其他措施。12 小时内用量不超过 8mg,18 岁以下患者不推荐。作用时间较地西泮长,不良反应类似于地西泮;④苯妥英:成年人静脉注射每次 150~250mg,注射速度<50mg/min,必要时 30 分钟后可以再次静脉注射 100~150mg,一日总量不超过 500mg。静脉注射速度过快易导致房室传导阻滞、低血压、心动过缓,甚至心搏骤停、呼吸抑制,有引起结节性动脉周围炎的报道。注意监测心电图及血压,无呼吸抑制及对意识影响作用;⑤水合氯醛:10%水合氯醛 20~30mL加等量植物油保留灌肠。

2)发作超过 30 分钟的治疗:①请专科医师会诊、治疗,如有条件进入监护病房;②必要时请麻醉科协助诊治,可酌情选用下列药物:咪达唑仑、异丙酚、硫喷妥等;③对有条件者,进行 EEG 监护。

(3)维持治疗:在应用上述方法控制发作后,应立即应用长效 AEDs 苯巴比妥 0.1~0.2g肌内注射,每 6~8 小时 1 次,以巩固和维持疗效。同时,根据患者发作类型选择口服

AEDs,必要时可鼻饲给药,达到有效血浓度后逐渐停止肌内注射苯巴比妥。

(4)病因治疗:积极寻找病因,并针对病因治疗。

2.非惊厥癫痫持续状态的治疗 静脉注射地西泮,用法同惊厥性癫痫持续状态。

## 二、手术治疗

癫痫外科治疗是针对难以从药物治疗中获益的这部分人群,采用外科手术的方法,以改善或者控制癫痫发作为目的的干预手段。对于难治性癫痫患者,适当的手术治疗能够减少发作,并有机会完全控制发作,这是目前的国际共识。近 20 年来,采用外科手术治疗难治性癫痫已成为癫痫治疗的一种重要手段。效果比较理想的是部分性癫痫,全身性癫痫效果不尽如人意。

由于手术存在一定风险,除切除明确的病灶外,只有药物治疗确实无效的难治性癫痫患者才考虑手术。有学者提出癫痫灶手术切除的适应证:①耐药性癫痫;②MRI 或 CT 已显示可被切除的异常结构;③已证实发作起源于可见的单一病灶;④智商>70 分;⑤年龄<45 岁;⑥无严重的精神异常和其他的手术禁忌。实际上,在患者的年龄、智商或精神状态方面都无绝对手术禁忌证,考虑这方面的主要原因是担心患者的配合程度,因为严重的智力低下或精神异常会影响对手术效果的评估。

切除癫痫病灶的手术必须有以下特点条件:①癫痫灶定位必须十分明确;②切除病灶应非常局限;③术后不会留下严重的功能障碍。随着基础理论的完善和手术技术的提高,适合于癫痫外科手术治疗的适应证不断扩大,特别是颅内电极安放在确定癫痫灶和避免伤及功能区等方面有其独特优势。依照目前临床经验来看,内侧颞叶癫痫手术效果最好。

癫痫的外科治疗涉及了手术患者的选择、术前综合评估、手术和术后随访等多个环节,是临床癫痫病学、神经电生理学、神经心理学、神经影像学、核医学、手术治疗等多项专业知识和技能的综合运用,并强调个体化原则。并非所有的难治性癫痫都能通过手术治愈的,盲目的手术不但不能终止发作,相反还会引起手术的并发症及神经功能缺损。

## 三、生酮饮食

生酮饮食作为治疗癫痫的一种方法已经有 3000 多年的历史了。通过医学界的不懈努力,现在已有 3 种类型的饮食治疗方式,国际上已广泛应用于癫痫患儿,收到了良好的效果。随着应用范围的逐渐扩大,目前越来越多地应用到成人患者。虽然人们努力探索其治疗机制,但目前仍不清楚。同时人们对其不良反应也有了更深的认识,为了规避其不良反应,营养界制订出更多的饮食治疗方案供患者选择。

# 第五章　急性心力衰竭

急性心力衰竭分为急性左心衰竭和急性右心衰竭,临床上以急性左心衰竭最为常见。急性心力衰竭是指由于心脏结构或功能的异常急性发作或加重,引起心肌收缩力明显降低、心脏负荷加重,导致急性肺淤血、肺水肿并可伴组织器官灌注不足和心源性休克的临床综合征。急性右心衰竭是指由于右心室心肌收缩力急剧下降或右心室的前后负荷突然加重,引起右心排血量急剧减低的临床综合征。急性心力衰竭发病前多数患者合并有器质性心血管疾病,可以表现为突然起病或原有慢性心力衰竭急性加重,以收缩性心力衰竭最为多见。

## 第一节　急性心力衰竭的病因与发病机制

急性心力衰竭可由心肌功能异常、瓣膜异常、心包疾病或心律失常等疾病急性发作或加重引起,如急性心肌损伤、心肌炎、心肌病、急性心脏瓣膜病变、心包疾病等。贫血、肾病或甲状腺功能异常和使用抑制心脏的药物等也可诱发心力衰竭或使慢性心力衰竭急性加重。急性左心衰竭主要由于急性心肌损伤、高血压急症、严重心律失常等致心排血量急骤下降、心脏负荷增加、组织器官灌注不足,并激活肾素–血管紧张素–醛固酮系统(RAAS)和交感神经系统,出现脏器功能障碍,发生急性肺水肿、心源性休克等。急性右心衰竭多见于右心室梗死、急性大块肺栓塞和右侧心脏瓣膜疾病等,此类疾病引起右心室舒缩活动障碍、严重肺动脉高压,使右心室充盈压和右心房压升高、右心室负荷增加,导致右心衰竭。

## 第二节　急性心力衰竭的分级与死亡风险

### 一、Killip 分级

只适用于急性心肌梗死的心力衰竭(泵衰竭)。

Ⅰ级:无心力衰竭征象,但肺毛细血管楔压(PCWP)可升高,病死率0~5%。

Ⅱ级:轻至中度心力衰竭,肺啰音出现范围小于两肺野的50%,可出现第三心音、奔马律、持续性窦性心动过速或其他心律失常,静脉压升高,有肺淤血的X线片表现,病死率10%~20%。

Ⅲ级:重度心力衰竭,肺部啰音范围大于两肺的50%,可出现急性肺水肿,病死率35%~40%。

Ⅳ级:出现心源性休克,收缩压小于90mmHg,尿少于20mL/h,皮肤湿冷,呼吸加速,脉率大于100次/分,病死率85%~95%。

## 二、Forrester 分级

Forrester 急性心力衰竭分级也是由急性心肌梗死发展起来的,根据临床特点和血流动力学特征分为 4 级(图 5-1)。Ⅰ 组的病死率为 2.2%,Ⅱ 组为 10.1%,Ⅲ 组为 22.4%,Ⅳ 组为 55.5%。

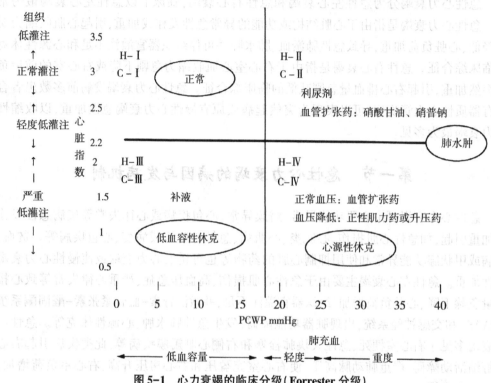

图 5-1  心力衰竭的临床分级(Forrester 分级)

注:HⅠ~Ⅳ代表血流动力学变化的程度,同时在坐标轴上注明相关心排血指数和肺毛细血管楔压的特点。CⅠ~Ⅳ代表临床严重性。

# 第三节  急性心力衰竭的诊断

急性心力衰竭目前尚无统一的临床诊断标准,临床上一般依据病史、病因、临床表现和实验室检查综合做出诊断。心力衰竭的症状是重要的诊断依据。在评价心功能和诊断心力衰竭的同时应就其类型、级别、严重程度、预后、相关并发症等做出评价以指导临床治疗。

## 一、询问病史

寻找与心力衰竭相关的病因及诱因,结合特征性表现可初步辨别急性心力衰竭。

劳力性呼吸困难、夜间阵发性呼吸困难、端坐呼吸为急性心力衰竭的典型症状,往往伴随着乏力、运动耐量下降、心悸、血压增高、肺部啰音、双下肢水肿等表现。心脏扩大、心尖冲动弥散、心音低钝,特别是心尖部舒张早期奔马律(S3 奔马律)的出现往往提示左心收缩功能不全所致的心力衰竭。

## 二、辅助检查的诊断价值

1.心电图　对全部可疑的急性心力衰竭患者均需进行检查,以评价心率、心律、传导情况,初步判断常见的病因,如是否存在心肌缺血及心肌梗死。不正常的心电图对心力衰竭预测价值很小,但如果心电图完全正常,往往提示心力衰竭的可能性不大。

2.胸部 X 线检查　能够便捷地反映心脏结构,肺淤血情况,是否存在肺部感染及治疗效果;肺部 CT(平扫或增强)和放射性核素检查,对明确病变性质和鉴别诊断大面积肺栓塞有临床价值。

3.动脉血气分析　判断氧合($PO_2$)、肺通气($PCO_2$)、酸碱平衡,在严重心力衰竭患者中氧合会有一定程度的下降;无创性脉搏血氧和呼气末二氧化碳分压($etCO_2$)检测通常可替代动脉血气分析,但心排血量明显减低和血管收缩性休克状态时不适用。

4.血浆 B 型钠尿肽(BNP)　BNP 是急性心力衰竭的快速诊断方法,可对呼吸困难进行鉴别诊断。推荐诊断基线是 NT-proBNP 300pg/mL,或 BNP100pg/mL。对于门诊、急诊怀疑心力衰竭的患者,首先应该进行 BNP 检测。对于确诊的心力衰竭患者,BNP 还可以协助判断预后及治疗效果,但高龄、肺栓塞、肾功能不全、重症感染等因素也可引起 BNP 水平升高,需注意辨别。

5.超声心动图　可评价和检测心房、心室、瓣膜结构和功能;诊断 AMI 的机械性并发症及心包疾病;测定主动脉和肺动脉血流速率评价心功能;评价肺动脉压和检测左心室前负荷。对评价心力衰竭和急性冠状动脉综合征(ACS)患者心脏结构和功能是必需的。

6.常规实验室检查　包括血常规、心肌酶、肌钙蛋白 T 或 I、血生化检查如电解质(钠、钾、氯等)、肝肾功能、血糖、白蛋白及超敏 C 反应蛋白(hs-CRP)等。hs-CRP 对评价急性心力衰竭患者的严重程度和预后有一定的价值。心肌酶与肌钙蛋白等心肌损伤标志物可评价是否存在心肌损伤或坏死及其严重程度。

# 第四节　急性心力衰竭的治疗

## 一、急性左心衰竭

应早期、及时救治,尽量避免发展为急性肺水肿和心源性休克。

1.紧急救治措施

(1)体位:患者取坐位或半卧位,双腿下垂,可有效地减少回心血量,减轻左心前负荷,缓解肺淤血。对血压降低,已发生心源性休克的患者采取休克治疗体位,平卧,头和下肢均抬高 15°~30°。

(2)氧疗:没有明显肺水肿、动脉血氧饱和度在 90% 以上的患者可先用鼻导管法或面罩法吸氧,流速 5~6L/min,吸入氧浓度为 40%~60%。应使动脉血氧分压保持在 80mmHg 以上。

重症急性左心衰竭出现呼吸衰竭或经药物治疗不能控制病情时选择机械通气。机械通气治疗的主要作用是改善通气,提高血氧含量,正压通气可加大功能残气量,促进氧的弥散,抑制液体渗出,从而缓解肺水肿,可降低左室后负荷和前负荷。

无创机械通气模式主要采用经鼻(面)罩无创呼吸机,双水平正压通气(BiPAP)模式。吸气压力(IPAP)/呼气压力(EPAP)从 $10/5cmH_2O$ 开始,可逐渐调高,每次上调 $2.5cmH_2O$,直到血氧饱和度达到 95% 以上,肺啰音明显减少。最大压力一般为 $20/10cmH_2O$,平均在 $16/8cmH_2O$。吸入氧浓度一般在 40%~50%,流量触发,吸呼比为 1 : $(1.5~2.5)$。

有创机械通气治疗适用于自主呼吸无力、气道分泌物过多、有严重的呼吸性酸中毒、不能配合无创呼吸机治疗、经无创机械通气治疗无效或病情加重的患者。

(3)镇静镇痛:对于烦躁不安、明显呼吸困难及存在急性冠状动脉综合征所致剧烈胸痛者,给予吗啡,在镇静、镇痛的同时,在一定程度上有缓解呼吸困难、扩张静脉和动脉、减慢心率、降低血压、减轻心脏负荷的作用。吗啡 5~10mg 静脉注射,必要时 15 分钟重复 1 次,共2~3次。对老年患者,可用吗啡 5~10mg 皮下注射,每 3~4 小时重复 1 次。剂量过大可产生呼吸抑制,低血压,心动过缓。对高龄、支气管哮喘、昏迷、严重肺部病变、呼吸抑制、心动过缓、房室传导阻滞者应慎用吗啡。

2.药物治疗

(1)利尿药:首选静脉应用袢利尿药,适用于有明确液体负荷过重的急性心力衰竭患者,可快速降低血容量,减轻心脏的前负荷,从而缓解肺循环(和体循环)的充血症状。利尿药的用量根据个体差异,以产生充分的利尿效应达到最佳的容量状态为目标,以缓解淤血的症状和体征(水肿、颈静脉压升高、呼吸困难)为最佳剂量。注意不过度减少血管内容量,以不产生症状性低血压和肾功能进行性恶化为宜。用药物过程中应严密监测出入量、生命体征、每天同一时间的体重,及组织灌注和充血的临床症状和体征。在应用静脉利尿药期间每天查血电解质、尿素氮、肌酐。避免利尿过度致有效循环血量下降、电解质紊乱等。常用利尿药的用法及用量见表 5-1。

表 5-1  常见利尿药的剂量及给药方法

| 液体潴留的严重程度 | 利尿药 | 剂量 | 备注 |
|---|---|---|---|
| 中度 | 呋塞米 | 20~10mg | 根据临床症状选择口服或静脉注射 |
| | 托拉塞米 | 10~20mg | 监测钾、钠、肌酐和血压 |
| 重度 | 呋塞米 | 40~100mg | |
| | 呋塞米持续静脉注入 | 5~40mg/h | |
| | 托拉塞米 | 20~100mg | |

（续表）

| 液体潴留的严重程度 | 利尿药 | 剂量 | 备注 |
|---|---|---|---|
| 袢利尿药抵抗 | 加用氢氯噻嗪（HCTZ） | 25～50mg,每天2次 | 与袢利尿药联合应用比单一大剂量应用袢利尿药效果好 |
| | 或螺内酯 | 25～50mg,每天1次 | 如患者没有肾衰竭,血清钾正常或偏低,螺内酯是最佳选择 |
| 存在碱中毒 | 乙酰唑胺 | 0.5mg | 静脉注射 |
| 袢利尿药和噻嗪类利尿药抵抗 | 加用多巴胺以扩张肾动脉,或给予正性肌力药物多巴酚丁胺 | | 如并存肾衰竭,考虑超滤或血液透析 |

（2）血管扩张药：血管扩张药适用于急性心力衰竭的早期阶段,尤其是冠心病、高血压等所致的急性左心衰竭。血管扩张药作用前应评估收缩压水平,收缩压>110mmHg 通常可以安全使用,收缩压<90mmHg 时禁用。在不合并症状性低血压的情况下,静脉硝酸甘油、硝普钠或奈西立肽可作为利尿药的辅助治疗,用于缓解急性失代偿性 HF 患者的呼吸困难症状。

在使用血管扩张药时应当注意以下问题：①血管扩张药禁用于心脏瓣膜狭窄的患者,以免加重肺淤血,导致心排血量的减少；②硝酸酯类推荐用于冠心病心力衰竭患者,硝普钠用于高血压性心力衰竭及心源性休克的患者；③硝普钠的应用需要根据血压调整用药剂量,由小剂量开始逐渐增加至有效剂量,24 小时持续应用,不得突然停药,否则会导致冠状动脉痉挛,引起心力衰竭的突然加重甚至猝死（表 5-2）。

表 5-2　血管扩张药的用法及用量

| 血管扩张药 | 剂量 | 主要不良反应 | 其他 |
|---|---|---|---|
| 硝酸甘油 | 起始量 10～20μg/min,增至200μg/min | 低血压、头痛 | 持续使用产生耐药性 |
| 二硝酸异山梨酯 | 起始量 1mg/h,增至10mg/h | 低血压、头痛 | 持续使用产生耐药性 |
| 硝普钠 | 起始量 0.3μg/(kg·min),增至5μg/(kg·min) | 低血压、氰酸盐中毒 | 药物对光敏感 |
| 奈西立肽 | 静脉注射 2μg/kg,维持0.015～0.03μg/(kg·min)持续使用 | 低血压 | |

（3）正性肌力药物：正性肌力药物通过增加心肌收缩力,提高心排血量,减少左室容量负荷,减小心肌张力,从而改善心脏功能,但此类药物在增加心肌收缩力的同时可直接

增加心肌耗氧,而且有可能导致心律失常。对于收缩功能正常而由左室舒张功能障碍引起的急性左心衰竭,正性肌力药物作用有限。

1)洋地黄类药物:主要适用于快速性室上性心律失常诱发的急性左心衰竭及有左心室扩大、左室射血分数(LVEF)降低的左心衰竭伴窦性心动过速者。一般首选毛花苷丙,首剂 $0.2\sim0.4mg$ 静脉缓注,$2\sim4$ 小时后可再给 $0.2\sim0.4mg$。急性心肌梗死并发泵衰竭在 24 小时内禁用洋地黄类药物。

2)多巴酚丁胺:为 $\beta_1$ 受体兴奋剂,可直接增强心肌收缩力,同时降低后负荷,增加心排血量。用法:$100\sim250\mu g/min$ 静脉滴注。用药过程中应监测血压。

3)多巴胺:小剂量应用时[$2\sim5\mu g/(kg\cdot min)$]可兴奋心脏 $\beta$ 受体及多种脏器的多巴胺受体,使肾血管、肠系膜血管及脑血管、冠状血管扩张,增加心肌收缩力及心排血量,但大剂量[$10\mu g/(kg\cdot min)$以上]时,刺激体内去甲肾上腺素释放,兴奋 $\alpha_1$ 受体,使血压增高。

4)磷酸二酯酶抑制剂:常用制剂有氨力农和米力农。一般短期静脉应用 $3\sim5$ 天,对心力衰竭急性期病情的缓解有利,但长期应用增加病死率。氨力农 $2\sim3$ 分钟 $0.5\sim0.75mg/kg$ 静脉输注,然后按 $5\sim10\mu g/(kg\cdot min)$ 持续给药。米力农作用较氨力农强,不良反应少,先按 $25\sim50\mu g/kg$ 缓慢静脉注射 10 分钟,继以 $0.25\sim0.5\mu g/(kg\cdot min)$ 静脉点滴。

5)左西孟旦:是一种钙增敏剂,通过与心肌细胞上的肌钙蛋白 C 结合促进心肌收缩,并介导 ATP 敏感的钾通道而发挥血管舒张作用和轻度抑制磷酸二酯酶的效应。静脉滴注左西孟旦可明显增加心排血量,降低 PCWP 及全身血管阻力。用法:首剂 $12\sim24\mu g/kg$ 静脉注射(大于 10 分钟),继以 $0.1\mu g/(kg\cdot min)$ 静脉滴注,可酌情减半或加倍。对于收缩压<100mmHg 的患者,不需要负荷剂量,可直接用维持剂量,以防止发生低血压。

3.非药物治疗

(1)主动脉内球囊反搏(IABP):适用于急性心肌梗死或严重心肌缺血并发的心源性休克及顽固性肺水肿,IABP 通过放置于降主动脉内的球囊装置,在心室舒张期主动脉瓣关闭后立即自动充气提高主动脉舒张压,增加冠状动脉血流及心肌氧供,减轻心肌缺血;在收缩期主动脉瓣开放前自动放气,从而降低左心室后负荷,增加心排血量,有效改善急性左心衰竭、心源性休克和冠心病患者血流动力学及心肌血供状况。IABP 的禁忌证包括主动脉夹层、主动脉瓣关闭不全、严重的凝血功能障碍、严重外周血管疾病。

(2)血液净化:为非常规应用手段,适用于存在利尿药抵抗的严重肺水肿或外周组织水肿、有临床症状的严重低钠血症(血钠<110mmol/L)及肾功能进行性减退的患者。血液净化的不良反应有出血、生物不相容、感染、机器相关并发症等。

(3)心室辅助装置:经常规药物治疗无效时,有条件的可应用心室辅助装置,如体外模式人工肺氧合器(ECMO)、心室辅助泵等。短期应用心脏机械辅助装置给予循环呼吸支持,有助于改善预后。

## 二、急性右心衰竭

主要见于急性肺栓塞及急性右室梗死。

1.急性右室梗死所致急性右心衰竭　在血流动力学监测下,积极扩容治疗,维持血流动力学稳定的同时应尽快实施冠状动脉重建。

(1)扩容治疗:合并心源性休克时,在监测中心静脉压的基础上大量补液,可应用羟乙基淀粉氯化钠注射液、低分子右旋糖酐或 0.9%氯化钠溶液 20mL/min 静脉滴注,直至 PCWP 上升至 15~18mmHg,血压回升和低灌注症状改善。经充分扩容血压仍低者,予多巴酚丁胺或多巴胺。

(2)急性右室梗死时禁用利尿药、吗啡及血管扩张药,如硝酸甘油等,以避免进一步降低右心室充盈压。

(3)如合并广泛左心室梗死,扩容治疗应慎重,避免过量补液致急性肺水肿。

2.急性大块肺栓塞所致急性右心衰竭　治疗方法主要是溶栓、抗凝,栓子摘除术及下腔静脉阻断治疗。

(1)镇痛:给予吗啡或哌替啶。

(2)吸氧:鼻导管或面罩给氧 6~8L/min,必要时给予呼吸机辅助通气。

(3)溶栓及抗凝治疗:常用药物有人重组组织型纤溶酶原激活剂(rt-PA)或尿激酶。溶栓治疗后应继续肝素治疗。用药期间监测凝血酶原时间,使之延长至正常对照的 1.5~2.0 倍,其后逐步过渡到华法林口服数月。

(4)经内科治疗无效的危重患者(如休克),如为肺总动脉或其较大分支内栓塞,可进行介入治疗,必要时可在体外循环下紧急早期切开肺动脉摘除栓子。

# 第六章　心律失常

## 第一节　窦性心律失常

窦性心律失常是窦房结发出的激动显著不规律,使心房和心室的节律也不规则。窦性心律基本规则,安静时正常成人的频率为 60~100 次/分,随年龄增长而减慢。由窦房结冲动形成过快、过慢或不规则,或窦房结冲动传导障碍所致心律失常称为窦性心律失常。

### 一、窦性心动过速

1.病因　窦性心动过速的病因包括生理因素和病理因素。其中,生理因素包括运动、情绪激动、饱餐、饮浓茶、咖啡、吸烟、饮酒等,可使交感神经兴奋,心跳加快。体位改变如立位时交感神经兴奋,心率也加快;卧位时心率则减慢。生理因素所致的窦性心动过速常为一过性,持续时间较短。引起窦性心动过速的病理因素则包括以下几个方面。

(1)心力衰竭:尤其在心力衰竭的早期,心率常增快。

(2)甲状腺功能亢进(甲亢):大多数甲亢患者有窦性心动过速,心率一般在 100~120 次/分,严重者心率可达到 120~140 次/分。

(3)急性心肌梗死:在急性心肌梗死病程中,窦性心动过速的发生率可达到 30%~40%。

(4)休克:可引起窦性心动过速,在轻度休克时心率可达到 100 次/分以上;重度休克时心率更快,可大于 120 次/分。

(5)急性心肌炎:多数患者可出现与体温升高不成比例的窦性心动过速。

(6)其他器质性心脏病。

(7)其他:如贫血、发热、感染、缺氧、自主神经功能紊乱、心脏手术后等,均可出现窦性心动过速。

(8)药物:如肾上腺素类、阿托品类也能引起窦性心动过速。

2.临床表现　窦性心动过速心率多为 100~150 次/分,大多心音有力,或有原发性心脏病的体征,主要表现为心悸,或出汗、头昏、眼花、乏力,或有原发疾病的表现,也可诱发其他心律失常或心绞痛。

3.诊断　根据病因、临床表现及检查即可诊断窦性心动过速。本病需与房性阵发性心动过速进行鉴别,其鉴别主要靠心电图。其心电图可表现出如下特点。

(1)P 波:窦性心动过速时的 P 波由窦房结发出,P 波 Ⅱ 导联直立,P-aVR 倒置,窦性心动过速时的 P 波较正常窦性心律时的 P 波振幅稍高,在 Ⅱ~Ⅲ 导联中更明显,这是因为窦性心动过速时,激动多发生于窦房结的头部,此部位是心房前结间束的起始部位,窦性激动多沿着前结间束下传所致。

(2)PR 间期:在 0.12~0.20 秒。

(3)PP 间期:常受自主神经的影响,可有轻度不规则。

(4)QRS 波:形态、时限正常,心房率与心室率相等。

(5)频率:成人 P 波频率 100~160 次/分,多在 130 次/分左右,个别可达 160~180 次/分。婴幼儿的心率较成人略高,不同年龄窦性心动过速的诊断标准不同,如 1 岁以内应>140 次/分,1~6 岁应>120 次/分,6 岁以上与成人相同,应>100 次/分,通常不超过 160 次/分。个别婴幼儿的窦性心动过速频率可达 230 次/分左右。

对于阵发性的窦性心动过速,可通过 24 小时动态心电图监测,其特点表现如下。

(1)一过性窦性心动过速的窦性 P 波频率逐渐加快至 100 次/分以上,持续数秒至数分钟后逐渐减慢至原有水平,心动过速时 P 波形态与正常窦性 P 波的形态相同。

(2)持续性窦性心动过速 24 小时动态心电图记录的 P 波总数应>14.4 万次。

(3)窦性心动过速时 24 小时动态心电图记录到的其他伴随情况:①P 波振幅变尖或增高,提示激动起源于窦房结头部;②PR 段下移是受心房复极波的影响所致;③可有不同程度的继发性 ST-T 改变或原有 ST-T 改变,当发生窦性心动过速时恢复正常;④QT 间期缩短;⑤出现快心率依赖型阻滞期前收缩等心律失常。

4.治疗 窦性心动过速的治疗原则以消除诱因、治疗原发病和对症处理为主。窦性心动过速主要由生理或心外因素所致者,大多不需特殊治疗。窦性心动过速的治疗应主要治疗原发病,必要时辅以对症治疗。如由心力衰竭引起的窦性心动过速,应用洋地黄制剂、利尿药和血管扩张药等。窦性心动过速的纠正,常作为左心衰竭控制的指标之一。

非心力衰竭所致的窦性心动过速的治疗,如甲状腺功能亢进症所引起的窦性心动过速,可应用 β 受体阻滞药。洋地黄过量也可引起窦性心动过速。以交感神经兴奋和儿茶酚胺增高为主所致的窦性心动过速患者,可选用 β 受体阻滞药、镇静药等。

急性心肌梗死患者合并窦性心动过速时,在无明确的心功能不全时,窦性心率持续>110 次/分时,为减慢心率,可临时试用小剂量 β 受体阻滞药如口服美托洛尔或钙通道阻滞药如口服地尔硫䓬等。

## 二、窦性心动过缓

1.病因 窦性心动过缓的病因可分为心内因素和心外因素。心外因素所致的窦性心动过缓,绝大多数伴有迷走神经亢进现象,是神经性的,心率不甚稳定。当自主神经张力改变时,如深呼吸、运动、注射阿托品等后常有心率的变化,PR 间期可略有延长。心内因素导致的窦性心动过缓可能是由以下原因引起的。

(1)迷走神经兴奋:大多通过神经(主要为迷走神经兴奋)、体液机制经心脏外神经而起作用,或是直接作用于窦房结而引起窦性心动过缓。

(2)窦房结功能受损:指由窦房结受损(如炎症、缺血、中毒或退行性变的损害等)而引起的窦性心动过缓。此外,可见于心肌受损如心肌炎、心包炎、心肌硬化等,也可能为一过性的窦房结炎症、缺血及中毒性损害所致。

（3）急性心肌梗死：窦性心动过缓的发生率为20%～40%，在急性心肌梗死发病早期发生率最高（特别是下壁梗死）。

2.临床表现　轻重不一，可呈间歇性发作。多以心率缓慢所致心、脑、肾等脏器血供不足症状为主。轻者乏力、头晕、记忆力差、反应迟钝等，严重者可有黑矇、昏厥或阿-斯综合征发作。部分严重患者除可引起心悸外，还可加重原有心脏病症状，引起心力衰竭或心绞痛。心排出量过低严重影响肾脏等脏器灌注，还可致少尿等。

3.诊断与鉴别诊断

（1）窦性心动过缓的心电图表现：主要有以下几点。

1）窦性P波的形态：窦性心动过缓与窦性心动过速时P波形态有较大差异，这是由于窦性心动过缓时窦房结的起搏点多位于尾部，其发出的激动多沿中结间束下传；而窦性心动过速时窦房结的起搏点多位于头部，激动多沿前结间束下传。虽然窦房结的头、尾相差仅15mm，但由于结间束优先传导的特点，所以两者的窦性P波形态有差异，Ⅱ、Ⅲ导联的P波较正常窦性心律的P波稍低平。

2）窦性P波的频率：成人应<60次/分，通常为40～59次/分，多在45次/分以上。也有慢至35次/分左右者甚至有20次/分的报告，<45次/分为严重的窦性心动过缓。婴幼儿窦性心动过缓的心率，在1岁以下应<100次/分，1～6岁应<80次/分，6岁以上应<60次/分。

3）PR间期：0.12～0.25秒。

4）QRS波：每个P波后紧随一正常的QRS波，形态、时限均正常。

5）T波、U波：窦性心动过缓时正常，也可表现T波振幅较低，U波常较明显。

6）QT间期按比例延长，但校正后QTc间期则在正常范围内。正常QTc应≤0.42秒。

（2）发生以下情况时可能会与窦性心动过缓类似，应加以鉴别。

1）二度窦房传导阻滞：当发生2:1或3:1窦房传导阻滞时，心率很慢，类似窦性心动过缓。两者可依据下列方法鉴别，经阿托品注射或体力活动后（可做蹲下-起来运动），窦性心动过缓者的窦性心率可逐渐加快，其增快的心率与原有心率不成倍数关系；而窦房传导阻滞者心率可突然增加1倍或成倍增加，窦房传导阻滞消失。

2）未下传的房性期前收缩二联律：未下传的房性期前收缩P波，一般是较易识别的。但当P波重叠于T波上不易分辨时可被误认为窦性心动过缓。

3）房性逸搏心律较少见，其P波形态与窦性心律的P波明显不同，但如果房性逸搏点位置接近窦房结时，则其P波与窦性P波在形态上不易区别。其鉴别点为：①房性逸搏心律通常持续时间不长，运动或注射阿托品可使窦性心率加快，房性逸搏心律消失；②房性逸搏心律规则，而窦性心动过缓常伴有窦性心律失常。

4.治疗　窦性心动过缓的治疗包括针对原发病治疗及对症、支持治疗。心率不低于50次/分的无症状者，无须治疗，心率低于50次/分且出现症状者，可用提高心率药物（如阿托品、麻黄碱或异丙肾上腺素），或可考虑安装起搏器，对于显著窦性心动过缓伴窦性停搏且出现昏厥者应安装人工心脏起搏器。

对窦性心动过缓者均应注意寻找病因，大多数窦性心动过缓无重要的临床意义，不必治疗。在器质性心脏病(尤其是急性心肌梗死)患者,由于心率很慢可使心排出量明显下降而影响心、脑、肾等重要脏器的血液供应,症状明显,此时应使用阿托品(注射或口服)、氨茶碱,甚至可用异丙肾上腺素静脉滴注,以提高心率。对窦房结功能受损所致的严重窦性心动过缓的患者,心率很慢,症状明显,甚至有昏厥发生,药物治疗效果欠佳者,需要安装永久性人工心脏起搏器,以防突然出现窦性停搏。对器质性心脏病伴发窦性心动过缓又合并窦性停搏或较持久反复发作窦房传导阻滞而又不出现逸搏心律、发生过昏厥或阿-斯综合征、药物治疗无效者,应安装永久性人工心脏起搏器。由颅内压增高、药物、胆管阻塞等所致的窦性心动过缓应首先治疗病因,结合心率缓慢程度及是否引起心排出量的减少等情况,适当采用提高心率的药物。

### 三、病态窦房结综合征

1.病因及临床表现 引起病态窦房结综合征的病因包括退行性变、冠心病、心肌病、心肌炎、风湿性心脏病、外科手术损伤、高血压等。其临床表现轻重不一,可呈间歇发作性,多以心率缓慢所致脑、心、肾等脏器供血不足尤其是脑血供不足症状为主。轻者乏力、头昏、眼花、失眠、记忆力差、反应迟钝或易激动等,易被误诊为神经官能症,老年人还易被误诊为脑血管意外或衰老综合征。严重者可引起短暂黑矇、近乎昏厥、昏厥或阿-斯综合征发作。部分患者合并短阵室上性快速心律失常发作,又称慢快综合征。快速心律失常发作时,心率可突然加速达100次/分以上,持续时间长短不一,心动过速突然终止后可有心脏暂停伴或不伴昏厥发作。严重心动过缓或心动过速除引起心悸外,还可加重原有心脏病症状,引起心力衰竭或心绞痛。心排出量过低严重影响肾脏等脏器灌注还可致尿少、消化不良。慢快综合征还可能导致血管栓塞症状。

2.症状体征 本病是在持续缓慢心率的基础上,间有短暂的窦性心律失常发作。与中青年人比较,老年患者有以下特点:①双结病变多见:窦房结病变引起显著的窦性心动过缓、窦房传导阻滞及窦性静止,在此基础上如交界性逸搏出现较迟(≥2秒)或交界性逸搏心率缓慢(<35次/分)或伴房室传导阻滞(AVB)者,说明病变累及窦房结和房室结,称为双结病变。老年人双结病变明显多于中青年人,提示老年患者病变广泛,病情严重;②慢快综合征常见:老年患者在持续缓慢心率的基础上,较易出现短暂的快速心律失常(室上性心动过速、心房扑动、心房颤动),说明有心房病变,如伴有房室或束支传导阻滞,提示整个传导系统病变;③心、脑、肾缺血表现较突出:心率<40次/分,常有脏器供血不足的表现,轻者乏力、头昏、眼花、失眠、记忆力减退、反应迟钝,重者发生阿-斯综合征。

3.诊断检查 诊断本病应以心律失常为依据,症状仅作参考,中青年人常用阿托品、异丙肾上腺素试验及经食管心房调搏等检查来确诊,但老年人不宜或不能行上述检查,而动态心电图基本能达到确诊目的。如最慢窦性心率<40次/分,最长RR<1.6秒,则可诊断。

4.治疗 病态窦房结综合征的治疗应针对病因,无症状者可定期随访,密切观察病情。心率缓慢显著或伴自觉症状者可试用阿托品、茶碱类口服。双结病变、慢快综合征,以及有明显脑血供不足症状如近乎昏厥或昏厥的患者宜安置按需型人工心脏起搏器。

合并快速心律失常的,安装起搏器后再加用药物控制快速心律失常发作。病态窦房结综合征患者禁用可能减慢心率的药物,如降压药、抗心律失常药、强心药、β肾上腺素受体阻滞药及钙通道阻滞药等。心房颤动或心房扑动发作时,不宜进行电复律。本病治疗困难,因为对缓慢心率缺乏有效而无不良反应的药物,使用防治快速心律失常药物又加重心率缓慢,且快速心律转为缓慢心律时心跳停顿时间较长。

### 四、窦房传导阻滞

1.病因 窦房传导阻滞少数可为家族性,大多见于器质性心脏病患者,冠心病是最常见的病因,约占40%,因心肌缺血导致窦房结周围器质性损害。其中,急性下后壁心肌梗死时窦房传导阻滞发生率为3.5%。此外,也见于高血压性心脏损害、风湿性心脏病、心肌病、先天性心脏病、慢性炎症或缺血所致的窦房结及其周围组织病变等。此外,其他原因也可引起本病,包括:①高钾血症、高碳酸血症、白喉、流行性感冒(流感)等;②窦房结周围区域的退行性硬化、纤维化、脂肪化或淀粉样变;③药物中毒及大剂量使用普罗帕酮也可引起,但多为暂时性的,如洋地黄、胺碘酮、β受体阻滞药等;④迷走神经张力增高或颈动脉窦过敏的健康人,可用阿托品试验证实;⑤可见于静脉推注硫酸镁所致(注射速度过快所致),低钾血症血钾<2.6mmol/L时也可发生。

2.临床表现 窦房传导阻滞可暂时出现,也可持续存在或反复发作。窦房传导阻滞患者常无症状,也可有轻度心悸、乏力感及"漏跳",心脏听诊可发现心律失常、心动过缓、"漏跳"(长间歇)。如果反复发作或长时间的阻滞,可发生连续心搏漏跳,而且无逸搏(心脏高位起搏点延迟或停止发放冲动时,低位起搏点代之发放冲动而激动心脏的现象)出现,则可出现头晕、昏厥、昏迷、阿-斯综合征等。另外,尚有原发病的临床表现。

3.诊断 由于体表心电图不能显示窦房结电活动,因而无法确立第一度窦房传导阻滞的诊断。第三度窦房传导阻滞与窦性停搏鉴别困难,特别当发生窦性心律失常时。第二度窦房传导阻滞分为两型:莫氏Ⅰ型即文氏阻滞,表现为PP间期进行性缩短,直至出现一次长PP间期,该长PP间期短于基本PP间期的两倍;莫氏Ⅱ型阻滞时,出现的一系列的PP间期相等,但可突然出现P波脱漏,而出现长PP间期。长PP间期为基本PP间期的整倍数。

4.治疗 治疗窦房传导阻滞时,主要治疗原发病。对暂时出现又无症状者可进行密切观察,不需要特殊治疗,患者多可恢复正常。对频发、反复、持续发作或症状明显者,可口服或静脉、皮下注射阿托品,另外,可口服麻黄碱或异丙肾上腺素,严重病例可将异丙肾上腺素加于5%葡萄糖注射液中缓慢静脉滴注。对发生昏厥、阿-斯综合征并且药物治疗无效者应及时植入人工心脏起搏器。

## 第二节 房性心律失常

房性心律失常是指由心房引起的心动频率和节律的异常。房性心律失常包括房性期前收缩、房性心动过速、心房扑动、心房颤动。根据房性心律失常的类型的不同,各自的表现和治疗方式也有所不同。

## 一、房性期前收缩

房性期前收缩,可起源于窦房结以外心房的任何部位。正常成人进行 24 小时心电检测,约 60%的人有房性期前收缩发生。各种器质性心脏病患者均可发生房性期前收缩,并经常是快速性房性心律失常出现的先兆。

1.病因　引起房性期前收缩的原因很多,主要包括以下几个方面:①器质性心脏病:任何器质性心脏病均可发生,多见于冠心病、风湿性心脏病、肺心病(尤其是多源性房性期前收缩)、心肌炎、高血压性心脏病、心力衰竭、急性心肌梗死等;②药物及电解质:洋地黄、普鲁卡因胺、肾上腺素、异丙肾上腺素及各种麻醉药等的应用均可出现房性期前收缩。在酸碱平衡失调、电解质紊乱时,如低钾血症、低钙血症、低镁血症、酸碱中毒等也可出现房性期前收缩;③神经异常状态:房性期前收缩的出现可无明显诱因,但与情绪激动、血压突然升高、过多饮酒、吸烟、喝浓茶、喝咖啡、便秘、腹胀、消化不良、失眠、体位突然改变等因素有关。此原因所致的房性期前收缩在睡眠前或静止时较易出现,在运动后或心率增快后减少或消失。还可因心脏的直接机械性刺激(如心脏手术或心导管检查等)引起房性期前收缩;④内分泌疾病:甲状腺功能亢进症、肾上腺疾病等;⑤正常健康心脏:房性期前收缩在各年龄组正常人群中均可发生,儿童少见。中老年人较多见。可能是由于自主神经功能失调所引起,交感神经或迷走神经亢进均能引起期前收缩。

2.临床表现　主要症状为心悸、心脏"停跳"感,期前收缩次数过多时自觉"心跳很乱",可有胸闷、心前区不适、头昏、乏力、脉搏有间歇等。也有无症状者,可能因期前收缩持续时间较久,患者已适应。此外,期前收缩的症状与患者的精神状态有密切关系,不少患者的很多症状是由于对期前收缩不正确的理解和恐惧、焦虑等情绪所致。

3.诊断　根据病因、临床表现及心电图检查即可做出诊断。典型房性期前收缩心电图特点如下。

(1)房性期前收缩的 P 波提前发生,与窦性 P 波形态各异。如发生在舒张早期,适逢房室结尚未脱离前次搏动的不应期,可产生传导中断(称为阻滞的或未下传的房性期前收缩)或缓慢传导(下传的 PR 间期延长)现象。

(2)发生很早的房性期前收缩的 P 波可重叠于前面的 T 波之上,且不能下传心室,故无 QRS 波发生,易误认为窦性停搏或窦房传导阻滞。

(3)应仔细检查 T 波形态是否异常加以识别。

(4)房性期前收缩使窦房结提前发生除极,因而包括其前收缩在内的前后两个窦性 P 波的间期,短于窦性 PP 间期的两倍,称为不完全性代偿间歇。若房性期前收缩发生较晚,或窦房结周围组织的不应期长,窦房结的节律未被扰乱,期前收缩前后 PP 间期恰为窦性者的两倍,称为完全性代偿间歇。

(5)房性期前收缩发生不完全性代偿间歇居多。房性期前收缩下传的 QRS 波群形态通常正常,有时也可出现宽阔畸形的 QRS 波群,称为室内差异性传导。

4.治疗　房性期前收缩通常无须治疗。当明显症状或因房性期前收缩触发室上性心动过速时,应给予治疗。吸烟、饮酒与咖啡因可诱发房性期前收缩,应劝导患者戒除或减量。治疗药物包括镇静药、β 受体阻滞药等,也可选用洋地黄或钙通道阻滞药。

## 二、房性心动过速

房性心动过速简称房速。根据发生机制与心电图表现的不同,可分为自律性房性心动过速、折返性房性心动过速与混乱性房性心动过速 3 种。

1.病因　大多数伴有房室传导阻滞的阵发性房性心动过速因心房局部自律性增高引起。心肌梗死、慢性肺部疾病、大量饮酒及各种代谢障碍均可导致房性心动过速。洋地黄类药物服用过量,导致洋地黄中毒,特别在低钾血症时易发生此种心律失常。折返性房性心动过速多发生在手术瘢痕或解剖缺陷的邻近部位。紊乱性房性心动过速即多源性房性心动过速,常发生于患慢性阻塞性肺疾病或充血性心力衰竭的老年人,也可见于洋地黄中毒与低钾血症患者,紊乱性房性心律易蜕变为心房颤动。

通过普通的方法很难明确局灶冲动的产生机制。已有的资料提示,引起局灶电活动的原因可能有自律性异常过高,延迟后除极引起的触发活动或微折返。房性心动过速开始发作时常常有频率的逐渐增加和(或)房性心动过速终止之前有频率的逐渐降低,上述现象提示自律性异常可能是局灶性房性心动过速的主要机制。

2.临床表现　房性心动过速患者可出现心悸、头晕、疲乏无力、胸痛、呼吸困难及昏厥等症状。发作可呈短暂、阵发性或持续性。局灶性房性心动过速的频率多在 130~250 次/分,受儿茶酚胺水平和自主神经张力的影响。当房室传导比率发生变动时,听诊心律失常,第一心音强度不等。颈静脉可见 a 波数目超过听诊心搏次数。

3.诊断　主要根据病因、临床表现及心电图检查做出诊断。其心电图的表现如下:①心房率通常为 150~200 次/分;②P 波形态与窦性者不同,根据心房异位激动灶的部位或房性心动过速发生的机制不同而形态各异;③常出现二度Ⅰ型或Ⅱ型房室传导阻滞,呈现 2:1 房室传导者也属常见;④P 波之间的等电线仍存在(与典型心房扑动时等电线消失不同);⑤刺激迷走神经不能终止心动过速,仅加重房室传导阻滞;⑥发作开始时心率逐渐加速。

Holter 同样可以诊断房性心动过速,如果患者心悸发作时间短,来不及发作当时做心电图,但发作比较频繁,可做 24 小时或 48 小时动态心电图(即常说的 Holter)监测来确诊房性心动过速。动态心电图会连续记录下患者 24 小时所有心电信号,通过计算机分析,发现事件,得出诊断。

4.治疗　房性心动过速合并房室传导阻滞时,心室率通常不太快,不会导致严重的血流动力学障碍,患者通常不会有生命危险,因此无须紧急处理。若心室率达 140 次/分以上,由洋地黄中毒所致,或有严重充血性心力衰竭或休克征象,应进行紧急治疗。对于不同的诱因应采取不同的处理方法。

(1)洋地黄中毒引起者:①立即停用洋地黄;②如血钾水平不高,首选氯化钾,口服或静脉滴注氯化钾,同时进行心电图监测,以避免出现高钾血症;③已有高钾血症或不能应用氯化钾者,可选用 β 受体阻滞药。心室率不快者,仅需停用洋地黄。

(2)非洋地黄引起者:①积极寻找病因,针对病因治疗;②洋地黄、β受体阻滞药、非二氢吡啶类钙通道阻滞药可用于减慢心室率;③如未能转复窦性心律,可加用Ⅰa、Ⅰc或Ⅲ类抗心律失常药;④持续性药物治疗无效的房性心动过速可考虑作射频消融。

(3)经导管射频消融治疗房性心动过速的适应证:不管房性心动过速的机制是异常自律性、触发活动还是微折返,局灶性房性心动过速都可以通过导管消融其局灶起源点而得到根治,而且目前已经成为持续性房性心动过速尤其是无休止房性心动过速的首选治疗方法。对于药物无效或无休止性的房性心动过速,尤其在出现心律失常性心肌病时,导管消融其局灶起源点是最佳治疗。

### 三、心房扑动

心房扑动是指快速、规则的心房电活动。在心电图上表现为大小相等、频率快而规则(心房率一般在240~340次/分)、无等电位线的心房扑动波。

1.病因　心房扑动多由房性冲动在右房内环形折返所致,少数心房扑动由于房性异位灶自律性增高所致。阵发性心房扑动发生于无器质性疾病患者,持续性心房扑动可见于风湿性心脏病、冠心病、肺源性心脏病、酒精性心肌病和甲亢性心脏病等。

2.临床表现　患者常感觉心悸、胸闷,严重时感觉头晕、头痛,此外患者的症状与原发病存在关联,比如诱发心绞痛、心力衰竭等。查体时患者的心房扑动心室率可规则或不规则,颈静脉搏动次数常为心室率的数倍。按摩颈静脉窦可使心率减慢或不规则,运动可使心率增加。

3.诊断　主要根据患者的病史、临床表现及心电图表现诊断。心房扑动患者心电图主要表现如下:①P波消失,出现F波,其形态、间距及振幅均相同,呈锯齿状,频率在250~350次/分,F-F之间无等电位线;②QRS波形态和时间正常,或稍有差异;③常见房室传导比例为2∶1,也可呈3∶1、4∶1,房室传导比例不固定者心室率可不规则;④有时F波频率和形态不是绝对规则,称不纯性心房扑动或心房扑动-颤动。

4.治疗　心房扑动的治疗包括:①病因治疗;②转复心律:包括同步电复律、经食管心房调搏术、经导管射频消融术和药物复律;③控制心室率:可选β受体阻滞药或维拉帕米,伴心力衰竭时首选洋地黄;④抗凝治疗。

### 四、心房颤动

心房颤动简称房颤,是最常见的心律失常之一,是由心房主导折返环引起许多小折返环导致的房律紊乱。它几乎见于所有的器质性心脏病,在非器质性心脏病也可发生。可引起严重的并发症,如心力衰竭和动脉栓塞,严重威胁人体健康。临床上根据心房颤动的发作特点,将心房颤动分为阵发性心房颤动(心房颤动发生时间小于7小时,常小于24小时,可自行转复为窦性心律)、持续性心房颤动(心房颤动发生时间大于2天,多需电转复或药物转复)、永久性心房颤动(不可能转为窦性心律)。

1.病因　多种疾病均可导致心房颤动的发生,主要包括以下几种。

(1)风湿性心脏瓣膜病:风湿性心脏瓣膜病仍是心房颤动的最常见原因,尤其多见于二尖瓣狭窄合并关闭不全。其中二尖瓣狭窄患者当中,心房颤动为41%。

(2)冠心病:随着冠心病发病率的增加,在很多国家和地区,冠心病已成为心房颤动的首要原因。

(3)心肌病:各种类型的心肌病均可以发生心房颤动,发生率在 10%~50%,成人多见,儿童也可发生,以原发性充血性心肌病为主,约占 20%。

(4)原发性高血压:原发性高血压在心房颤动原因中的比率为 9.3%~22.6%。心房颤动的发生与原发性高血压所致肥厚心肌的心电生理异常、肥厚心肌缺血及肥厚心肌纤维化有关。

(5)缩窄性心包炎:一般患者的发病率为 22%~36%,高龄患者心房颤动的发生率可达 70%,心包积液患者也可伴发心房颤动。

(6)肺心病:肺心病发生心房颤动的原因与肺内反复感染、长期缺氧、酸中毒及电解质紊乱有关。

(7)先天性心脏病:在先天性心脏病中,心房颤动主要见于房间隔缺损患者。

(8)病态窦房结综合征:当窦性心动过缓时,心房的异位兴奋性便增强,易于发生心房颤动。

(9)预激综合征:预激综合征的主要并发症是阵发性房室折返性心动过速,其次为心房颤动,一般认为心室预激的心房颤动发生率与年龄有关,儿童患者很少发生,而高龄患者则心房颤动发生率较高。

(10)甲状腺功能亢进:心房颤动是甲亢的主要症状之一,甲亢患者中心房颤动的发生率在 15%~20%,老年人甲亢者可能存在心肌的器质性损害,易发生慢性心房颤动。

2.临床表现

(1)症状:心房颤动发作时,除基础心脏病引起的血流动力学改变外,由于心房颤动使心房的收缩功能丧失,心室收缩变得不规律,心室率增快,患者最常见的症状是心悸。如合并冠心病,患者可出现心绞痛、眩晕、昏厥,严重可出现心力衰竭及休克。如合并风湿性心脏病二尖瓣狭窄者,常诱发急性肺水肿,伴有肺动脉高压者可发生咯血。某些慢性心房颤动,患者可以无任何症状,尤其在老年人多见,常在体检或心电图检查时发现。

(2)体征:对于原有心脏病的患者,心房颤动者体征因原发心脏病的不同而不同。听诊可发现心尖部第一心音强弱不等,心律绝对不齐,脉搏短绌。此外,心房颤动患者可发生脑、肺及四肢血管栓塞征,栓塞的发生率与年龄、心房大小和基础心脏病有关。心房颤动患者脑梗死发生率比正常人群高 5 倍。

3.诊断　心房颤动患者心电图表现为:①P 波消失代之以振幅、形态、节律不一的 f 波,频率为 350~600 次/分,f 波可以相当明显,类似不纯心房扑动,也可以纤细而难以辨认;②RR 间距绝对不规则。患者一般有病理和生理传导性异常,有时可与其他类型的心律失常并存,如期前收缩、阵发性室上性或室性心动过速及各种房室传导阻滞等,而使心电图表现不典型。

4.治疗

(1)病因治疗:积极治疗原发性心脏病才容易使心房颤动转复为窦性心律,并使之转复后长期维持,即使不能治愈病因,能解除血流动力学异常也很重要。在缺血性心脏病、高血压性心脏病、心肌病等所致心房颤动者,当心肌缺血改善,心力衰竭纠正,在血压控制良好的情况下,心房颤动转复的机会增加,并能长时间维持窦性心律,风湿性心脏病二尖瓣狭窄并心房颤动患者,实行手术去除病因后许多患者能在复律后长期维持窦性心律。

(2)药物治疗:包括药物复律、控制心室率及抗凝治疗。

(3)射频消融治疗:射频消融主要应用于抗心律失常药无效,或有明显症状的阵发性心房颤动患者及心室率不易控制的持续心房颤动患者。目前常用的是肺静脉隔离术,Carto 的引导使得射频消融术更加精确。

(4)外科治疗:主要包括希氏束离断术——"走廊术"及"迷宫术",目前临床普遍采用"迷宫术"。其主要机制是在一系列切口之间,引导心房同时激动,以消除心房颤动,即通过一系列切口打断常见的折返环,建立一条特殊的传导通路使心房电活动同步。

(5)抗凝治疗,预防栓塞:心房颤动时心房失去了有效的收缩,血液在心房内淤滞有利于血栓的形成。血栓脱落后可随血流移动,导致全身不同部位的栓塞。因此积极予以抗凝治疗非常重要。目前常用的是 CHA$_2$DS$_2$VASC 评分(表 6-1)。评分≥2 分,推荐口服抗凝药治疗,如华法林;评分为 1 分,可以选择华法林抗凝或阿司匹林抗血小板治疗,推荐选用华法林治疗;评分为 0 分,可以选择阿司匹林或不用抗凝治疗,推荐不抗凝治疗。

表 6-1 CHA$_2$DS$_2$VASC 评分

| 字母 | 危险因素 | 积分 |
|---|---|---|
| C | 慢性心力衰竭/左室功能障碍 | 1 |
| H | 高血压 | 1 |
| A | 年龄≥75 岁 | 2 |
| D | 糖尿病 | 1 |
| S | 卒中/短暂脑缺血发作(TIA)/血栓栓塞病史 | 2 |
| V | 血管疾病 | 1 |
| A | 年龄 65~74 岁 | 1 |
| Se | 性别(女性) | 1 |
| 合计 | 最高积分 | 9 |

# 第三节 房室交界区心律失常

房室交界区心律失常是由房室结及其周围组织引起的心律失常,常见类型包括房室交界区性期前收缩、交界区性逸搏与逸搏心律、非阵发性交界区性心动过速、房室结折返性心动过速、预激综合征。

## 一、房室交界区性期前收缩

房室交界区性期前收缩又称为房室交界区性期前收缩,指起源于房室交界区域的期前激动。房室交界区域包括房室结、心房下部和希氏束。房室交界区性期前收缩可见于无或有器质性心脏病的患者。

1.病因及临床表现  病因与临床表现和房性期前收缩相似。

2.诊断  房室交界区性期前收缩依据心电图而诊断。其心电图特征为交界区提前出现的激动向上逆传心房产生逆行 P 波,向下激动心室产生提前的 QRS 波;逆传 P 波出现在 QRS 波之前(PR 间期<0.12 秒)、之后(PR 间期<0.20 秒)或埋藏在 QRS 波之中;QRS 波多形态正常,一般多出现完全性代偿间歇,若存在室内差异传导,则出现宽大畸形的 QRS 波,不易与室性期前收缩鉴别。

3.治疗  房室交界区性期前收缩一般不需要治疗,重点为治疗原发病。

## 二、房室交界区性逸搏与逸搏心律

当窦房结或心房内的激动不能按时传到房室交界区,其间歇超过交界区组织内潜在起搏点的自律周期的时限时,此潜在起搏点即发放冲动,由此引起的一次异位心搏称为交界区性逸搏。连续 3 个或 3 个以上的交界区性逸搏即构成交界区性逸搏心律。

1.病因与发病机制  房室交界区性逸搏或逸搏心律既可以是对迷走神经刺激的反应,也可以见于病理情况如严重的心动过缓或房室传导阻滞,此时的房室交界区性逸搏和逸搏心律可替代高位节律点激动心室。在正常情况下,房室交界区并不表现出自律性,为潜在心脏起搏点。当窦房结的频率低于房室交界区,或者窦房结的冲动未能传导至房室交界区,后者可以发放冲动而引起逸搏,连续出现的逸搏形成逸搏心律。可见于心脏结构正常或有器质性心脏病的患者。

2.临床表现  患者可有胸闷、头昏、乏力,与心动过缓有关。若心房收缩正逢三尖瓣处于关闭状态,查体时可见颈静脉搏动时的大 a 波。

3.诊断  心电图特征:在长于正常窦性 PP 间期的间歇之后出现一个正常的 QRS 波,P 波缺如,或可见逆行性 P 波位于 QRS 波之前或之后;有时也可以见到未下传到心室的窦性 P 波,即 QRS 波前有窦性 P 波,PR 间期<0.12 秒;房室交界区性逸搏的频率多为40~60 次/分,QRS 波形态多正常。

4.治疗  需要根据具体情况进行个体化治疗,有些情况可能不需要任何治疗,但有些情况时需应用增加逸搏频率和改善房室传导的药物,或给予心脏起搏治疗。

## 三、非阵发性房室交界区性心动过速

1.病因与发病机制  非阵发性房室交界区性心动过速与房室交界区自律性增高或触发活动有关,多见于急性下壁心肌梗死、心肌炎、心脏手术后,偶见于正常人。服用洋地黄过程中出现非阵发性房室交界区性心动过速多提示洋地黄中毒。

2.临床表现  患者可表现为阵发性心悸、胸闷、头晕及原有心脏病症状加重,但一般没有明显的血流动力学改变。洋地黄中毒者还会有洋地黄中毒的其他表现。

3.诊断  心电图特征:非阵发性房室交界区性心动过速的发作渐始渐止,心率逐渐变化,心动过速频率多为 70~130 次/分;QRS 波多呈室上性,其前或后可伴逆行 P 波;心电图多呈规则节律,但洋地黄中毒常合并房室交界区文氏传导阻滞而表现不规则的心室节律;多数情况下,心房活动由窦房结或心房异位节律点支配,表现为房室分离。

4.治疗　首先应治疗基础疾病。血流动力学稳定的患者可以密切观察而无须特殊处理。若怀疑为洋地黄中毒,则必须停用洋地黄,同时给予钾盐。

### 四、房室结折返性心动过速

房室结折返性心动过速(AV nodal reentrant tachycardia,AVNRT)是阵发性室上性心动过速的一种常见类型,一般不伴有器质性心脏病,可发生于不同年龄和性别。

1.发病机制　其发病机制是由于房室结内(或房室交界区)存在着电生理特性不同的两条传导通路,即房室结双径路,其中快径路表现为不应期长、传导速度快;慢径路表现为不应期短、传导速度慢。AVNRT可分为慢-快型(常见型)和快-慢型(少见型)两种类型。慢-快型者冲动经慢径路下传,经快径路逆传;快-慢型者冲动经快径路下传,经慢径路逆传。

2.临床表现　其症状与有无器质性心脏病、心动过速时的心室率及发作持续时间有关。心动过速呈突发突止的特点,轻者可有心悸、胸闷、紧张和焦虑;重者可出现心绞痛、心力衰竭、昏厥甚至休克。如果发作时心室率过快,或心动过速终止时未能及时恢复窦性心律可发生昏厥。查体时可见心率增快、第一心音强度固定和心室律绝对规则。不伴有器质性心脏病的患者通常预后良好。

3.诊断　心电图特征:起始突然,常由房性期前收缩诱发;QRS波呈室上性;心率130~250次/分,成人多为150~200次/分,儿童可能更快,偶有低于130次/分的情况;慢-快型者P波常埋于QRS波内不易辨认,也可在QRS起始形成假性q波,或在QRS终末形成假性s波或r波;快-慢型者可见逆行P波,RP'>P'R;少数患者由于心动过速频率过快可能出现QRS电交替现象。

4.治疗　心动过速急性发作的处理选择治疗措施时应根据患者的病史、是否伴有器质性心脏病及症状的耐受程度等综合考虑。

(1)刺激迷走神经:Valsalva动作、颈动脉窦按压,以及双手用力握拳做下蹲动作,诱导恶心,将面部浸于冷水内等。

(2)药物终止心动过速:静脉用药过程中应持续监测心电图变化。常用药物有腺苷、钙通道阻滞药、洋地黄和β受体阻滞药等,Ⅰa和Ⅰc类抗心律失常药虽能阻断快径路逆向传导,但很少用于室上性心动过速的复发。

(3)直流电复律:对于血流动力学不稳定的患者尽早考虑电复律。电复律时使用能量10~50J。

(4)经食管心房调搏:经食管心房调搏用于药物禁忌、药物无效和有电复律禁忌证的患者。

5.预防　针对已经转复的患者,可考虑采取措施预防复发,可采取以下方案。

(1)药物预防:事先应评价患者是否有必要长期应用抗心律失常药预防心动过速反复发作。对于心动过速偶发、发作持续时间短、发作时心率不是很快、症状不重的患者可不必长期使用药物预防其发作。

（2）导管射频消融：导管射频消融是根治阵发性室上性心动过速的成熟方法，具有安全、迅速和有效的优点。对于 AVNRT，目前主要采用阻断慢径路传导的方法，根治率高达95%以上。导管射频消融根治 AVNRT 的主要风险是房室传导阻滞和心脏压塞，这些并发症在有经验的心脏中心已极少发生，因此，可作为发作频繁、症状明显患者的首选方法。

## 五、预激综合征

1.病因与发病机制　预激综合征又称 Wolf-Parkinson-White 综合征（简称 WPW 综合征），是指心电图上有预激表现，同时伴有心动过速。当房室之间存在除房室结以外的具有快速传导特性的异常传导通路（房室旁路）时，心房冲动可经该异常通路提前激动（即所谓的预激）局部心室肌甚至整个心室肌。大多数患者不伴有心脏结构异常，在部分患者可伴有心肌病和 Ebstein 畸形、二尖瓣脱垂等先天性心脏病。

WPW 综合征患者伴有的心动过速有以下几种：①顺向型或正向房室折返性心动过速：心动过速时冲动经房室结下传心室，经旁路逆传心房形成折返，形成房室折返性心动过速；②逆向型或逆向房室折返性心动过速：心动过速时冲动经旁路下传心室，经房室结逆传心房，同时因心室经旁路激动产生宽大畸形的 QRS 波；③心房颤动（心房颤动）：发生心房颤动可能与心室激动经旁路逆传心房有关。WPW 综合征伴心房颤动时由于心房激动同时经房室结和旁路前传，心室率的快慢和 QRS 畸形程度取决于旁路的电生理特性和激动心室成分的比例。

2.临床表现　房室旁路本身不会引起症状。心动过速主要类型是房室折返性心动过速，也可为心房颤动或心房扑动（房扑）。心动过速可以发生在任何年龄，在某些患者，随着年龄增加发作会减少。房室折返性心动过速有突发突止的特点。心动过速的症状可因基础心脏疾病、心律失常类型、心室率及发作持续时间等而轻重不一，发生心房颤动时可因极快的心室率和明显不规则的节律导致心室颤动，甚至发生猝死。

3.诊断

（1）窦性心律的心电图表现：PR 间期短于 0.12 秒；QRS 波起始部粗钝（预激波），QRS 宽大畸形，部分导联 QRS 波宽度大于 0.12 秒；ST-T 呈继发性改变，方向通常与预激波或向量方向相反；旁路位置不同引起的心电图 QRS 波形态也不同；根据胸前导联，尤其是 V₁ 导联可将 WPW 综合征分为 A、B 两型，A 型胸前导联的 QRS 波均为正向，提示为左侧旁路，B 型 V₁ 导联的 QRS 波负向而 V₅、V₆ 导联的 QRS 波正向，提示为右侧旁路。部分患者的心电图预激波间歇出现，为间歇性预激现象，是由于传导特性的变化造成。部分房室旁路不具有前向传导（心房到心室的传导）的特性，但具有逆向传导（心室到心房的传导）功能，窦性心律时心电图无预激现象，但由于具有逆向传导功能，故可通过室房传导引起阵发性室上性心动过速，这种旁路称为隐匿性旁路。

（2）心动过速的心电图表现：绝大多数房室折返性心动过速表现为顺向型，此时 QRS 波形态正常，频率 150～250 次/分，有时在 QRS 波后可见逆行 P 波。逆向型房室折返性心动过速 QRS 波宽大畸形，类似心室完全预激时的形态，需要与室性心动过速鉴别。极少数患者由于存在多条房室旁路，心电图形态可能变化较多，不同旁路与房室结之间、不同旁路之间形成的折返环路会使心电图的表现更为复杂。心房颤动时冲动除经过房室结激动心室外,还可经旁路下传心室,出现不规则的 QRS 波节律和正常 QRS 波与宽大畸形 QRS 波并存或交替的现象。若旁路不应期很短,心室率可以极快,甚至演变为心室颤动致猝死。

4.治疗 心电图上预激但从无心动过速发作的患者可以不进行治疗,或可以先行心电生理检查以对旁路的不应期特征做出评价。对于心动过速反复发作或有心房颤动发作病史的患者则需要治疗。

对于急性发作期的患者,顺向型房室折返性心动过速可参考房室结折返性心动过速治疗原则处理。可静脉应用腺苷、维拉帕米或普罗帕酮终止心动过速。对伴有心房颤动或心房扑动的患者,应选用延长房室旁路不应期的药物,如胺碘酮、普罗帕酮或普鲁卡因胺。洋地黄、利多卡因、维拉帕米会加速预激伴心房颤动时的心室率,所以应避免使用。出现频率很快的逆向型房室折返性心动过速,或心房颤动快速的心室率造成血流动力学不稳定者应立即同步电复律。

导管射频消融是根治 WPW 综合征的有效方法,由于成功率高、复发率低,并且安全,已成为治疗 WPW 综合征的首选方法。特别适用于心律失常反复发作、药物预防效果不佳或旁路不应期短,以及不愿意长期服用药物预防心动过速发作的患者。对于不接受导管射频消融的患者,可选用 Ic 类抗心律失常药、胺碘酮和索他洛尔。

## 第四节　室性心律失常

室性心律失常指起源于心室的心律失常,是常见的心律失常,包括室性期前收缩(室早)、室性心动过速(室速)、心室颤动(室颤)等。

### 一、室性期前收缩

室性期前收缩是由希氏束分支以下异位起搏点提前产生的心室激动,中老年人多见,有的可无明显临床症状,有的可导致严重后果不容忽视。常见于冠心病、风湿性心脏病与二尖瓣脱垂患者。

1.临床表现 一般偶发的期前收缩不引起任何不适。当期前收缩频发或连续出现时,可使心排出量下降及重要器官灌注减少,可有心悸、胸闷、乏力、头昏、出汗、心绞痛或呼吸困难等症状。听诊时可听到突然提前出现心搏,第一心音较正常响亮,第二心音微弱或听不到,随后有较长的代偿间歇。脉诊可以触到提前出现的微弱脉搏,随后有一较长的代偿间歇。

2.诊断 心电图表现:①提前发生 QRS 波群,时限通常超过 0.12 秒,宽大畸形,ST 段与 T 波的方向与 QRS 主波方向相反,其前无 P 波;②室性期前收缩与其前面的窦性搏动的间期恒定;③完全性代偿间期:包含室性期前收缩在内,前后两个下传的窦性搏动的间期等于两个窦性 RR 之和;④有室性并行心律的心电图表现。

3.治疗 经过全面详细的检查不能证明有器质性心脏病的室性期前收缩可认为是良

性的,无须治疗。有器质性心脏病并具有下列条件之一者认为是具有潜在恶性或恶性室性期前收缩,必须治疗:①频率平均≥5次/分者;②多形性或多源性,但要注意除外房性期前收缩伴差异传导;③呈二联律或三联律;④连续3个以上呈短暂阵发性室性心动过速;⑤急性心肌梗死,即使偶发室性期前收缩,也应及时治疗。

4.治疗 其治疗包括针对病因治疗、抗心律失常药治疗和射频消融治疗。

## 二、阵发性室性心动过速

由心室异位激动引起的心动过速,起始和终止突然,频率150~250次/分,心律规则,称为阵发性室性心动过速,若持续30秒以上称为持续性室性心动过速。

1.病因 阵发性室性心动过速多见于器质性心脏病如冠心病、心肌病、心肌炎、心肌梗死等,此外,可见于药物中毒如抗心律失常药、氯喹、洋地黄及拟交感神经药过量等,少数见于无器质性心脏病。

2.临床表现 阵发性室性心动过速突然发作,可持续数分钟、数小时或数天。发作时心率不过快,又无器质性心脏病者症状轻微,可仅有心悸。有器质性心脏病且心室率较快时,由于心排出量降低,常有心悸、气短、胸闷、头晕,严重时可出现昏厥、心力衰竭、心绞痛、休克,少数可发展为心室扑动或心室颤动。听诊发现心率快,150~260次/分,心律规则或有轻度不齐,心尖部第一心音响度改变及大炮音,可有第一心音宽分裂,刺激迷走神经不能终止发作。

3.诊断 心电图特征表现:①3个或以上的室性期前收缩连续出现;②QRS波群宽大畸形,时限超过0.12秒,ST-T波方向与QRS波群主波方向相反;③心室率通常为100~250次/分,心律规则,但也可轻度不规则;④心房独立活动与QRS波群无固定关系,形成室房分离。偶尔个别或所有心室激动逆传夺获心房;⑤心室夺获与室性融合波;⑥室性融合波、心室夺获、全部心前区导联QRS波群主波方向呈同向性等心电图表现提示室性心动过速。

4.治疗 其治疗包括电复律治疗、病因治疗、抗心律失常药治疗及射频消融治疗。

## 三、心室扑动与心室颤动

心室扑动与心室颤动是严重的异位心律,心室丧失有效的整体收缩能力,而是被各部心肌快而不协调的颤动所代替。两者的血流动力学的影响均相当于心室停搏。心室扑动常为心室颤动的前奏,也常是临终前的一种致命性心律失常。

1.病因 心室扑动与心室颤动的病因可包括以下几种:①急性冠状动脉综合征:不稳定型心绞痛、急性心肌梗死、心功能不全;②扩张型和稳定型心绞痛;③心房颤动伴预激综合征;④长QT综合征、Brugada综合征等心脏离子通道病;⑤病态窦房结综合征或完全性房室传导阻滞所致严重心动过缓;⑥电击或雷击;⑦继发于低温;⑧药物不良反应:洋地黄、肾上腺素类及抗心律失常等药物。

2.临床表现 临床症状包括发病突然、意识丧失、抽搐、呼吸停顿甚至死亡。听诊心音消失,无大动脉搏动,血压测不出,发绀和瞳孔散大等。

3.诊断 依据心电图特征进行诊断。

（1）心室扑动：QRS 波群和 T 波难以辨认，代之以较为规则、振幅高大的正弦波群，每分钟 150~300 次（平均约 200 次）。

（2）心室颤动：波形、振幅与频率均极不规则，无法辨认 P 波、QRS 波群、ST 段与 T 波，频率达 150~300 次/分。

4.治疗

（1）直流电复律和除颤为治疗心室扑动和心室颤动的首选措施，应争取在短时间内（1~2 分钟）给予非同步直流电除颤，一般用 300~400J 电击，若无效可静脉或气管注入、心内注射肾上腺素或托西溴苄铵（溴苄铵）或利多卡因，再行电击，可提高成功率。若在发病后 4 分钟内除颤，成功率 50% 以上，4 分钟以后仅有 4%。若身边无除颤器应首先作心前区捶击 2~3 下，捶击心脏不复跳，立即进行胸外心脏按压，70~80 次/分。

（2）药物除颤：静脉注射利多卡因或普鲁卡因胺。若是洋地黄中毒引起心室颤动，应用苯妥英钠静脉注射。

（3）经上述治疗恢复自主心律者，可持续静脉滴注利多卡因或普鲁卡因胺维持。此外，托西溴苄铵（溴苄铵）、索他洛尔、胺碘酮静脉滴注，也有预防心室颤动的良好疗效。洋地黄中毒者可给苯妥英钠。

（4）在坚持上述治疗的同时要注意保持气道通畅，坚持人工呼吸，提供充分氧气。

（5）在抢救治疗的同时，还应注意纠正酸碱平衡失调和电解质紊乱。因为心室扑动、心室颤动持续时间稍长，体内即出现酸中毒，不利于除颤。此时可给 11.2% 乳酸钠或 4%~5% 碳酸氢钠静脉滴注。

# 第七章　高血压

高血压指以体循环收缩压和(或)舒张压持续升高为主要临床表现,由多基因遗传、环境和多种危险因素相互作用所致的全身性疾病,分为原发性高血压和继发性高血压,其中后者继发于某些确定的疾病和原因。高血压是多种心、脑血管疾病的重要病因和危险因素,影响重要脏器,如心、脑、肾的结构与功能,最终导致这些器官的衰竭,迄今仍是心血管系统疾病死亡的主要原因之一,患病率呈逐年上升的趋势。

## 第一节　高血压的分类与发病机制

### 一、分类

1.原发性高血压　原发性高血压是指血压升高未发现单一或特定的病因,约占高血压患者的95%。原发性高血压早期患者可无症状,可能在体检时发现。少数有头痛、头晕眼花、心悸及肢体麻木等症状。晚期高血压可在上述症状加重的基础上引起心、脑、肾等器官的病变及相应症状,以致发生动脉硬化、脑血管意外、肾脏病,并易伴发冠心病。临床上只有排除继发性高血压后,才可诊断为原发性高血压。

2.继发性高血压　继发性高血压是指在某些疾病中并发产生的血压升高,仅仅是这些疾病的症状之一,故又称症状性高血压,占所有高血压患者的1%~5%。如果引起高血压症状的原发病症能够控制,那么高血压就可以改善。常见的继发性高血压原因见表7-1。

表7-1　常见继发性高血压原因

| | |
|---|---|
| 1.肾性 | 3.神经源性 |
| (1)肾实质性疾病:①急性、慢性肾小球肾炎,肾盂肾炎,遗传性、放射性、红斑狼疮性肾炎;②多囊肾;③肾盂积水;④分泌肾素性肿瘤;⑤糖尿病肾病;⑥结缔组织病 | (1)脑部肿瘤 |
| | (2)脑炎 |
| | (3)家庭性自主神经功能异常 |
| | 4.机械性血流障碍 |
| (2)肾血管性疾病:①纤维肌性结构不良致肾动脉狭窄;②动脉粥样硬化致肾动脉狭窄;③肾梗死;④多发性大动脉炎;⑤肾动脉血栓形成 | (1)动静脉瘘 |
| | (2)主动脉瓣关闭不全 |
| | (3)主动脉缩窄 |
| 2.内分泌疾病 | 5.外源性 |
| (1)甲状腺:①甲状腺功能减退;②甲状腺功能亢进 | (1)中毒 |
| (2)甲状旁腺:甲状旁腺功能亢进 | (2)药物:①交感神经胺类;②避孕药;③激素使用;④甘草过量 |
| (3)肾上腺:①库欣综合征;②原发性醛固酮增多症;③嗜铬细胞瘤;④糖皮质激素反应性肾上腺功能亢进 | 6.妊娠高血压综合征 |
| (4)垂体:肢端肥大症 | |

（续表）

| 7.其他 |
| （1）真性红细胞增多症 |
| （2）烧伤 |
| （3）类癌综合征 |

## 二、发病机制

**1.神经机制**　各种原因使大脑皮质下神经中枢功能发生变化，各种神经递质浓度与活性异常，包括去甲肾上腺素、肾上腺素、多巴胺、中枢肾素-血管紧张素系统，最终使交感神经系统活性亢进，血浆儿茶酚胺浓度升高，阻力小动脉收缩增强而导致血压增高。

**2.肾脏机制**　各种原因引起肾性水、钠潴留，增加心排出量。也可能通过排钠激素分泌释放增加，例如内源性类洋地黄物质，在排泄水、钠的同时使外周血管阻力增高而使血压增高。高盐饮食的生活方式加上遗传性或获得性肾脏排钠能力的下降是许多高血压患者的基本病理生理异常。

**3.肾素-血管紧张素-醛固酮系统（RAAS）激活**　肾小球入球动脉的球旁细胞分泌肾素，在肝脏内生成血管紧张素Ⅰ（ATⅠ），然后经肺循环的转换酶（ACE）生成血管紧张素Ⅱ（ATⅡ）。ATⅡ是RAAS的主要效应物质，作用于血管紧张素Ⅱ受体（$AT_1$），使小动脉平滑肌收缩，刺激肾上腺皮质球状带分泌醛固酮。通过交感神经末梢使去甲肾上腺素分泌增加，升高血压。近年来发现很多其他组织如血管壁、心脏、中枢神经、肾脏及肾上腺，也有RAAS各种组成成分。组织RAAS对心脏、血管的功能和结构所起的作用，可能在高血压发生和维持中有更大影响。

**4.血管机制**　大动脉和小动脉结构，以及功能的变化，在高血压发病中发挥着重要作用。覆盖在血管壁内表面的内皮细胞能生成、激活和释放各种血管活性物质，例如内皮素（ET-1）、内皮依赖性血管收缩因子等可调节心血管功能。年龄增长及各种心血管危险因素，如吸烟、高同型半胱氨酸血症等，导致血管内皮细胞功能异常，使氧自由基产生增加，NO灭活增强，血管炎症，氧化应激反应等影响动脉弹性功能和结构。由于大动脉弹性减退，脉搏波传导速度增快，反射波抵达中心大动脉的时相从舒张期提前到收缩期，出现收缩期延迟压力波峰，可以导致收缩（SBP）压升高，舒张压（DBP）降低，脉压增大。阻力小动脉结构（血管数目稀少或壁/腔比值增加）和功能（弹性减退和阻力增大）改变，影响外周压力反射点的位置或反射波强度，也对脉压增大起重要作用。

**5.胰岛素抵抗（insulin resistance，IR）**　是指必须以高于正常的血胰岛素释放水平来维持正常的糖耐量，表示机体组织对胰岛素处理葡萄糖的能力减退。约50%的原发性高血压患者存在不同程度的IR，在肥胖、血三酰甘油升高、高血压及糖耐量减退同时并存的四联症患者中最为明显。近年来认为IR是2型糖尿病和高血压发生的共同病理生理基础，但IR如何导致血压升高，尚未获得肯定解释。多数认为是IR造成继发性高胰岛素血症引起的。

# 第二节  高血压的临床表现

## 一、临床表现

1.症状  大多数患者起病缓慢、渐进,一般缺乏特殊的临床表现,且患者的主观症状和血压升高的程度可不一致。约半数患者仅在测量血压或因其他疾病就诊时才发现有高血压,少数患者则在发生心、脑、肾等器官的并发症时才明确高血压的诊断。患者早期由于血压波动幅度较大,可有较多症状,而在长期高血压后即使血压水平较高可能也无明显症状,故高血压患者应定期检测血压。现将相关系统主要临床表现分述如下。

(1)神经精神系统:头痛、头晕和头胀是高血压常见的神经系统症状,也可有头枕部或颈项扳紧感。高血压直接引起的头痛多发生在早晨,位于前额、枕部或颞部。多数症状可自行缓解,在紧张或劳累后加重。典型的头痛在血压下降后即可消失。但高血压患者可以同时合并其他原因的头痛,往往与血压无关,如精神焦虑性头痛、偏头痛、青光眼。高血压引起的头晕可为暂时性或持续性,伴有眩晕者较少,与内耳迷路血管障碍有关,经降压药物治疗后症状可减轻,但要注意有时血压下降得过快过多也可引起头晕。部分患者有乏力、失眠、工作能力下降等。

(2)心血管系统:在心功能代偿期,除有时感到心悸外,其他心脏方面的症状可不明显。代偿功能失调时,则可出现左心衰竭症状,如阵发性夜间呼吸困难,在体力劳累、饱食和说话过多时发生气喘、心悸、咳嗽,严重时或血压骤然升高时发生肺水肿。反复或持续的左心衰竭,可影响右心室功能而发展为全心衰竭,出现尿少、水肿等症状。

(3)肾功能表现:肾血管病变的程度和高血压程度及病程密切相关。肾功能代偿期时症状多不明显,肾功能失代偿时,肾浓缩功能受损,可出现多尿、夜尿、口渴、多饮等。当肾功能进一步减退时,尿量可减少,最终出现尿毒症。

(4)其他:出现急性大动脉夹层者根据病变的部位可有剧烈的胸痛或腹痛;有下肢周围血管病变者可出现间歇性跛行。

2.体征  血压并非固定数值,是波动的,且受季节、昼夜、情绪等因素影响较大。主要表现为:①冬季血管收缩,血压升高,夏季血管舒张,血压降低;②昼夜波动常呈"勺型分布";③情绪激动时血压升高等。

高血压体征较少。周围血管搏动、血管杂音、心脏杂音等是重点检查的项目。常见并应重视的部位是颈部、背部两侧肋脊角、上腹部脐两侧、腰部肋脊处的血管杂音。肾动脉狭窄的血管杂音,常向腹两侧传导,大多具有舒张期成分。心脏体征可有主动脉瓣区第二心音亢进、收缩期杂音或收缩早期喀喇音。

有些体征常提示继发性高血压的可能,例如腰部肿块提示多囊肾或嗜铬细胞瘤;股动脉搏动延迟出现或缺如,并且下肢血压明显低于上肢,提示主动脉狭窄;向心性肥胖、紫纹与多毛提示库欣综合征的可能。

3.急进性高血压  常见诱发因素有极度疲劳、过度紧张、寒冷刺激、更年期内分泌改变等。典型表现为血压显著升高，舒张压多持续在130~140mmHg或更高。其表现基本与缓进型高血压相似，但症状和头痛等明显，病情严重，发展迅速。常于数月至1~2年出现严重的脑、心、肾损害，发生脑血管意外、心力衰竭和尿毒症。并常有视力模糊或失明，视网膜可发生出血、渗出及视神经盘水肿。由于肾损害最为显著，常有持续蛋白尿，24小时尿蛋白可达3g，并可有血尿和管型尿，如不及时治疗最后多因尿毒症而死亡。

## 二、并发症

1.高血压危象　包括高血压急症和高血压亚急症，区别在于有无靶器官的急性损害。高血压急症主要表现在以下两方面。

（1）加剧性的恶性高血压。舒张压常>140mmHg，伴眼底乳头水肿、出血、渗出，患者可出现头痛、呕吐、嗜睡、失明、少尿甚至抽搐昏迷等。

（2）血压明显升高并有脑、心、肾等严重病变及其他紧急情况，如高血压脑病、脑卒中、颅外伤、急性心肌梗死、急性心力衰竭、急性动脉夹层、急性肾炎、嗜铬细胞瘤、术后高血压、严重烧伤、子痫等。

高血压亚急症是指虽然血压明显升高，但无上述重要器官功能迅速恶化的临床表现，如无眼底改变也无症状等。

2.高血压脑病　可发生在缓进型或急进型高血压患者，当平均血压上升到180mmHg以上时，脑血管可自主调节舒缩状态以保持脑血流相对稳定的功能减弱甚至消失，血管由收缩转为扩张，过度的血流在高压状态进入脑组织导致脑水肿，患者出现剧烈头痛、头晕、恶心、呕吐、烦躁不安、脉搏多慢而有力，可有呼吸困难或减慢、视力障碍、黑矇、抽搐、意识模糊，甚至昏迷，也可出现暂时性偏瘫、失语、偏身感觉障碍等。检查可见视神经盘水肿，脑脊液压力增高、蛋白含量增高。发作短暂者历时数分钟，长者可数小时甚至数天。

3.高血压心脏病　主要改变是左心室肥厚和扩大，心肌细胞肥大和间质纤维化。高血压导致心脏肥厚和扩大，称为高血压心脏病。高血压心脏病是高血压长期得不到控制的一个必然趋势，最后可因心脏肥大、心律失常、心力衰竭而影响生命。

4.脑血管病　包括脑出血、脑血栓、脑梗死、短暂性脑缺血发作。脑血管意外也称脑卒中，病势凶猛，致死及致残率极高，是急性脑血管病中最凶猛的一种。高血压患者血压越高，脑卒中的发生率越高。高血压患者如脑动脉硬化到一定程度时，再加上一时的激动或过度的兴奋，如愤怒、突然事故的发生、剧烈运动等，使血压急骤升高，脑血管破裂出血，血液便溢入血管周围的脑组织，患者出现昏迷、半身不遂、口眼歪斜等。

5.慢性肾衰竭　高血压对肾的损害是一个严重的并发症，高血压合并肾衰竭约占10%。高血压与肾损害可相互影响，形成恶性循环。一方面，高血压引起肾损害；另一方面肾损害加重高血压病。一般到高血压的中、后期，肾小动脉发生硬化，肾血流量减少，此时可出现多尿和夜尿增多，肾浓缩能力降低。急骤发展的高血压可引起广泛的肾小动脉弥散性病变，导致恶性肾小动脉硬化，从而迅速发展为尿毒症。

6.主动脉夹层　指血液通过主动脉内膜裂口，进入主动脉壁并造成正常动脉壁的分离，是最常见的主动脉疾病之一。典型的急性主动脉夹层患者往往表现为突发的、剧烈的、胸背部撕裂样疼痛。严重的可以出现心力衰竭、昏厥、甚至突然死亡，多数患者同时伴有难以控制的高血压。同时主动脉分支动脉闭塞可导致相应的脑、肢体、肾、腹腔脏器缺血症状，如脑梗死、少尿、腹部疼痛、双腿苍白、无力、花斑甚至截瘫等。高血压的控制对于主动脉夹层的预防、治疗、预后有着全面的影响，是最基本和最不能忽视的治疗和预防手段。

## 第三节　高血压的分层分组与诊断

### 一、分类和定义

根据血压升高水平，可将高血压分为1级、2级和3级（表7-2）。

表7-2　单纯性收缩期高血压

| 分类 | 收缩压（mmHg） | | 舒张压（mmHg） |
|------|------|------|------|
| 正常血压 | <120 | 和 | <80 |
| 正常高值血压 | 120~139 | 和（或） | 80~90 |
| 高血压 | ≥140 | 和（或） | 90~99 |
| 1级高血压 | 140~159 | 和（或） | 100~109 |
| 2级高血压 | 160~179 | 和（或） | ≥110 |
| 3级高血压 | ≥180 | 和（或） | <90 |
| 单纯收缩期高血压 | ≥140 | 和 | 舒张压 |

注：当收缩压与舒张压属不同级别时，应该取较高的级别分类。

### 二、危险分层

流行病学研究表明，高血压对人体所造成的危害除取决于血压水平外，还取决于其他危险因素的存在情况、靶器官损害，以及并存的临床情况如糖尿病和心、脑、肾血管病。这就意味着只有全面考虑到上述各方面情况，才能够较准确地评估高血压患者的危险等级。为了便于将危险性分层（表7-3），2010年修订版《中国高血压防治指南》，将影响高血压预后的危险因素概括如下：①心血管疾病的危险因素；②靶器官受损情况；③并存的临床情况。

表7-3　高血压危险分层

| 危险因素和病史 | 高血压 | | |
|------|------|------|------|
| | 1级 | 2级 | 3级 |
| 无 | 低危 | 中危 | 高危 |
| 1~2个其他危险因素 | 中危 | 中危 | 极高危 |

（续表）

| 危险因素和病史 | 高血压 | | |
|---|---|---|---|
| | 1 级 | 2 级 | 3 级 |
| 3 个危险因素或靶器官损伤 | 高危 | 高危 | 极高危 |
| 临床并发症或糖尿病 | 极高危 | 极高危 | 极高危 |

## 三、分组

为便于临床实际应用，《1999WHO/ISH 高血压治疗指南》和我国 2010 年修订版《中国高血压防治指南》根据患者血压水平、危险因素及合并的器官受损情况对高血压患者的临床危险性进行了量化，将患者分为低、中、高和极高危险组。

1. 低危组　高血压 1 级，不伴有上列危险因素。

2. 中危组　高血压 1 级伴 1~2 个危险因素，或高血压 2 级不伴或伴有不超过 2 个危险因素。

3. 高危组　高血压 1~2 级伴至少 3 个危险因素，或高血压 3 级无其他危险因素。注意：在达到高危组的患者要立即开始用药治疗。

4. 很高危组　高血压 3 级伴任何危险因素、靶器官损坏或临床并发症或高血压 1~2 级伴相关的临床疾病（包括糖尿病）。

## 四、诊断

1. 诊室血压　高血压的诊断主要根据诊所测量的血压值，采用经核准的水银柱或电子血压计，测量安静休息坐位时上臂肱动脉部位血压。由于血压的波动性，应至少 2 次在非同日静息状态下测得血压高于 140/90mmHg 时方可诊断高血压，而血压值应以连续测量 3 次的平均值计，须注意情绪激动、体力活动时会引起一时性的血压升高，对于被测者手臂过粗、周径>35cm 及明显动脉粥样硬化者，气袖法测得的血压可高于实际血压。高血压的诊断应包括以下内容：①确诊高血压，即血压是否确实高于正常；②除外症状性高血压；③高血压分级；④重要脏器心、脑、肾功能估计；⑤有无合并可影响高血压病情发展和治疗的情况，如冠心病、糖尿病、高脂血症、高尿酸血症、慢性呼吸道疾病等；⑥判断患者出现心血管事件的危险程度。

2. 动态血压　24 小时≥130/80mmHg，白天≥135/85mmHg，夜间≥120/70mmHg。

3. 家庭血压　一般低于诊室血压值，高血压的诊断标准为≥135/85mmHg，与诊室血压的 140/90mmHg 相对应。

# 第四节　高血压的治疗

## 一、生活方式干预

生活方式干预可以降低血压、预防或延迟高血压的发生、降低心血管病风险。在本指南中，生活方式干预包括提倡健康生活方式，消除不利于身体和心理健康的行为和习惯。生活方式干预应该连续贯穿高血压治疗全过程,必要时联合药物治疗。具体内容简述如下。

1.减少钠盐摄入,增加钾摄入 钠盐可显著升高血压及高血压的发病风险,适度减少钠盐摄入可有效降低血压。钠盐摄入过多和(或)钾摄入不足,以及钾钠摄入比值较低是我国高血压发病的重要危险因素。

我国居民的膳食结构中,75.8%的钠来自家庭烹饪用盐,其次为高盐调味品。随着饮食模式的改变,加工食品中的钠盐也将成为重要的钠盐摄入途径。为了预防高血压和降低高血压患者的血压,钠的摄入量减少至2400mg/d(6 g氯化钠)。所有高血压患者均应采取各种措施,限制钠盐摄入量。主要措施包括:①减少烹调用盐及含钠高的调味品(包括味精、酱油);②避免或减少含钠盐量较高的加工食品,如咸菜、火腿、各类炒货和腌制品;③建议在烹调时尽可能使用定量盐勺,以起到警示的作用。

增加膳食中钾摄入量可降低血压。主要措施为:①增加富钾食物(新鲜蔬菜、水果和豆类)的摄入量;②肾功能良好者可选择低钠富钾替代盐。不建议服用钾补充剂(包括药物)来降低血压。肾功能不全者补钾前应咨询医师。

2.合理膳食 合理膳食模式可降低人群高血压、心血管疾病的发病风险。建议高血压患者和有进展为高血压风险的正常血压者,饮食以水果、蔬菜、低脂奶制品、富含食用纤维的全谷物、植物来源的蛋白质为主,减少饱和脂肪和胆固醇摄入。DASH(Dietary Approaches to Stop Hypertension)饮食富含新鲜蔬菜、水果、低脂(或脱脂)乳制品、禽肉、鱼、大豆和坚果,少糖、含糖饮料和红肉,其饱和脂肪和胆固醇水平低,富含钾镁钙等微量元素、优质蛋白质和纤维素。在高血压患者中,DASH饮食可分别降低SBP 11.4mmHg,DBP 5.5mmHg,一般人群可降低SBP 6.74mmHg,DBP 3.54mmHg,高血压患者控制热量摄入,血压降幅更大。依从DASH饮食能够有效降低冠心病和脑卒中风险。

3.控制体重 推荐将体重维持在健康范围内(BMI:18.5～23.9kg/m$^2$,男性腰围<90cm,女性<85cm)。建议所有超重和肥胖患者减重。控制体重,包括控制能量摄入、增加体力活动和行为干预。在膳食平衡基础上减少每天总热量摄入,控制高热量食物(高脂肪食物、含糖饮料和酒类等)的摄入,适当控制糖类的摄入;提倡进行规律的中等强度的有氧运动、减少久坐时间。此外,行为疗法,如建立节食意识、制订用餐计划、记录摄入食物种类和重量、计算热量等,对减轻体重有一定帮助。对于综合生活方式干预减重效果不理想者,推荐使用药物治疗或手术治疗。对特殊人群,如哺乳期妇女和老年人,应视具体情况采用个体化减重措施。减重计划应长期坚持,速度因人而异,不可急于求成。建议将目标定为一年内体重减少初始体重的5%～10%。

4.不吸烟 吸烟是一种不健康行为,是心血管病和癌症的主要危险因素之一。被动吸烟显著增加心血管疾病风险。戒烟虽不能降低血压,但戒烟可降低心血管疾病风险。

戒烟的益处十分肯定。因此,医师应强烈建议并督促高血压患者戒烟。询问每位患者每天吸烟数量及吸烟习惯等,并应用清晰、强烈、个性化方式建议其戒烟;评估吸烟者的戒烟意愿后,帮助吸烟者在1～2周的准备期后采用"突然停止法"开始戒烟;指导患者应用戒烟药物对抗戒断症状,如尼古丁贴片、尼古丁咀嚼胶(非处方药)、盐酸安非他酮缓释片和伐尼克兰;对戒烟成功者进行随访和监督,避免复吸。

5.限制饮酒　过量饮酒显著增加高血压的发病风险,且其风险随着饮酒量的增加而增加,限制饮酒可使血压降低。建议高血压患者不饮酒。如饮酒,则应少量并选择低度酒,避免饮用高度烈性酒。每天乙醇摄入量男性不超过 25g,女性不超过 15g;每周乙醇摄入量男性不超过 140g,女性不超过 80g。白酒、葡萄酒、啤酒摄入量分别少于 50mL、100mL、300mL。

6.增加运动　运动可以改善血压水平。有氧运动平均降低 SBP 3.84mmHg,DBP 2.58mmHg。队列研究发现,高血压患者定期锻炼可降低心血管死亡和全因死亡风险。因此,建议非高血压人群(为降低高血压发生风险)或高血压患者(为了降低血压),除日常生活的活动外,每周 4~7 天,每天累计 30~60 分钟的中等强度运动(如步行、慢跑、骑自行车、游泳等)。运动形式可采取有氧、阻抗和伸展等。以有氧运动为主,无氧运动作为补充。运动强度需因人而异,常用运动时最大心率来评估运动强度,中等强度运动为能达到最大心率[最大心率(次/分)= 220-年龄]的 60%~70%的运动。高危患者运动前需进行评估。

7.减轻精神压力,保持心理平衡　精神紧张可激活交感神经从而使血压升高。精神压力增加的主要原因包括过度的工作和生活压力,以及病态心理,包括抑郁症、焦虑症、A型性格、社会孤立和缺乏社会支持等。医师应该对高血压患者进行压力管理,指导患者进行个体化认知行为干预。必要情况下采取心理治疗联合药物治疗缓解焦虑和精神压力,主要适用于焦虑障碍的药物包括苯二氮䓬类(阿普唑仑、劳拉西泮)和选择性 5-羟色胺 1A 受体激动剂(丁螺环酮、坦度螺酮)。也可建议患者到专业医疗机构就诊,避免由于精神压力导致的血压波动。

## 二、药物治疗

1.降压药应用基本原则

(1)起始剂量:一般患者采用常规剂量;老年人及高龄老年人初始治疗时通常采用较小的有效治疗剂量。根据需要,可考虑逐渐增加至足剂量。

(2)长效降压药物:优先使用长效降压药物,以有效控制 24 小时血压,更有效预防心脑血管并发症发生。如使用中、短效制剂,则需每天 2~3 次给药,以达到平稳控制血压。

(3)联合治疗:对血压≥160/100mmHg、高于目标血压 20/10mmHg 的高危患者,或单药治疗未达标的高血压患者应进行联合降压治疗,包括自由联合或单片复方制剂。对血压≥140/90mmHg 的患者,也可起始小剂量联合治疗。

(4)个体化治疗:根据患者并发症的不同和药物疗效及耐受性,以及患者个人意愿或长期承受能力,选择适合患者个体的降压药物。

(5)药物经济学:高血压是终生治疗,需要考虑成本/效益。

2.常用降压药物的种类和作用特点　常用降压药物包括 CCB、ACEI、ARB、利尿药和 β 受体阻滞药五类,以及由上述药物组成的固定配比复方制剂。

(1)CCB:主要通过阻断血管平滑肌细胞上的钙离子通道发挥扩张血管降低血压的作用。包括二氢吡啶类CCB和非二氢吡啶类CCB。我国以往完成的较大样本的降压治疗临床试验多以二氢吡啶类CCB为研究用药,并证实以二氢吡啶类CCB为基础的降压治疗方案可显著降低高血压患者脑卒中风险。二氢吡啶类CCB可与其他4类药联合应用,尤其适用于老年高血压、单纯收缩期高血压、伴稳定性心绞痛、冠状动脉或颈动脉粥样硬化及周围血管病患者。常见不良反应包括反射性交感神经激活导致心跳加快、面部潮红、脚踝部水肿、牙龈增生等。二氢吡啶类CCB没有绝对禁忌证,但心动过速与心力衰竭患者应慎用。急性冠状动脉综合征患者一般不推荐使用短效硝苯地平。临床上常用的非二氢吡啶类CCB也可用于降压治疗,常见不良反应包括抑制心脏收缩功能和传导功能,二度至三度房室阻滞;心力衰竭患者禁忌使用,有时也会出现牙龈增生。因此,在使用非二氢吡啶类CCB前应详细询问病史,进行心电图检查,并在用药2~6周复查。

(2)ACEI:作用机制是抑制血管紧张素转换酶,阻断肾素血管紧张素Ⅱ的生成,抑制激肽酶的降解而发挥降压作用。在欧美国家人群中进行了大量的大规模临床试验,结果显示此类药物对于高血压患者具有良好的靶器官保护和心血管终点事件预防作用。ACEI降压作用明确,对糖脂代谢无不良影响。限盐或加用利尿药可增加ACEI的降压效应。尤其适用于伴慢性心力衰竭、心肌梗死后心功能不全、心房颤动预防、糖尿病肾病、非糖尿病肾病、代谢综合征、蛋白尿或微量白蛋白尿患者。最常见不良反应为干咳,多见于用药初期,症状较轻者可坚持服药,不能耐受者可改用ARB。其他不良反应有低血压、皮疹,偶见血管神经性水肿及味觉障碍。长期应用有可能导致血钾升高,应定期监测血钾和血肌酐水平。禁忌证为双侧肾动脉狭窄、高钾血症患者及妊娠妇女。

(3)ARB:作用机制是阻断血管紧张素Ⅱ1型受体而发挥降压作用。在欧美国家进行了大量较大规模的临床试验研究,结果显示,ARB可降低有心血管病史(冠心病、脑卒中、外周动脉病)的患者心血管并发症的发生率和高血压患者心血管事件风险,降低糖尿病或肾病患者的蛋白尿及微量白蛋白尿。ARB尤其适用于伴左心室肥厚、心力衰竭、糖尿病肾病、冠心病、代谢综合征、微量白蛋白尿或蛋白尿患者,以及不能耐受ACEI的患者,并可预防心房颤动。不良反应少见,偶有腹泻,长期应用可升高血钾,应注意监测血钾及肌酐水平变化。双侧肾动脉狭窄、妊娠妇女、高钾血症者禁用。

(4)利尿药:主要通过利钠排尿、降低容量负荷而发挥降压作用。用于控制血压的利尿药主要是噻嗪类利尿药,分为噻嗪型利尿药和噻嗪样利尿药两种,前者包括氢氯噻嗪和苄氟噻嗪等,后者包括氯噻酮和吲达帕胺等。在我国,常用的噻嗪类利尿药主要是氢氯噻嗪和吲哒帕胺。PATS研究证实吲哒帕胺治疗可明显减少脑卒中再发风险。小剂量噻嗪类利尿药(如氢氯噻嗪6.25~25mg)对代谢影响很小,与其他降压药(尤其ACEI或ARB)合用可显著增加后者的降压作用。此类药物尤其适用于老年高血压、单纯收缩期高血压或伴心力衰竭患者,也是难治性高血压的基础药物之一。其不良反应与剂量密切相关,故通常应采用小剂量。噻嗪类利尿药可引起低血钾,长期应用者应定期监测血钾,并适量补钾,痛风者禁用。对高尿酸血症及明显肾功能不全者慎用,后者如需使用利尿药,应使用髓袢利尿药,如呋塞米等。保钾利尿药如阿米洛利、醛固酮受体阻滞药如螺内酯等也可用于控制难治性高血压。在利钠排尿的同时不增加钾的排出,与其他具有保钾作用的降压药如 ACEI 或 ARB 合用时需注意发生高钾血症的危险。螺内酯长期应用有可能导致男性乳房发育等不良反应。

(5)β 受体阻滞药:主要通过抑制过度激活的交感神经活性、抑制心肌收缩力、减慢心率发挥降压作用。高选择性 β$_1$ 受体阻滞药对 β$_1$ 受体有较高选择性,因阻断 β$_2$ 受体而产生的不良反应较少,既可降低血压,也可保护靶器官、降低心血管事件风险。β 受体阻滞药尤其适用于伴快速性心律失常、冠心病、慢性心力衰竭、交感神经活性增高及高动力状态的高血压患者。常见的不良反应有疲乏、肢体冷感、激动不安、胃肠不适等,还可能影响糖、脂代谢。二/三度房室传导阻滞、哮喘患者禁用。慢性阻塞性肺疾病、运动员、周围血管病或糖耐量异常者慎用。糖脂代谢异常时一般不首选 β 受体阻滞药,必要时也可慎重选用高选择性 β 受体阻滞药。长期应用者突然停药可发生反跳现象,即原有的症状加重或出现新的表现,较常见有血压反跳性升高,伴头痛、焦虑等,称之为撤药综合征。

(6)α 受体阻滞药:不作为高血压治疗的首选药,适用于高血压伴前列腺增生患者,也用于难治性高血压患者的治疗。开始给药应在入睡前,以预防直立性低血压发生,使用中注意测量坐、立位血压,最好使用控释制剂。直立性低血压者禁用。心力衰竭者慎用。

(7)肾素抑制剂:为一类新型降压药,可显著降低高血压患者的血压水平,但对心脑血管事件的影响尚待大规模临床试验的评估。

3.降压药的联合应用　联合应用降压药物已成为降压治疗的基本方法。为了达到目标血压水平,大部分高血压患者需要使用 2 种或 2 种以上降压药物。

(1)适应证:血压≥160/100mmHg 或高于目标血压 20/10mmHg 的高危人群,往往初始治疗即需要应用 2 种降压药物。如血压超过 140/90mmHg,也可考虑初始小剂量联合降压药物治疗。如仍不能达到目标血压,可在原药基础上加量,或可能需要 3 种甚至 4 种以上降压药物。CHIEF 研究表明,初始联合治疗对我国心血管中高危的中老年高血压患者有良好的降压作用,明显提高血压控制率。

(2)用药方法:两药联合时,降压作用机制应具有互补性,同时具有相加的降压作用,并可互相抵消或减轻不良反应。例如,在应用 ACEI 或 ARB 基础上加用小剂量噻嗪类利尿药,降压效果可以达到甚至超过将原有的 ACEI 或 ARB 剂量倍增的降压幅度。同样加用二氢吡啶类 CCB 也有相似效果。

(3)用药方案

1)ACEI 或 ARB+噻嗪类利尿药:ACEI 和 ARB 可使血钾水平略有上升,能拮抗噻嗪类利尿药长期应用所致的低血钾等不良反应。ACEI 或 ARB+噻嗪类利尿药合用有协同作用,有利于改善降压效果。

2)二氢吡啶类 CCB+ACEI 或 ARB:CCB 具有直接扩张动脉的作用,ACEI 或 ARB 既扩张动脉、又扩张静脉,故两药合用有协同降压作用。二氢吡啶类 CCB 常见的不良反应为踝部水肿,可被 ACEI 或 ARB 减轻或抵消。CHIEF 研究表明,小剂量长效二氢吡啶类 CCB+ARB 用于初始治疗高血压患者,可明显提高血压控制率。此外,ACEI 或 ARB 也可部分阻断 CCB 所致反射性交感神经张力增加和心率加快的不良反应。

3）二氢吡啶类 CCB+噻嗪类利尿药：FEVER 研究证实，二氢吡啶类 CCB+噻嗪类利尿药治疗，可降低高血压患者脑卒中发生的风险。

4）二氢吡啶类 CCB+β 受体阻滞药：CCB 具有扩张血管和轻度增加心率的作用，恰好抵消 β 受体阻滞药的缩血管及减慢心率的作用。两药联合可使不良反应减轻。

我国临床主要推荐应用的优化联合治疗方案是：二氢吡啶类 CCB+ARB；二氢吡啶类 CCB+ACEI；ARB+噻嗪类利尿药；ACEI+噻嗪类利尿药；二氢吡啶类 CCB+噻嗪类利尿药；二氢吡啶类 CCB+β 受体阻滞药。

可以考虑使用的联合治疗方案是：利尿药+β 受体阻滞药；α 受体阻滞药+β 受体阻滞药；二氢吡啶类 CCB+保钾利尿药；噻嗪类利尿药+保钾利尿药。

不常规推荐但必要时可慎用的联合治疗方案是：ACEI+β 受体阻滞药；ARB+β 受体阻滞药；ACEI+ARB；中枢作用药+β 受体阻滞药。

多种药物的合用：①三药联合的方案：在上述各种两药联合方式中加上另一种降压药物便构成三药联合方案，其中二氢吡啶类 CCB+ACEI（或 ARB）+噻嗪类利尿药组成的联合方案最为常用；②四种药联合的方案：主要适用于难治性高血压患者，可以在上述三药联合基础上加用第 4 种药物如 β 受体阻滞药、醛固酮受体阻滞药、氨苯蝶啶、可乐定或 α 受体阻滞药等。

（4）单片复方制剂：是常用的一组高血压联合治疗药物。通常由不同作用机制的两种或两种以上的降压药组成。与随机组方的降压联合治疗相比，其优点是使用方便，可改善治疗的依从性及疗效，是联合治疗的新趋势。应用时注意其相应组成成分的禁忌证或可能的不良反应。

我国传统的单片复方制剂：包括复方利血平（复方降压片）、复方利血平氨苯蝶啶片、珍菊降压片等，以当时常用的利血平、氢氯噻嗪、盐酸双屈嗪或可乐定为主要成分。此类复方制剂目前仍在基层较广泛使用，尤以长效的复方利血平氨苯蝶啶片为著。

新型的单片复方制剂：一般由不同作用机制的两种药物组成，多数每天口服 1 次，使用方便，可改善依从性。目前我国上市的新型的单片复方制剂主要包括：ACEI+噻嗪类利尿药，ARB+噻嗪类利尿药；二氢吡啶类 CCB+ARB，二氢吡啶类 CCB+ACEI，二氢吡啶类 CCB+β 受体阻滞药，噻嗪类利尿药+保钾利尿药等。

# 第八章　呼吸系统疾病

## 第一节　急性上呼吸道感染

急性上呼吸道感染简称上感,为外鼻孔至环状软骨下缘包括鼻腔、咽或喉部急性炎症的概称,是呼吸道最常见的一种传染病,主要病原体是病毒,少数由细菌引起。患者不分年龄、性别、职业和地区,免疫功能低下者易感。本病全年皆可发病,冬春季节多发,多为散发,但常在气候突变时小规模流行。人体对其感染后产生的免疫力较弱、短暂,病毒间也无交叉免疫,故可反复发病。主要通过患者喷嚏和含有病毒的飞沫经空气传播,或经污染的手和用具接触传播。通常病情较轻、病程短、可自愈,预后良好。不仅具有较强的传染性,而且少数可引起严重并发症。

急性上呼吸道感染通常分为普通感冒、流行性感冒(归入传染病)、急性鼻窦炎、急性咽炎、急性扁桃体炎、急性喉炎、急性会厌炎和急性中耳炎等疾病,其中急性鼻窦炎和急性中耳炎通常归入耳鼻喉科专科处理。

急性上呼吸道感染可以造成很大的经济负担。据美国资料显示,仅仅是普通感冒每年可导致 23 亿天的误学、25 亿天的误工,每年因普通感冒就诊 27 亿人次,每年用于缓解咳嗽等感冒症状的非处方药物费用近 20 亿美元,而抗菌药物的费用 22.7 亿美元。另外,并发症治疗及引起原发病恶化等使得医疗费用明显增加,加重了疾病负担。

### 一、病因与发病机制

急性上呼吸道感染有 70%~80% 由病毒引起,主要有鼻病毒、腺病毒、呼吸道合胞病毒、流感病毒(甲、乙、丙)、副流感病毒、冠状病毒等。另有 20%~30% 由细菌引起,细菌感染可以是原发的,也可以继发于病毒感染,以溶血性链球菌为最常见,其次是流感嗜血杆菌、金黄色葡萄球菌、肺炎链球菌、卡他莫拉菌等,偶见革兰阴性杆菌。肺炎支原体和肺炎衣原体较少见。

接触病原体后是否发病,还取决于传播途径和人群易感性。各种可导致全身或呼吸道局部防御功能降低的因素,如受凉、气温变化、淋雨、疲劳等,致使原已存在于上呼吸道的病毒或细菌迅速繁殖,或者直接接触含有病原体的患者喷嚏、空气,以及污染的手和用具诱发本病。老幼体弱,免疫功能低下或有慢性呼吸道疾病如鼻窦炎、扁桃体炎者更易发病。

### 二、病理生理和病理

组织学上可无明显病理改变,也可出现上皮细胞的破坏。当病毒到达咽喉部腺体区时,病毒与气道上皮细胞特异性结合。病毒在呼吸道的上皮细胞及局部淋巴组织中复制,引起细胞病变及炎症反应。病毒感染后释放的炎性介质包括激肽、白三烯、IL-1、IL-

6、IL-8 和 TNF-α 等,导致血管通透性增加,使鼻腔及咽黏膜充血、水肿、上皮细胞破坏,伴单核细胞浸润,有浆液性及黏液性渗出。临床上出现流清涕、鼻塞等呼吸道症状,并产生发热、全身疼痛等全身症状。症状往往在病毒感染机体后的 16 小时内出现,并在 24~48 小时达高峰,2~3 天达到病毒排出高峰。继发细菌感染者可有中性粒细胞浸润及脓性分泌物。

### 三、临床表现

根据病因不同,临床表现可有不同的类型,主要有以下类型。

1.普通感冒 为病毒感染引起,俗称"伤风",又称急性鼻炎或上呼吸道卡他。起病较急,早期主要表现为鼻部卡他症状,如喷嚏、鼻塞、流清水样鼻涕,也可表现为咳嗽、咽干、咽痒或烧灼感甚至鼻后滴漏感。咽干、咳嗽和鼻后滴漏与病毒诱发的炎症介质导致的上呼吸道传入神经高敏状态有关。2~3 天后鼻涕变稠,可伴咽痛、头痛、流泪、味觉迟钝、呼吸不畅、声嘶等,有时由于咽鼓管炎致听力减退。严重者有发热、畏寒、四肢酸痛、头痛及食欲缺乏等全身症状。无并发症的普通感冒一般 5~7 天可痊愈。老年人和儿童容易出现感冒并发症。若伴有基础疾病的普通感冒患者则临床症状较重、迁延,容易出现并发症,使病程延长。体检可见鼻腔黏膜充血、水肿、有分泌物,咽部可为轻度充血,胸部体检多无异常。伴有基础疾病或出现并发症者可以查到相应体征。

2.急性病毒性咽炎和喉炎 由鼻病毒、腺病毒、流感病毒、副流感病毒及肠病毒、呼吸道合胞病毒等引起。临床表现为咽痒和灼热感,咽痛不明显。咳嗽少见。急性喉炎多为流感病毒、副流感病毒及腺病毒等引起,临床表现为明显声嘶、讲话困难、可有发热、咽痛或咳嗽,咳嗽时咽喉疼痛加重。体检可见喉部充血、水肿,局部淋巴结轻度肿大和触痛,有时可闻及喉部的喘息声。

3.急性疱疹性咽峡炎 多由柯萨奇病毒 A 引起,表现为明显咽痛、发热,病程约为 1 周。查体可见咽部充血,软腭、腭垂、咽及扁桃体表面有灰白色疱疹及浅表溃疡,周围伴红晕。多发于夏季,多见于儿童,偶见于成人。

4.急性咽结膜炎 主要由腺病毒、柯萨奇病毒等引起。表现为发热、咽痛、畏光、流泪、咽及结膜明显充血。病程 4~6 天,多发于夏季,由游泳传播,儿童多见。

5.急性咽扁桃体炎 病原体多为溶血性链球菌,其次为流感嗜血杆菌、肺炎链球菌、葡萄球菌等。起病急,咽痛明显、伴发热、畏寒,体温可达 39℃ 以上。查体可发现咽部明显充血,扁桃体肿大、充血,表面有黄色脓性分泌物。有时伴有颌下淋巴结肿大、压痛,而肺部查体无异常体征。

### 四、辅助检查

1.血液检查 因多为病毒性感染,白细胞计数一般正常或偏低,伴淋巴细胞比例升高,严重病毒感染时淋巴细胞比例可出现降低。细菌感染时血白细胞计数与中性粒细胞比例升高,出现核左移现象。

2.病原学检查 因病毒类型繁多,且明确类型对治疗无明显帮助,一般无须明确病原学检查。需要时可用免疫荧光法、酶联免疫吸附法、血清学诊断或病毒分离鉴定等方法确定病毒的类型。脓性分泌物可作细菌培养和药物敏感试验,有助于判断细菌类型,指导临床用药。

## 五、诊断

诊断依据包括危险因素、症状、体征和辅助检查。

1.危险因素 各种可导致全身或呼吸道局部防御功能降低的因素均可诱发本病。如受凉、气温变化、淋雨、疲劳、人群拥挤的环境、久坐的生活方式、免疫力低下、与高危人群接触或营养不良等。

2.症状 以鼻部卡他症状为主,如鼻塞、流鼻涕、打喷嚏。根据病毒或细菌侵犯的部位不同,症状有所不同。如鼻腔:鼻黏膜受刺激后可有鼻塞、流清水样鼻涕、打喷嚏等;咽部:咽部干燥、灼热感、咽痛等;喉:声音嘶哑、咳嗽咳痰、喉部不适等;急性扁桃体炎的症状主要为咽痛、发热、吞咽困难等;急性上呼吸道感染时可伴有不同程度的全身症状,如发热、畏寒、头痛、四肢酸痛、咳嗽和疲乏等。

3.体征 普通感冒时鼻腔黏膜充血、水肿、有分泌物,咽部轻度充血;急性咽炎时可见咽部明显充血、水肿;急性扁桃体炎时可见扁桃体肿大、充血、表面有或无脓性分泌物;急性喉炎时可见喉部充血、水肿、有黏液性分泌物或黏膜溃疡。

具备上述危险因素并根据鼻咽部的症状和体征,结合周围血常规和阴性胸部 X 线检查可做出临床诊断。一般无须病因诊断,特殊情况下可进行细菌培养和病毒分离,或病毒血清学检查等确定病原体。但须与初期表现为感冒样症状的其他疾病鉴别。

## 六、鉴别诊断

1.流行性感冒(以下简称流感) 起病急,具有较强的传染性,以全身中毒症状为主,呼吸道症状较轻。老年人及伴有慢性呼吸道疾病、心脏病者易并发肺炎。

2.急性细菌性鼻窦炎 致病菌多为肺炎链球菌、流感嗜血杆菌、葡萄球菌、大肠埃希菌及变形杆菌等,临床多见混合感染。多在病毒性上呼吸道感染后症状加重。主要症状为鼻塞、脓性鼻涕增多、嗅觉减退和头痛。急性鼻窦炎患者可伴有发热和全身不适症状。

3.过敏性鼻炎 分为季节性和常年性,多于接触变应原后(如花粉等)出现症状,主要症状为阵发性喷嚏、流清水样鼻涕,发作过后如健康人。仅表现为鼻部症状或感到疲劳,一般无发热等全身症状,且病程较长,常年反复发作或季节性加重。

4.链球菌性咽炎 主要致病菌为 A 组溶血性链球菌。其症状与病毒性咽炎相似,发热可持续 3~5 天,所有症状将在 1 周内缓解。好发于冬、春季节;以咽部炎症为主,可有咽部不适、发痒、灼热感、咽痛等,可伴有发热、乏力等;检查时有咽部明显充血、水肿,颌下淋巴结肿大并有触痛。链球菌型咽炎的诊断主要靠咽拭子培养或抗原快速检测。

5.疱疹性咽峡炎 发病季节多发于夏季,常见于儿童,偶见于成人;咽痛程度较重,多伴有发热,病程约 1 周;有咽部充血,软腭、腭垂、咽及扁桃体表面有灰白色疱疹及浅表溃疡,周围环绕红晕;病毒分离多为柯萨奇病毒 A。

6.急性传染病前驱症状 如麻疹、脊髓灰质炎、脑炎、肝炎、心肌炎等病,患病初期可有鼻塞,头痛等类似症状,应予重视。如果在上呼吸道症状 1 周内,呼吸道症状减轻但出现新的症状,需进行必要的实验室检查,以免误诊。

## 七、治疗

本病的治疗原则以对症处理为主。首选口服药物,一般不需要静脉补液。对于急性呼吸道病毒感染不应用抗菌药物,可选用口服制剂的中成药。同时戒烟、注意休息、多饮水、保持室内空气流通和防治继发细菌感染。

1.对症治疗

(1)休息:发热、病情较重或年老体弱的患者应卧床休息,多饮水,保持室内空气流通和防止受寒。

(2)对症药物治疗:急性上呼吸道感染使用药物治疗时应以对症治疗药物为主,且首选口服药物,避免无根据的盲目静脉补液。静脉补液仅适用于以下几种情况:①因感染导致患者原有基础疾病加重,或出现并发症,需要静脉给药;②由于患者严重腹泻或高热导致脱水、电解质紊乱,需补充水和电解质;③由于胃肠不适、呕吐而无法进食,需要通过补液维持身体基础代谢。

1)解热镇痛:主要针对普通感冒患者的发热、咽痛和全身酸痛等症状,可酌情应用解热镇痛类药物如对乙酰氨基酚、布洛芬等。该类药物通过减少前列腺素合成,使体温调节中枢产生周围血管扩张、出汗与散热而发挥解热作用,通过阻断痛觉神经末梢的冲动而产生镇痛作用。对乙酰氨基酚是其中较为常用的药物,但超量使用可能造成肝损伤甚至肝坏死。有报道,布洛芬可增加感染的严重性。

2)缓解鼻塞:对于有鼻塞、鼻黏膜充血、水肿、咽痛等症状者,可应用盐酸伪麻黄碱等选择性收缩上呼吸道黏膜血管的药物,对血压的影响较小。也可用1%麻黄碱滴鼻。一般连续使用不宜超过7天。

3)抗过敏:对于有频繁喷嚏、流涕量多等症状的患者,可酌情选用第一代抗组胺药马来酸氯苯那敏或苯海拉明等。该类药物具有穿过血脑屏障、渗透入中枢神经细胞与组胺受体结合的能力,因其具有一定程度的抗胆碱作用,通过阻断组胺受体抑制小血管扩张,降低血管通透性,有助于减少分泌物、减轻咳嗽症状,因此推荐其为急性上呼吸道感染的首选药物。该类药物的常见不良反应包括嗜睡、疲乏等,从事车船驾驶、登高作业或操作精密仪器等行业工作者慎用。为了减轻这类药物引起的头晕、嗜睡等不良反应,宜在临睡前服用。第二代抗组胺药尽管具有非嗜睡、非镇静的优点,但因其无抗胆碱的作用,故不能镇咳。抗组胺的鼻喷剂局部作用较强,而全身不良反应较少。

4)镇咳:对于咳嗽症状较明显者,可予镇咳药。常用的镇咳药根据其药理学作用特点分为两大类:①中枢性镇咳药:常用的为吗啡类生物碱及其衍生物,该类药物直接抑制延髓咳嗽中枢而产生镇咳作用。根据其是否具有成瘾性和麻醉作用又可分为依赖性和非依赖性两类。依赖性镇咳药,如可卡因,可直接抑制延髓中枢,镇咳作用强而迅速,并具有镇痛和镇静作用,由于具有成瘾性,仅在其他治疗无效时短暂使用。非依赖性镇咳药,多为人工合成的镇咳药,如右美沙芬,是目前临床上应用最广的镇咳药,作用与可待因相似,但无镇痛和镇静作用,治疗剂量对呼吸中枢无抑制作用,也无成瘾性。英国胸科学会指南和世界卫生组织均指出：阿片类镇咳药可待因和福尔可定疗效并不优于右美沙芬，且不良反应更多，不推荐用于咳嗽治疗，推荐右美沙芬是一种可取代可待因的中枢镇咳药。多种非处方性复方镇咳剂均含有本品；②周围性镇咳药：通过抑制咳嗽反射弧中的感受器、传入神经及效应器中的某一环节而起到镇咳作用。这类药物包括局部麻醉药和黏膜防护剂。那可丁、阿片所含的异喹啉类生物碱，作用与可待因相当，无依赖性，对呼吸中枢无抑制作用，适用于不同原因引起的咳嗽。苯丙哌林作为非麻醉性镇咳药，可抑制外周传入神经，也可抑制咳嗽中枢。

5）祛痰药：祛痰治疗可提高咳嗽对气道分泌物的清除率。祛痰药的作用机制包括增加分泌物的排出量，降低分泌物黏稠度，增加纤毛的清除功能。常用祛痰药包括甘油醚、氨溴索、溴乙新、乙酰半胱氨酸、羧甲司坦等；其中甘油醚是常用的复方感冒药成分，可刺激胃黏膜，反射性引起气道分泌物增多，降低黏滞度，有一定的舒张支气管的作用，达到增加黏液排出的效果。

鉴于急性上呼吸道感染患者常常同时存在上述多种症状，可使用由上述数种药物组成的复方制剂。为了避免抗过敏药物引起的嗜睡作用对白天工作和学习的影响，有一些复方感冒药物分为白片和夜片，仅在夜片中加入了抗过敏药。对于无发热的患者应该使用不含解热镇痛药成分的复方制剂。对有急性咳嗽、鼻后滴漏和咽干的患者应给予伪麻黄碱治疗以减轻鼻部充血，也可局部滴鼻应用。

有研究资料显示，对早期仅有鼻部卡他症状的上感患者，服用盐酸伪麻黄碱和氯苯那敏第1天，鼻塞、流涕、打喷嚏、流眼泪症状即有改善，服药4天后上述症状改善均达到90%左右，表明这一组合可迅速改善或消除鼻部症状。因此，伪麻黄碱和氯苯那敏作为经典复方组合推荐用于治疗早期仅有鼻部卡他症状的上感的治疗。当在鼻部卡他症状基础上出现咳嗽、全身酸痛、发热等症状时，建议服用含镇咳成分和解热镇痛成分的药物。

尽管治疗感冒的药物品种繁多，名称各异，但其组成成分相同或相近，药物作用大同小异，因此复方抗感冒药物应只选用其中的一种，如果同时服用两种或两种以上的复方制剂，可导致重复用药、超量用药、增加药物不良反应的发生率。

6）疗程：由于感冒是一种自限性疾病，因此普通感冒用药不应超过7天，如果1周后上述症状仍未明显好转或消失，应及时去医院明确诊断，给予进一步治疗。

2.抗菌药物治疗　急性上呼吸道感染是一种自限性疾病，多由病毒感染引起，抗菌药物不能杀灭病毒，抗菌药物预防细菌感染是无效的。抗菌药物应用过程中会产生消化道不良反应，滥用抗菌药物还易诱导细菌耐药发生。只有当合并细菌感染时，才考虑应用抗菌药物治疗，如鼻窦炎、中耳炎、肺炎等，有白细胞升高、咽部脓苔、咯黄痰和流脓鼻涕等细菌感染证据，可根据当地流行病学史和经验用药，选口服青霉素、第一代头孢菌素、大环内酯类或喹诺酮类药物。极少需要根据病原菌选用敏感的抗菌药物。

急性细菌性上呼吸道感染如细菌性咽炎、扁桃体炎，可以使用抗菌药物。建议使用以下治疗方案：①可选用青霉素G，也可肌内注射普鲁卡因青霉素或口服青霉素V，或口服阿莫西林、阿莫西林/克拉维酸；②青霉素过敏患者可选用口服大环内酯类、克林霉素或喹诺酮类药物；③可选用口服第一代或第二代头孢菌素，但不能用于有青霉素过敏性休克史的患者。此外,磺胺类药物不易清除咽部细菌,A组化脓性链球菌对四环素类、氨基糖苷类耐药者多见,这几类抗菌药物均不宜选用;可选用头孢曲松或头孢噻类静脉注射;治疗疗程一般为3~7天,病情严重时可延长至14天。

3.抗病毒药物治疗  由于目前有药物滥用造成流感病毒耐药现象,所以如无发热,免疫功能正常,一般无须应用抗病毒药物。对于免疫缺陷患者,可早期常规使用。利巴韦林和奥司他韦有较广的抗病毒谱,对流感病毒、副流感病毒和呼吸道合胞病毒等有较强的抑制作用,可缩短病程。急性上呼吸道病毒感染(除流行性感冒病毒外)目前尚无特效的抗病毒药物。利巴韦林虽然在体外有广谱的抗病毒活性,但临床疗效不确定,吸入该药后仅对婴幼儿呼吸道合胞病毒引起的呼吸道感染有治疗效果。因此,不推荐利巴韦林用于治疗急性上呼吸道病毒感染。过度使用抗病毒药物有明显增加相关不良反应的风险。

4.中医药治疗  具有清热解毒和抗病毒作用的中药也可选用,有助于改善症状,缩短病程。急性上呼吸道感染尤其是病毒感染可以选用中成药治疗,有较好的临床疗效。

5.特殊人群用药注意事项  由于非处方感冒药物在2岁以下幼儿中应用的安全性尚未被确认,因此不能用于幼儿的普通感冒。若其症状必须应用药物控制,则应使用国家药政部门批准在幼儿中使用的药物。对于2~5岁的儿童,伪麻黄碱的剂量为成人的1/4;对于6~12岁的儿童,伪麻黄碱的剂量为成人的1/2,尽量使用糖浆或混悬液制剂。儿童发热应慎用阿司匹林等水杨酸类药物,因为后者可诱发瑞氏综合征并导致患儿死亡。

妊娠期妇女、哺乳期女性应特别慎用感冒药物。妊娠期妇女尽量不使用阿司匹林、双氯芬酸钠、苯海拉明、布洛芬、右美沙芬等,以免影响胎儿发育或导致妊娠期延长。妊娠3个月内禁用甘油醚。哺乳期女性尽量不使用苯海拉明、马来酸氯苯那敏、金刚烷胺等,因为这些药物能通过乳汁影响幼儿。

肝肾功能不全、血小板减少、有出血症状者和(或)有溃疡病穿孔病史者应慎用含有对乙酰氨基酚、阿司匹林、布洛芬等成分的感冒药物。

从事驾驶、高空作业或操作精密仪器等行业工作者应慎用含有马来酸氯苯那敏、苯海拉明的感冒药物,因第一代抗组胺药具有抗胆碱能作用,影响神经元或神经肌肉接头的传导,可导致神经功能一过性紊乱和注意力不集中等。

未控制的严重高血压或心脏病及同时服用单胺氧化酶抑制剂的患者,禁用含有伪麻黄碱成分的感冒药物,甲状腺功能亢进、糖尿病、缺血性心脏病及前列腺肥大的患者,慎用含有伪麻黄碱成分的感冒药物。青光眼患者不建议使用伪麻黄碱作为局部用药。

慢性阻塞性肺疾病和重症肺炎呼吸功能不全的患者应慎用含有可待因和右美沙芬的感冒药物,因为可待因和右美沙芬的中枢镇咳作用可影响痰液的排出。

总之,医师应根据不同人群的特点及普通感冒的不同症状,特别是针对特殊人群,制订个体化的治疗策略。

## 八、预防

重在预防。隔离传染源有助于避免传染,勤洗手是减少上呼吸道感染的有效方法。加强锻炼、增强体质、生活饮食规律、改善营养。避免受凉和过度劳累,有助于降低易感性,是预防上呼吸道感染最好的方法。年老体弱易感者应注意防护,上呼吸道感染流行时应戴口罩,避免在人多的公共场合出入。导致感冒的病毒及血清型众多,且 RNA 病毒蛋白频繁变异,因此很难研发出感冒疫苗,流感病毒疫苗对普通感冒无效。

## 九、预后

通常病情较轻、病程短、可自愈,预后良好。急性上呼吸道感染具有较强的传染性,而且少数可引起严重并发症。少数患者感染可向周边蔓延,并发急性鼻窦炎、中耳炎,感染向下蔓延,并发气管–支气管炎。以咽炎为表现的上呼吸道感染,部分患者可继发溶血性链球菌引起的风湿热、肾小球肾炎等,少数患者可并发病毒性心肌炎,应予警惕。无并发症的急性上呼吸道感染,一般 5~7 天后可痊愈;老年人和儿童容易出现并发症;伴有基础疾病的患者则临床症状较重且迁延,容易出现并发症使病程延长。

# 第二节　支气管哮喘

支气管哮喘是多种细胞和气道上皮组织参与的气道慢性炎症疾患。这种慢性炎症导致气道高反应性,并引起反复发作性的喘息、气急、胸闷或咳嗽等症状,常在夜间和(或)清晨发作、加剧,通常出现广泛多变的可逆性气流受限,多数患者可自行缓解或经治疗缓解。

## 一、病因与发病机制

1.病因与诱因　病因是导致正常人发生哮喘病的因素,诱因是引起哮喘患者的哮喘症状急性发作的因素。目前导致哮喘发病的病因不完全清楚,患者个体过敏性体质及环境因素的影响是发病的危险因素。哮喘与多基因遗传有关,同时受遗传和环境的双重影响。已知的哮喘诱因非常多。

2.发病机制　哮喘的发病机制尚未完全清楚。变态反应、气道炎症、气道反应性增高、神经等因素及其相互作用被认为与哮喘的发病关系密切。

## 二、临床表现

1.症状　哮喘发作前可有干咳、打喷嚏、流泪等先兆,典型表现为发作性呼气性呼吸困难、喘息,胸闷患者被迫采取坐位或呈端坐呼吸。

2.体征　发作期间,可表现为胸廓饱满、心率增快,辅助呼吸肌参与呼吸运动,说话困难。肺部听诊可闻及广泛的哮鸣音,尤以呼气相为明显。一般哮鸣音随哮喘的严重程度而加重,但当气道极度收缩加上阻塞时,哮鸣音反而减弱,甚至完全消失,是病情危重的表现,应积极予以抢救。发作缓解后可无任何症状及体征,但常反复发作。

## 三、临床分期

1.哮喘急性发作　是指喘息、气急、咳嗽、胸闷等症状突然发生,或原有症状急剧加重,常有呼吸困难,以呼气流量降低为其特征。常因接触变应原等刺激物或治疗不当等所致。其程度轻重不一,病情加重可在数小时或数天内出现。偶尔可在数分钟内危及生命,故应对病情做出正确评估,以便给予及时有效的紧急治疗。

2.慢性持续期  是指在相当长的时间内,每周均不同频度和(或)不同程度地出现症状(喘息、气急、胸闷、咳嗽等)。

3.缓解期  是指经过治疗或未经治疗症状、体征消失,肺功能恢复到急性发作前水平,并维持 4 周以上。

4.危重哮喘(哮喘持续状态)  一般多指哮喘的急性严重发作,常规的吸入和口服平喘药物,包括静脉滴注氨茶碱等药物,仍不能在 24 小时内缓解者。

## 四、辅助检查

1.X 线检查  肺部透亮度增高,并发感染时可见肺纹理增多及炎症阴影。

2.血液免疫检查  血液嗜酸性粒细胞、血清总 IgE 及特异性 IgE 均可增高。

3.肺功能检查  哮喘发作时第 1 秒用力呼气量、最大呼气流速峰值(PEF)等均降低;当吸入 $\beta_2$ 受体激动药后上述指标可有所改善,如果第 1 秒用力呼气量增加 15% 以上,则有助于哮喘的诊断。

## 五、诊断

1.反复发作喘息,呼吸困难,胸闷或咳嗽,多与接触变应原、病毒感染、运动或某些刺激物有关。

2.发作时双肺可闻及散在或弥散性,以呼气期为主的哮鸣音,呼气相延长。

3.上述症状可经治疗缓解或自行缓解。

4.对症状不典型者(如无明显喘息或体征),应最少具备以下 1 项试验阳性。

(1)若基础 $FEV_1$(或 PEF)<80% 正常值,吸入 $\beta_2$ 受体激动药后 $FEV_1$(或 PEF)增加 15% 以上。

(2)PEF 变异率(用呼气峰流速仪测定,清晨及入夜各测 1 次)≥20%。

(3)支气管激发试验(或运动激发试验)阳性。

5.排除可引起喘息或呼吸困难的其他疾病。

## 六、治疗

1.病因治疗  去除变应原及引起哮喘的刺激因素。

2.控制发作

(1)应用支气管解痉药:①$\beta_2$ 受体激动药:具有松弛呼吸道平滑肌,抑制炎症细胞释放介质,降低血管通透性,增强纤毛清除能力的作用。沙丁胺醇为轻度哮喘的首选药;②茶碱类:有松弛支气管平滑肌作用,是中效支气管扩张药。

(2)抗胆碱能药物:主要作用于气道平滑肌和黏膜下腺体的胆碱能受体,抑制胆碱能神经对支气管平滑肌和黏液腺的兴奋,使支气管平滑肌松弛、黏膜分泌减少。抑制气道平滑肌的迷走神经释放乙酰胆碱,如溴化异丙托品雾化吸入。

(3)消炎治疗:糖皮质类固醇激素,具有抑制气道炎症、上调气道平滑肌 β 肾上腺受体数目和功能、降低气道高反应性等作用,是目前治疗哮喘最有效的消炎药物。

## 第三节　慢性阻塞性肺疾病

慢性阻塞性肺部疾病(chronic obstructive pulmonary disease,COPD)是一种以气流受限为特征的肺部疾病,这种气流受限通常呈进行性进展,不完全可逆,多与肺部对有害颗粒物或有害气体的异常炎症反应有关。

### 一、病因与发病机制

1.病因

(1)吸烟:是主要因素。烟草中含有焦油、尼古丁和氢氰酸等化学物质,可使气道净化能力下降,破坏肺弹性纤维,诱发肺气肿形成。被动吸烟也可能导致呼吸道症状及COPD的发生。孕期妇女吸烟可能会影响胎儿肺脏的生长及发育。

(2)职业性粉尘和化学物质:职业性粉尘、化学物质及变应原等也是COPD的危险因素。

(3)大气污染:空气中的烟尘,化学气体如氯、氧化氮、二氧化硫,烹调时产生的大量油烟和生物燃料产生的烟尘,其他粉尘如二氧化硅、煤尘、棉尘等均为COPD的危险因素。

(4)感染:呼吸道感染是COPD发病和加剧的另一个重要因素,病毒也对COPD的发生和发展起作用。儿童期重度下呼吸道感染和成年时的肺功能降低及呼吸系统症状发生有关。

(5)社会经济地位:COPD的发病与患者社会经济地位相关。

2.发病机制　尚未完全阐明,可能与多种因素共同作用有关。在病因的作用下,支气管壁可能有各种炎性细胞浸润,炎性物质的释放,导致黏膜下腺体增生、分泌黏液增加及纤毛运动障碍和气道消除能力削弱,出现黏膜充血、水肿、增厚,加剧了气道阻塞,易于感染及发病。慢性炎症使巨噬细胞和中性粒细胞释放弹性蛋白酶,水解肺泡壁内的弹性蛋白,使肺泡壁破坏失去弹性,肺泡腔扩大,同时毛细血管损伤使组织营养障碍而发展成肺气肿。

### 二、临床表现

1.症状

(1)咳嗽:常为首发症状,初起咳嗽呈间歇性,早晨较重,以后早晚或整日均有咳嗽。

(2)咳痰:咳少量黏液性痰,部分患者在清晨较多;合并感染咳脓性痰。

(3)气短或呼吸困难:是COPD的标志性症状。早期仅于劳动时出现,后逐渐加重,以致日常活动甚至休息时也感气短。

(4)喘息和胸闷:部分患者特别是重度患者有喘息;胸部紧闷感通常于劳力后发生,与呼吸费力等容性收缩有关。

(5)其他症状:晚期患者常有体重下降、食欲减退、精神抑郁和(或)焦虑等。合并感染时可咳血痰或咯血。

2.体征 早期可无任何异常体征。症状明显者,可多见桶状胸,肋间增宽,呼吸幅度变浅,语颤减弱。叩诊呈过清音,心浊音界缩小或不易叩出,肺下界和肝浊音下降;听诊心音遥远,呼吸音普遍减弱,呼气延长,并发感染时,肺部可有湿啰音。

### 三、辅助检查

1.X线检查 见肺过度充气。肺容积增大,胸腔前后径增长,肋骨走向变平,肺野透亮度增高,横膈位置低平,心脏悬垂狭长,肺门血管纹理呈残根状,肺野外周血管纹理纤细稀少等。

2.肺功能检查 尤其是第1秒用力呼气量($FEV_1$)对COPD的诊断及估计其严重程度、疾病进展和预后有重要意义。$FEV_1$<80%预计值及$FEV_1$/用力肺活量($FVC$)<70%强烈提示COPD,反之可以排除COPD的诊断。

3.血气分析 如出现明显缺氧及二氧化碳潴留时,则动脉血氧分压降低,二氧化碳分压升高,并可出现失代偿性呼吸性酸中毒,pH降低。

4.胸部CT检查 一般不作为常规检查,但当诊断有疑问时,高分辨率CT有助于鉴别诊断。

### 四、诊断

凡有慢性支气管炎等疾病病史,有逐渐加重的气急表现,胸部X线提示肺气肿征象,肺功能检查残气及残气/肺总量增加,第1秒用力呼气容积/用力肺活量减低,最大通气量减小,气体分布不均,弥散功能减低,经支气管扩张药治疗无明显改善,诊断即可成立。

### 五、治疗

1.急性加重期治疗

(1)控制感染:住院初期给予广谱抗菌药,随后根据呼吸道分泌物培养及药敏试验结果合理调整用药。常用的有青霉素类、头孢菌素类、大环内酯类、喹诺酮类等抗菌药物。

(2)祛痰、镇咳:在抗感染治疗的同时,应用祛痰、镇咳药物,以改善患者的症状。常用药物有盐酸氨溴索、乙酰半胱氨酸等。

(3)解痉平喘:可选用支气管舒张药,主要有$\beta_2$受体激动药、抗胆碱药及甲基黄嘌呤类,根据药物的作用及患者治疗的反应选用。

(4)纠正缺氧和二氧化碳中毒:在急剧发生的严重缺氧时,给氧具有第一重要性。给氧应从低流量开始,每分钟1~2L。对严重低氧血症而$CO_2$潴留不严重者,可逐步增大氧浓度。

(5)控制心力衰竭:对于COPD合并慢性肺源性心脏病并伴有明显心力衰竭者,在积极治疗呼吸衰竭的同时可给予适当的抗心力衰竭治疗。

(6)注意水、电解质平衡和补充营养。

2.稳定期治疗 稳定期以预防为主,增强体质,提高机体免疫功能,避免各种诱发因素。

(1)对症治疗:某些症状明显或加重时及时处理也是预防COPD急性发作的重要措

施。呼吸困难时主要应用 $\beta_2$ 受体激动药和(或)胆碱能阻滞药、茶碱制剂等。

（2）长期家庭氧疗：氧流量为每分钟 1~2L，吸氧持续间每天>15 小时，使患者在海平面水平，静息状态下，达到 $PaO_2 \geqslant 60mmHg$ 和(或)使 $SaO_2$ 升为 90%~100%，维持重要器官的功能，保证周围组织的氧供。

（3）戒烟，也要避免吸二手烟：保持室内空气流通，每天开窗通风至少 2 次，每次 15~30 分钟。

（4）康复治疗：可以使进行性气流受限、严重呼吸困难而很少活动的患者改善活动能力、提高生活质量，是 COPD 患者一项重要的治疗措施。

# 第九章　内分泌系统疾病

## 第一节　糖尿病

　　糖尿病(diabetes mellitus,DM)是一组由多种病因(包括遗传和环境因素)所致的以慢性高血糖为特征的代谢性疾病,是由胰岛素分泌和(或)作用缺陷所引起。糖类、脂肪、蛋白质的长期代谢紊乱可损害全身多个系统,导致眼、肾、神经、心脏、脑、血管等组织器官慢性进行性病变、功能减退及衰竭;病情严重或应激时可发生急性严重代谢紊乱,如糖尿病酮症酸中毒(diabetic ketoacidosis,DKA)、高渗高血糖综合征(hyperosmolar hyperglycemic syndrome,HHS)。

　　糖尿病是临床常见病、多发病,是当前威胁人类健康的最重要的非传染性疾病之一。全球糖尿病患病率、发病率都在急剧上升,据国际糖尿病联盟统计:2011年全世界糖尿病患者数已达3.66亿,其中80%都在发展中国家。我国糖尿病患病率也呈快速增长趋势:在成年人中糖尿病患病率达9.7%,而糖尿病前期的比例更高达15.5%;儿童和青少年2型糖尿病(type 2 diabetes mellitus,$T_2DM$)的患病率也显著增加,已成为超重儿童最常出现的健康问题之一。我国糖尿病的知晓率、控制率和达标率均不满意。

## 一、糖尿病分型

　　目前国际上通用WHO糖尿病专家委员会提出的分型标准,根据糖尿病的临床表现、病理生理及病因将糖尿病分为4型(表9-1)。

表9-1　糖尿病的分类

| |
| --- |
| 1.1型糖尿病(TIDM) |
| (1)免疫介导性(1A) |
| (2)特发性(1B) |
| 2.2型糖尿病($T_2DM$) |
| 3.其他特殊类型糖尿病 |
| (1)胰岛β细胞功能的基因缺陷 |
| 1)青年人中的成年发病型糖尿病 |
| 2)线粒体基因突变糖尿病 |
| 3)其他 |
| (2)胰岛素作用缺陷 |
| 1)A型胰岛素抵抗 |
| 2)矮妖精貌综合征 |

（续表）

| |
|---|
| 3）Rabson-Mendenhall 综合征 |
| 4）脂肪萎缩性糖尿病 |
| 5）其他 |
| （3）胰腺外分泌疾病：胰腺炎、创伤/胰腺切除术后、胰腺肿瘤、胰腺囊性纤维化、血色病、纤维钙化性胰腺病及其他 |
| （4）内分泌疾病：肢端肥大症、库欣综合征、胰高血糖素瘤、嗜铬细胞瘤、甲状腺功能亢进症、生长抑素瘤、醛固酮瘤及其他 |
| （5）药物或化学品所致的糖尿病：vacor（Ⅳ-3 吡啶甲基 N-P 硝基苯尿素）、喷他脒、烟酸、糖皮质激素、甲状腺激素、二氮嗪、β 肾上腺素能激动剂、噻嗪类利尿药、苯妥英钠、α 干扰素及其他 |
| （6）感染：先天性风疹、巨细胞病毒感染及其他 |
| （7）不常见的免疫介导性糖尿病：僵人综合征、抗胰岛素受体抗体及其他 |
| （8）其他与糖尿病相关的遗传综合征：Down 综合征、Klinefelter 综合征、Turner 综合征、Wolfram 综合征、Friedreich 共济失调、Huntington 舞蹈病、Laurence-Moon-Biedl 综合征、强直性肌营养不良、卟啉病、Prader-Willi 综合征及其他 |
| 4.妊娠糖尿病 |

## 二、发病机制

糖尿病的病因与发病机制复杂，遗传因素及环境因素共同参与其发病，但具体机制并未完全阐明。不同类型糖尿病的发生机制不尽相同，即使在同一类型中也存在异质性。胰岛素由胰岛 β 细胞合成和分泌，经血液循环到达体内各靶组织，与特异受体结合后，促发细胞内物质代谢，该过程中任何一个环节发生异常均可导致糖尿病。

不论何种病因的糖尿病，在其自然进程中，都会经历几个阶段：①患者存在糖尿病相关的病理生理改变（如自身免疫抗体阳性、胰岛素抵抗、胰岛 β 细胞功能缺陷等），但糖耐量仍正常；②随病情进展出现糖调节受损，也称为糖尿病前期，包括空腹血糖受损和（或）糖耐量减低；③进展至糖尿病。

1.T$_1$DM　T$_1$DM 的特征是胰岛 β 细胞破坏，使胰岛素绝对缺乏。多数是由于自身免疫导致的 β 细胞坏（1A 型）。遗传因素和环境因素共同参与了 T$_1$DM 的发病。某些外界因素（如病毒感染、化学毒物和饮食等）作用于有遗传易感性的个体，激活 T 淋巴细胞介导的一系列自身免疫反应，引起选择性胰岛 β 细胞坏和衰竭，体内胰岛素分泌不足进行性加重，最终导致糖尿病。部分胰岛素绝对缺乏的患者没有自身免疫机制参与的证据，也没有其他 β 细胞坏的明确原因。这些病例被称作特发性 1 型糖尿病或 1B 型糖尿病。

（1）遗传因素：同卵双生子 T$_1$DM 同病率达 30%～40%，提示遗传因素在 T$_1$DM 发病中起重要作用。主要组织相容性复合体（major histocompatibility complex，MHC）的基因能影响患病风险，HLA 等位基因的影响较大，其次是胰岛素基因（INS）和非受体型蛋白酪氨酸磷酸酶 N22 基因（PTPNN22）。

MHC 位点上的 IDDM1 基因是 $T_1DM$ 的主要易感基因,位于染色体 6p 的 HLA 区域,该区域包含了编码 MHC II 类分子的基因。参与 $T_1DM$ 发病的抗原与 MHC 分子结合后,将抗原递呈给 T 细胞上的抗原受体,参与自身免疫破坏过程。这些 MHC II 类分子递呈抗原的能力部分取决于其氨基酸组成,编码基因关键位置的碱基替换可以显著提高或减少相关自身抗原的结合,由此改变 $T_1DM$ 的易感性。HLA-DR3、DQB1*0201(也称为 DR3-DQ2)或 HLA-DR4、DQB1*0302(也称为 DR4-DQ8),为 $T_1DM$ 的易感基因,而 HLA 等位基因 DQB1*0602 为保护基因。

尽管 MHC 易感基因很重要,但它在多数种族仍不足以诱发 $T_1DM$,在大多数情况下 $T_1DM$ 为多基因遗传。$T_1DM$ 的易感性在合适的 MHC 等位基因存在时,与特定的非 MHC 基因有关:INS 5′VNTR(胰岛素基因的非编码启动区,染色体 11p)可能影响胰岛素基因的表达,继而影响胸腺对胰岛素反应 T 淋巴细胞的选择;CTLA4(细胞毒性淋巴细胞抗原 A 基因,染色体 2q)在 T 淋巴细胞作用和调控中起作用;PTPN22(非受体型蛋白酪氨酸磷酸酶 N22 基因,染色体 1p)也是 T 淋巴细胞作用的调控因子等。

(2)环境因素

1)病毒感染:据报道与 $T_1DM$ 发病有关的病毒包括风疹病毒、腮腺炎病毒、柯萨奇病毒、脑心肌炎病毒和巨细胞病毒等。病毒感染可直接快速、大量地损伤 β 细胞,也可通过免疫反应逐渐破坏 β 细胞。β 细胞受损后抗原成分暴露,打破自身免疫耐受,进而启动自身免疫反应。最近的研究还提示肠道中微生物失衡也可能与 $T_1DM$ 的发生有关。

2)化学毒物和饮食因素:链脲佐菌素和四氧嘧啶可诱导糖尿病动物模型,灭鼠剂吡甲硝苯脲也可造成人类的糖尿病。生命早期过早接触牛奶或谷类蛋白,引起 $T_1DM$ 发病机会增加,可能与肠道免疫失衡有关。而补充维生素 D 和 Ω-3 脂肪酸可能对 $T_1DM$ 有保护作用。

(3)自身免疫

1)许多证据支持 $T_1DM$ 为自身免疫性疾病:①遗传易感性与 HLA 区域密切相关,而 HLA 区域与免疫调节及自身免疫性疾病的发生有密切关系;②可伴发其他自身免疫性疾病,如桥本甲状腺炎、Addison 病等;③早期病理改变为胰岛炎,表现为淋巴细胞浸润;④已发现近 90% 新诊断的 $T_1DM$ 患者血清中存在针对 β 细胞的单株抗体;⑤动物研究表明,免疫抑制治疗可预防小剂量链脲佐菌素所致动物糖尿病;⑥同卵双生子中,有糖尿病的一方从无糖尿病一方接受胰腺移植后迅速发生胰岛炎和 β 细胞坏死。

2)体液免疫:已发现 90% 新诊断的 $T_1DM$ 患者血清中存在针对 β 细胞的单株抗体,比较重要的有多株胰岛细胞抗体(ICA)、胰岛素抗体(IAA)、谷氨酸脱羧酶抗体(GAD-Ab)、蛋白质酪氨酸磷酸酶样蛋白抗体(IA-2A 及 IA-2BA)、锌转运体 8 抗体(ZnT8A)等。胰岛细胞自身抗体检测可预测 $T_1DM$ 的发病及确定高危人群,并可协助糖尿病分型及指导治疗。

3)细胞免疫:细胞免疫失调表现为致病性和保护性 T 淋巴细胞比例失衡及其所分泌细胞因子或其他介质相互作用紊乱,一般认为发病经历 3 个阶段:①免疫系统被激活;②免疫细胞释放各种细胞因子;③胰岛 β 细胞受到直接或间接的高度特异性的自身免疫性攻击,导致胰岛炎。

2.T$_2$DM 患者表现为不同程度的胰岛素抵抗伴胰岛素相对缺乏,两者都受遗传或环境影响,因此在个体患者中很难确定其确切病因。高血糖本身又可损伤胰岛 β 细胞功能并加重胰岛素抵抗,导致高血糖恶性循环并使代谢状态恶化。T$_2$DM 常合并高血压、血脂异常、肥胖等,可增加心血管疾病风险。这一系列临床表现被称为代谢综合征,胰岛素抵抗引起的高胰岛素血症可能参与其发生。

(1)遗传因素与环境因素:同卵双生子中 T$_2$DM 的同病高达 90% 以上,但是否起病和病情发展受环境因素的影响。

1)遗传特点:①参与发病的基因很多,分别影响糖代谢的某个中间环节,每个基因只是赋予个体某种程度的易感性,并不足以致病。多基因异常的总效应形成遗传易感性;②每个基因参与发病的程度不等,大多数为次效基因,可能有个别为主效基因;③目前在一些人种中发现一些影响 β 细胞功能的基因变异可能,可能促进了 T$_2$DM 的发病风险。

2)环境因素:包括西化的生活方式、营养过剩、体力活动不足、肥胖、年龄增长、胎儿期和出生后早期营养不良、高出生体重及应激、化学毒物等。在大多数发生 T$_2$DM 的患者中,最显著的环境危险因素是体重增加和体力活动减少。T$_2$DM 的发生与多种基因和环境因素间复杂相互作用有关,这些相互作用因素在不同人群和个体中又有所不同。

(2)胰岛素抵抗和 β 细胞功能缺陷:T$_2$DM 发病的两个主要环节包括不同程度的胰岛素缺乏和胰岛素抵抗。不同患者胰岛素分泌缺陷和胰岛素抵抗在发病中的重要性不同,同一患者在不同病程中两者的相对重要性可能也不相同。研究显示在诊断糖尿病之前胰岛素敏感性即可明显下降,β 细胞功能代偿性增加促使胰岛素分泌,血糖可维持正常;当 β 细胞功能无法代偿胰岛素抵抗时,血糖增高,甚至发生 T$_2$DM。

1)胰岛素抵抗:指胰岛素作用的靶器官(主要是肝脏、肌肉和脂肪组织)对胰岛素作用的敏感性降低。胰岛素抵抗的发生机制尚未阐明,遗传及环境因素均参与其中。糖尿病患者的一级亲属在发病前可能存在胰岛素抵抗,随着年龄和体重的增加胰岛素抵抗变得更为严重。肥胖影响糖代谢可能与脂质异位沉积及诱发慢性低度炎症有关:肥胖时血液循环中游离脂肪酸及其代谢产物水平增高并在非脂肪细胞(如肝细胞、骨骼肌细胞、胰岛 β 细胞等)内沉积,可抑制胰岛素信号转导;增大的脂肪细胞吸引巨噬细胞,分泌 TNF-α、IL-1、IL-6 等炎症因子,通过 IKK/NF-κB、JNK 等通路阻断外周组织的胰岛素信号转导。

2)β 细胞功能缺陷:β 细胞功能缺陷在 T$_2$DM 的发病中起关键作用,β 细胞对胰岛素抵抗的失代偿是导致 T$_2$DM 发病的最后共同机制。从糖耐量正常到糖耐量减低到 T$_2$DM 的进程中,β 细胞功能呈进行性减退。

T$_2$DM 患者 β 细胞功能缺陷既有胰岛素分泌量的缺陷,也有胰岛素分泌质的缺陷及分泌模式的异常。疾病早期空腹胰岛素水平正常或升高,葡萄糖刺激后胰岛素分泌代偿性增多;随着疾病的进展,胰岛素最大分泌水平逐渐降低。T$_2$DM 胰岛素原与胰岛素的比例增加。分泌模式也有变化,T$_2$DM 患者静脉注射葡萄糖后(IVGTT 或高糖钳夹试验)胰岛素第一时相分泌减弱或消失,口服葡萄糖耐量试验(oral glucose tolerance test,OGTT)中早时相胰岛素分泌延迟、减弱或消失;疾病早期第二时相(或晚时相)胰岛素分泌代偿性升高、峰值后移,随着疾病进展,胰岛素分泌减弱。

目前对造成胰岛 β 细胞缺陷的病因和易感因素、导致 β 细胞损害的启动因素和加重机制仍不明确,涉及多因素,且可能主要是由基因决定。可能的候选基因研究主要集中于可能参与胰腺发育和胰岛素合成、分泌或作用的蛋白质的编码基因。

(3)胰岛 α 细胞功能异常和胰高血糖素样肽-1(GLP-1)分泌缺陷:胰岛 α 细胞功能异常和 GLP-1 分泌缺陷可能在 $T_2DM$ 发病中也起重要作用。胰岛中 β 细胞分泌胰岛素,α 细胞分泌胰高血糖素,两者在维持血糖稳态中起重要作用。正常情况下,进餐后血糖升高,刺激早时相胰岛素分泌,抑制 α 细胞分泌胰高血糖素,从而使肝糖原输出减少,防止餐后高血糖。$T_2DM$ 患者胰岛 β 细胞数量明显减少,α/β 细胞比例显著增加,且 α 细胞对葡萄糖敏感性下降,血糖增高不能抑制胰高血糖素的分泌。

GLP-1 由肠道 L 细胞分泌,可刺激 β 细胞葡萄糖介导的胰岛素合成和分泌、抑制胰高血糖素分泌,GLP-1 还可通过延缓胃内容物排空、抑制食欲及摄食、促进 β 细胞增生和减少凋亡等机制参与血糖稳态。GLP-1 在体内迅速被 DPP-Ⅳ 降解而失去生物活性,其血浆半衰期不足 2 分钟。$T_2DM$ 患者口服葡萄糖负荷后 GLP-1 的释放曲线低于正常。

## 三、病理

1.胰岛病变　$T_1DM$ 早期为胰岛的非特异炎症,继而胰岛 β 细胞脱颗粒、萎缩、空泡变性、坏死,胰岛萎缩、数量减少,间质纤维化及玻璃样变性。$T_2DM$ 早期病变不明显,晚期常出现胰岛淀粉样变性。

2.血管病变　糖尿病患者从毛细血管到大中动脉均可出现病变。微血管病变常累及肾脏、视网膜、心肌、神经等,特征性的表现是 PAS 阳性物质沉积引起毛细血管基膜增生。大、中动脉病变为动脉粥样硬化或中层钙化,其病理改变与非糖尿病所致相似,但粥样硬化病变发生较早,程度更重,常累及主动脉、冠状动脉、下肢动脉、脑动脉、肾动脉等多部位,呈现多支血管病变。

3.肾脏病变　①肾脏体积增大:早期肾血流量增加,肾小球滤过率增高,肾脏体积增大;②结节性肾小球硬化:病情进展,肾小球系膜基质重度增多,形成同心圆状硬化结节,称为 Kimmelstiel-Wilson 结节或 KW 结节,是诊断糖尿病肾脏病的重要依据。KW 结节位于肾小球毛细血管袢中心,挤压毛细血管腔,加重肾小球缺血和硬化,导致结节性肾小球硬化;③弥散性肾小球硬化:肾小球内有玻璃样物质沉积,弥散分布,肾小球基膜普遍增厚,毛细血管腔变窄或完全闭塞,最终导致肾小球缺血和玻璃样变性。病变特异性较低,可见于其他肾脏疾病,但与蛋白尿的相关性较好;④肾小管间质性损害:肾小管上皮细胞出现颗粒样和空泡样变性等退行性改变,晚期肾小管萎缩。肾间质病变包括纤维化、水肿和白细胞浸润。

4.视网膜病变　早期表现为微小动脉瘤和视网膜小静脉扩张,继而渗出、水肿、黄斑变性;还可因血管病变引起缺氧,刺激纤维组织增生、新生血管形成等增生性视网膜性病变;视网膜增厚、水肿还可累及黄斑。

5.神经系统病变　周围神经可因神经外膜血管病变引起外周神经和自主神经轴突变性,伴节段性或弥散性脱髓鞘,神经根、颅神经也可受累。

## 四、病理生理

1.代谢紊乱发生机制

(1)糖代谢:胰岛素缺乏或作用不足,使血糖来源增加,去路减少,导致血糖增高。磷酸二酯酶活性降低,cAMP 水平下降,使糖原合成减少,分解增多;肝、肌肉和脂肪组织摄取利用葡萄糖的能力降低,空腹及餐后肝糖输出增多;又因糖异生底物增多及磷酸烯醇式丙酮酸激酶活性增强,肝糖异生增加;胰岛素缺乏使丙酮酸脱氢酶活性降低,导致葡萄糖有氧氧化减弱。

(2)脂肪代谢:由于胰岛素缺乏或作用不足,脂肪组织摄取葡萄糖及清除血浆三酰甘油的能力下降,脂肪合成代谢减弱,脂蛋白脂肪酶活性低下,血浆游离脂肪酸和三酰甘油浓度增高。胰岛素极度缺乏时,机体对葡萄糖的利用减少,激素敏感性脂肪酶活性增强,可促进脂肪动员,血游离脂肪酸浓度进一步增高,大量脂肪酸在肝脏经 β-氧化生成乙酰辅酶 A,乙酰辅酶 A 进入三羧酸循环受阻而大量缩合成乙酰乙酸,进而转化为丙酮和 β-羟丁酸。当酮体生成超过组织利用限度和排泄能力时,形成酮症,进一步发展可导致酮症酸中毒。

(3)蛋白质代谢:肝脏、肌肉等组织摄取氨基酸减少,蛋白质合成减弱,分解加速,导致负氮平衡。血浆成糖氨基酸(丙氨酸、甘氨酸、苏氨酸和谷氨酸)降低,糖异生增强,肝糖输出增加。血浆成酮氨基酸(亮氨酸、异亮氨酸和缬氨酸等支链氨基酸)增高,提示肌肉组织摄取这些氨基酸合成蛋白质的能力降低,导致乏力、消瘦、组织修复和抵抗力降低,儿童生长发育障碍。同时,胰高血糖素分泌增加且不被高血糖所抑制。胰高血糖素促进肝糖原分解、糖异生、脂肪分解和酮体生成,加重上述代谢紊乱。

2.慢性并发症发病机制　机制复杂,尚未完全阐明。高血糖可增加晚期糖基化终末产物形成,激活多元醇途径、蛋白激酶 C 途径及己糖胺通路等,导致血管系统慢性炎症反应及氧化应激损伤,促使血管病变的发生。遗传易感性、高血糖、胰岛素抵抗、慢性低度炎症状态、血管内皮细胞功能紊乱、凝血功能异常等多种因素可能参与慢性并发症的发生。

## 五、临床表现

糖尿病的症状可分为两大类:一大类是与代谢紊乱,尤其是与高血糖有关的"三多一少",多见于 1 型糖尿病,2 型糖尿病常不十分明显或仅有部分表现;另一大类是各种急性、慢性并发症的表现。

### (一)代谢紊乱

1.多尿　由于血糖过高,超过肾糖阈(8.89~10.0mmol/L),经肾小球滤出的葡萄糖不能完全被肾小管重吸收,形成渗透性利尿,血糖越高,尿糖排泄越多,尿量越多,日尿量可达 5000~10000mL。但老年人和伴有肾脏疾病者,肾糖阈增高,尿糖排泄障碍,在血糖轻中度增高时,多尿可不明显。

2.多饮 主要由于高血糖使血浆渗透压明显增高,加之多尿,水分丢失过多,发生细胞内脱水加重高血糖,使血浆渗透压进一步明显升高,刺激口渴中枢,导致口渴而多饮,多饮进一步加重多尿。

3.多食 多食的机制不十分清楚。多数学者倾向于认为是葡萄糖利用率(进出组织细胞前后动静脉血中葡萄糖浓度差)降低所致。正常人空腹时动静脉血中葡萄糖浓度差缩小,刺激摄食中枢,产生饥饿感;摄食后血糖升高,动静脉血中浓度差加大(大于0.829mmol/L),摄食中枢受抑制,饱腹中枢兴奋,摄食要求消失。然而糖尿病患者由于胰岛素的绝对或相对缺乏,或组织对胰岛素不敏感,组织摄取利用葡萄糖能力下降,虽然血糖处于高水平,但动静脉血中葡萄糖的浓度差很小,组织细胞实际上处于"饥饿状态",从而刺激摄食中枢引起饥饿、多食;另外,机体不能充分利用葡萄糖,大量葡萄糖从尿中排泄,因此机体实际上处于半饥饿状态,能量缺乏也会引起食欲亢进。另外,糖尿病患者体内、肠道内分泌激素发生变化,如 GLP-1 和酪酪肽(PYY,可抑制食欲和胃排空)分泌减少,胃促生长素分泌增加等,也部分与患者食欲增加有关。

4.体重下降 糖尿病患者尽管食欲和食量正常,甚至增加,但体重却下降,主要是由于胰岛素绝对或相对缺乏,或胰岛素抵抗,机体不能充分利用葡萄糖产生能量,致脂肪和蛋白质分解加强,消耗过多,呈负氮平衡,体重逐渐下降,乃至出现消瘦。另外,血糖明显升高,大量葡萄糖经尿丢失,也是导致体重消瘦的主要原因。一旦糖尿病经过合理的治疗,血糖获得良好控制后,体重下降可控制,甚至有所回升。如糖尿病患者在治疗过程中体重持续下降或明显消瘦,提示可能代谢控制不佳,或饮食控制过度,或运动量过大,或合并其他慢性消耗性疾病。

5.乏力 在糖尿病患者中也是常见的,由于体内葡萄糖不能被完全氧化,即人体不能充分利用葡萄糖和有效地释放出能量,同时组织失水、电解质失衡及负氮平衡等,因而感到全身乏力,精神萎靡。

6.视力下降 不少糖尿病患者在早期就诊时,主诉视力下降或模糊,这主要与高血糖导致晶体渗透压改变,引起晶体屈光度变化所致,此一般多属功能性改变,一旦血糖获得良好控制,视力可较快恢复正常。

**(二)并发症和(或)伴发病症状或体征**

1.急性严重代谢紊乱 指 DKA、HHS 及乳酸性酸中毒等。

2.感染性疾病 糖尿病容易并发各种感染,血糖控制差者更常见也更严重,感染也是糖尿病患者住院及死亡的重要原因。感染又可增高血糖,而高血糖加重感染,形成恶性循环。感染可诱发糖尿病急性并发症。

泌尿系统感染常见,容易反复发作,重者甚至出现肾及肾周脓肿、肾乳头坏死、脓毒症等。常见致病菌为大肠埃希菌及克雷伯杆菌。肺部感染也常见,致病菌包括葡萄球菌、链球菌及革兰阴性菌等。毛霉菌病及曲霉病等呼吸道真菌感染也多见于糖尿病患者。糖尿病合并肺结核的发生率高,病灶多呈渗出干酪性,易扩展播散,且影像学表现多不典型,易致漏诊或误诊。疖、痈等皮肤化脓性感染可反复发生,重者致脓毒症。皮肤真菌感染如足癣、体癣也常见。白假丝酵母菌感染所致的真菌性阴道炎和巴氏腺炎是女性患者常见并发症。

3.慢性并发症　可累及全身各重要器官，可单独出现或以不同组合同时或先后出现。慢性并发症尤其是大血管病变可在诊断糖尿病前已存在，部分患者首先出现并发症表现。在我国，糖尿病是导致成人失明、非创伤性截肢的主要原因，是终末期肾病的常见原因。糖尿病使心脏、脑和周围血管疾病风险增加 2~7 倍，其中心血管疾病是糖尿病患者致残致死的主要原因。

(1)微血管病变：微血管病变是糖尿病的特异性并发症。微血管是指微小动脉和微小静脉之间、管腔直径在 $100\mu m$ 以下的毛细血管及微血管网。微循环障碍和微血管基膜增厚是微血管病变典型改变。病程长、血糖控制差、高血压、血脂异常、吸烟、胰岛素抵抗等是微血管病变发生的主要危险因素；遗传背景在发病中也起重要作用。

微血管病变可累及全身各组织器官，主要表现在视网膜、肾、神经和心肌组织，其中以糖尿病肾病和视网膜病变最为典型。

1)糖尿病肾病(diabetic nephropathy,DN)：糖尿病患者中有 20%~40% 发生糖尿病肾病，是导致终末期肾病的常见原因，是 1 型糖尿病(type 1 diabetes mellitus,$T_1DM$)的主要死因；在 $T_2DM$，其严重性仅次于心、脑血管疾病。常见于病史超过 10 年的患者。

典型 DN 的早期表现是尿白蛋白排泄轻度增加(微量白蛋白尿)，逐步进展至临床蛋白尿和血清肌酐水平上升，部分患者进展至肾衰竭，需要透析治疗。微量白蛋白尿与肾功能逐渐减退一样，均增高心血管疾病和肾衰竭的发生风险。在 DN 的早期阶段通过严格控制血糖和血压，可防止或延缓其发展。

$T_1DM$ 所致肾损害的发生、发展可分 5 期，$T_2DM$ 导致的肾损害也参考该分期。

Ⅰ期：肾小球超滤过期，肾体积增大，肾小球入球小动脉扩张，肾小球内压增加，肾小球滤过率(GFR)明显升高。

Ⅱ期：间歇性微量白蛋白尿期，患者休息时尿白蛋白排泄正常，运动后、应激状态可增高。

Ⅲ期：早期糖尿病肾病期，以持续性微量白蛋白尿为标志，尿白蛋白排泄率(UAER)为 30~299mg/d 或检测随机尿的尿白蛋白肌酐比(UACR)为 30~299mg/g。

Ⅳ期：临床糖尿病肾病期，显性蛋白尿，UAER≥300mg/d，UACR 为 ≥300mg/g，GFR下降；可伴有水肿和高血压，肾功能逐渐减退；部分可表现为肾病综合征。

Ⅴ期：肾衰竭期，UAER 降低，血肌酐升高，血压升高。

另外，糖尿病患者应每年检测血清肌酐浓度，采用肾脏病膳食改良试验(MDRD)或Cockcroft-Gault(C-G)公式估算 eGFR。按照 eGFR 对慢性肾脏疾病进行分期(参见慢性肾功能不全)。

诊断时要排除非糖尿病性肾病，以下情况应考虑非糖尿病肾病：①无糖尿病视网膜病变；②GFR 很低或迅速降低；③蛋白尿急剧增多或肾病综合征；④顽固性高血压；⑤尿沉渣活动表现；⑥其他系统性疾病的症状或体征；⑦ACEI 或 ARB 开始治疗后 2~3 个月GFR 下降超过 30%。鉴别困难时通过肾穿刺病理检查进行鉴别。

2)糖尿病性视网膜病变(diabetic retinopathy,DR):病程超过10年的糖尿病患者常合并程度不等的DR,是导致失明的主要原因之一。DR的主要危险因素包括糖尿病病程、高血糖、高血压和血脂紊乱,其他相关危险因素还包括妊娠和DN等。糖尿病患者也是白内障、青光眼、视网膜血管阻塞及缺血性视神经病变等其他眼部疾病早发的高危人群。

2002年,国际临床分级标准依据散瞳后检眼镜检查,将糖尿病视网膜改变分为6期。Ⅰ期:微血管瘤、小出血点;Ⅱ期:硬性渗出;Ⅲ期:棉絮状软性渗出;Ⅳ期:新生血管形成、玻璃体积血;Ⅴ期:纤维血管增生、玻璃体机化;Ⅵ期:牵拉性视网膜脱离、失明。其中Ⅰ~Ⅲ期为非增生期视网膜病变(NPDR),Ⅳ~Ⅵ期为增生期视网膜病变(PDR)。PDR患者常伴有糖尿病肾病及神经病变。

视网膜增厚、水肿累及黄斑被称为黄斑水肿,可发生于视网膜病变的任一时期。黄斑水肿、新生血管出血、视网膜脱落或新生血管性青光眼是患者视力丧失的主要原因。

3)糖尿病心肌病:心脏微血管病变和心肌代谢紊乱可引起心肌广泛灶性坏死,称为糖尿病心肌病,可诱发心力衰竭、心律失常、心源性休克和猝死。可与其他心脏病共存,预后更差。

(2)大血管病变:其基本病理改变为动脉粥样硬化。动脉粥样硬化的易患因素如肥胖、高血压、血脂异常等在糖尿病(主要是$T_2DM$)人群中的发生率均明显增高,致糖尿病患者动脉粥样硬化的患病率较高,发病更早,病情进展较快。动脉粥样硬化主要侵犯主动脉、冠状动脉、脑动脉、肾动脉和肢体动脉等,引起冠心病、缺血性或出血性脑血管病、肾动脉硬化、周围血管病等。

1)心脏病:广义的糖尿病性心脏病包括冠状动脉粥样硬化性心脏病(冠心病)、糖尿病心肌病和糖尿病心脏自主神经病变等。冠心病是糖尿病心脏病最主要的类型,也是糖尿病患者致死的主要原因之一,尤其是在$T_2DM$患者中。与非糖尿病患者相比,糖尿病患者伴冠心病常为广泛病变、多支病变,常表现为无痛性心肌梗死,梗死面积比较大,穿壁梗死多,病情多比较严重,预后较差,病死率较高。

2)脑血管病:糖尿病合并的脑血管病变主要包括短暂性脑缺血发作、缺血性卒中和出血性卒中。糖尿病患者脑血管病的患病率显著高于非糖尿病人群,其中缺血性卒中是非糖尿病的4倍,脑出血与非糖尿病人群相似。

3)下肢血管病变:下肢动脉病变是外周动脉疾病的一个组成成分,表现为下肢动脉的狭窄或闭塞,主要病因是动脉粥样硬化。糖尿病患者发生风险增加2倍,患病率随年龄增高而增加。常与冠状动脉疾病和脑血管疾病等动脉粥样硬化性疾病并存。

轻症患者可无症状,静息或运动后踝臂指数可降低,典型表现为下肢发凉、疼痛和间歇性跛行,严重者可出现下肢溃疡、坏疽。

(3)神经系统并发症:可累及神经系统任何一部分。病因复杂,可能涉及大血管和微血管病变、代谢因素、自身免疫机制及生长因子不足等。

1)中枢神经系统并发症:①伴随严重DKA、HHS或低血糖症出现的神志改变;②缺血性卒中;③脑老化加速及老年性痴呆等。

2)周围神经病变:常见的类型包括:①远端对称性多发性神经病变:最为常见,多为

140

对称性,以手足远端感觉运动神经受累最多见,由远端向近端发展,呈手套或袜套式分布;下肢较上肢严重,可表现为感觉减退,也可表现为感觉异常或痛觉过敏、疼痛;后期感觉丧失,可伴运动神经受累,手足小肌群萎缩,出现感觉性共济失调及神经性关节病(Charcot 关节)。腱反射早期亢进,后期减弱,针刺痛觉、温度觉、振动觉、压力觉等减弱或消失。电生理检查可发现感觉和运动神经传导速度减慢。诊断糖尿病周围神经病变时需排除其他病因引起的神经病变:如颈腰椎病变、脑梗死、维生素缺乏、吉兰-巴雷综合征、药物或毒物引起的神经损伤等;②局灶性单神经病变:可累及颅神经或脊神经,颅神经损伤以动眼神经最常见,其次为面神经、外展神经、三叉神经及听神经;③非对称性的多发局灶性神经病变:指同时累及多个单神经的神经病变;④多发神经根病变(糖尿病性肌萎缩):最常见于腰段多发神经根病变,典型表现为初起时股、髋和臀部疼痛,后骨盆近端肌群软弱、萎缩;⑤自主神经病变:可影响胃肠、心血管、泌尿生殖系统等。临床表现为胃排空延迟(胃轻瘫)、腹泻(饭后或午夜)、便秘等;休息时心动过速、直立性低血压、寂静性心肌缺血、QT 间期延长等,严重者可发生心源性猝死:残余尿量增加、尿失禁、尿潴留等;其他还有阳痿、瞳孔改变(缩小且不规则、光反射消失、调节反射存在)、排汗异常(无汗、少汗或多汗)等。有症状的自主神经病变常预后不良。

(4)糖尿病足:糖尿病足是指与下肢远端神经异常和不同程度周围血管病变相关的足部溃疡、感染和(或)深层组织破坏。是糖尿病最严重和治疗费用最高的慢性并发症之一,是糖尿病非外伤性截肢的最主要原因。

糖尿病足的基本发病因素是神经病变、血管病变和感染,共同作用可导致组织的溃疡和坏疽:①神经病变:与足病发生有关的最主要表现为感觉减退或缺失,患者失去足的自我保护作用,容易受到损伤。自主神经病变泌汗异常所造成的皮肤干燥、皲裂可以促使或加重足病的发生发展;②周围动脉病变:是造成足病的另一重要因素。在感觉减退的足受到损伤以后,缺血性病变加重了足病变。有严重的周围动脉病变患者,在采取措施改善周围供血之前,足溃疡难以好转;③感染:糖尿病足溃疡的患者容易合并感染,加重溃疡甚至导致截肢。糖尿病足溃疡合并的感染,常是革兰阳性菌和阴性菌甚至合并有厌氧菌的混合感染。

(5)其他:牙周病是最常见的糖尿病口腔并发症。皮肤病变也很常见,但大多数为非特异性病变。糖尿病患者某些癌症如乳腺癌、胰腺癌、膀胱癌等的患病率升高。此外,抑郁、焦虑和认知功能损害等也较常见。

## 六、实验室与辅助检查

1.糖代谢相关检查

(1)尿糖测定:血糖增高时尿糖常为阳性,但不能用尿糖诊断糖尿病。尿糖阳性仅提示血糖值超过肾糖阈(约 10mmol/L)。肾糖阈受影响时,不能反映血糖情况。如合并肾脏病变时,肾糖阈升高,血糖升高尿糖仍可阴性。妊娠时肾糖阈降低时,血糖正常时尿糖可阳性。

(2)血糖测定和口服葡萄糖耐量试验(OGTT):血糖升高是诊断糖尿病的主要依据,

也是判断糖尿病病情和控制情况的主要指标。血糖值反映的是瞬时血糖,可用血浆或毛细血管全血。常用葡萄糖氧化酶法测定,如血细胞比容正常,血浆、血清血糖比全血血糖升高 15%左右。诊断糖尿病时必须采集静脉血测定血浆血糖,治疗过程中随访血糖控制情况可用便携式血糖计测定末梢毛细血管血糖。

当血糖高于正常范围而又未达到诊断糖尿病标准时需进行 OGTT。OGTT 应在未摄入任何热量 8~14 小时后,清晨空腹进行,成人口服 75g 无水葡萄糖,溶于 250~300mL 水中,5~10 分钟饮完,空腹及开始饮葡萄糖水后 2 小时测静脉血浆葡萄糖。儿童服糖量按每公斤体重 1.75g 计算,总量不超过 75g。

为避免影响因素对 OGTT 结果的影响,需注意:①急性疾病或应激情况时不宜行 OG-TT;②试验过程中,受试者不喝茶及咖啡、不吸烟、不做剧烈运动;③试验前 3 天内摄入足量糖类;④注意一些药物可影响 OGTT 结果(如糖皮质激素、噻嗪类利尿药、β 受体阻滞药等)。

(3)糖化血红蛋白(GHbA1)和糖化血浆白蛋白测定:GHbA1 是葡萄糖或其他糖与血红蛋白的氨基发生不可逆的非酶催化反应的产物,与血糖浓度呈正相关。GHbA1 有 a、b、c 三种,以 GHbA1c(HbA1c)为主。正常人 HbA1c 占血红蛋白总量的 3%~6%。HbA1c 是反映血糖控制和诊断糖尿病的重要指标。由于红细胞在血液循环中的寿命约为 120天,因此 HbA1c 反映患者近 8~12 周平均血糖水平。HbA1c 易受检测方法、贫血、血红蛋白异常疾病、红细胞转换速度、年龄等因素的影响。

血浆蛋白(主要为白蛋白)与葡萄糖发生非酶催化的糖化反应而形成果糖胺,由于白蛋白在血中半衰期为 19 天,故果糖胺反映患者近 2~3 周平均血糖水平,正常值为 1.7~2.8mmol/L。

2.胰岛 β 细胞功能检查

(1)胰岛素释放试验:正常人空腹基础血浆胰岛素为 35~145pmol/L(5~20mU/L),口服 75g 无水葡萄糖(或 100g 标准面粉制作的馒头)后,血浆胰岛素在 30~60 分钟上升至高峰,峰值为基础值的 5~10 倍,3~4 小时恢复到基础水平。本试验反映基础和葡萄糖介导的胰岛素释放功能,其检测受外源性胰岛素及血清中胰岛素抗体影响。

(2)C 肽释放试验:C 肽与胰岛素均由胰岛素原裂解而来,两者等分子量分泌。C 肽释放试验方法同胰岛素释放试验。正常人空腹基础值不小于 400pmol/L,高峰时间同上,峰值为基础值的 5~6 倍,也反映基础和葡萄糖介导的胰岛素释放功能。C 肽测定不受外源性胰岛素和血清中的胰岛素抗体影响。

(3)其他检测 β 细胞功能的方法:静脉葡萄糖耐量试验或高糖钳夹试验可了解胰岛 β 细胞功能,高糖钳夹试验是评价胰岛 β 细胞功能的"金标准",但试验较为烦琐。胰高血糖素-C 肽刺激试验和精氨酸刺激试验可了解非葡萄糖介导的胰岛素分泌功能等。

3.胰岛素抵抗的检查 T₂DM、肥胖均伴有胰岛素抵抗,故可作为胰岛素抵抗的临床判断指标。空腹或糖负荷后胰岛素水平高于正常也可反映胰岛素分泌的增多。高糖钳夹试验是评价胰岛素敏感性的"金标准",但试验烦琐、费时。

4.有关病因与发病机制的检查 GADAb、ICA、IAA 及 IA-2A 的联合检测;胰岛素敏感性检查;怀疑单基因遗传糖尿病者需行基因分析等。

5.并发症检查　急性并发症时检测指血糖、血渗透压、血酮、尿酮、电解质、酸碱平衡等;慢性并发症行心、肝、肾、脑、眼及神经系统的各项辅助检查等。

## 七、诊断

血糖升高是诊断糖尿病的依据,糖尿病的诊断切点是依据血糖值与糖尿病特异性并发症(如视网膜病变)发生风险的关系来确定。诊断时应注意是否符合糖尿病诊断标准、分型、有无并发症(及严重程度)和伴发病或有无加重糖尿病的因素存在。

1.诊断线索　①三多一少症状;②以糖尿病各种急、慢性并发症或伴发病首诊的患者;③筛查高危人群:有糖尿病前期病史;年龄≥40 岁;超重和(或)中心型肥胖;一级亲属有糖尿病;缺乏体力活动者;有巨大儿分娩史或 GDM 史;多囊卵巢综合征病史的女性;有黑棘皮病者;有高血压史,或正在接受降压治疗者;HDL-C<0.90mmol/L 和(或)三酰甘油>2.22mmol/L,或正在接受调脂药物治疗者;有动脉粥样硬化性心血管疾病(ASCVD)史;长期接受糖皮质激素、抗精神病药物或抗抑郁症药物治疗;中国糖尿病风险评分总分≥25 分等。

2.诊断标准　我国目前采用国际上通用的 WHO 糖尿病专家委员会提出的诊断和分类标准(表 9-2、表 9-3),要点如下。

表 9-2　糖尿病的诊断标准

| 诊断标准 | 静脉血浆葡萄糖 |
| --- | --- |
| 典型糖尿病症状加上随机血糖 | ≥11.1mmol/L |
| 或加上空腹血糖(FPG) | ≥7.0mmol/L |
| 或加上 OGTT 2 小时血糖 | ≥11.1mmol/L |
| 或加上 HbA1c | ≥6.5% |
| 无糖尿病典型症状者,需改日复查确认 | |

注:典型糖尿病症状:烦渴多饮、多尿、多食、不明原因体重下降。随机血糖指不考虑上次用餐时间,一天中任意时间的血糖,不能用来诊断空腹血糖受损或糖耐量减低。空腹状态指至少 8 小时没有进食热量。

表 9-3　糖代谢异常分类
(WHO 糖尿病专家委员会报告)

| 糖代谢分类 | 静脉血浆葡萄糖(mmol/L) | |
| --- | --- | --- |
| | 空腹血糖(FPG) | 餐后 2 小时血糖(2 小时 PBG) |
| 正常血糖(NGR) | <6.1 | <7.8 |
| 空腹血糖受损(IFG) | ≥6.1,<7.0 | <7.8 |
| 糖耐量减低(IGT) | <7.0 | ≥7.8,<11.1 |
| 糖尿病(DM) | ≥7.0 | ≥11.1 |

注:空腹血糖受损或糖耐量减低统称为糖调节受损(即糖尿病前期)。

（1）糖尿病诊断是基于空腹（FPG）、任意时间或 OGTT 中 2 小时血糖值（2 小时 PG）。

（2）糖尿病的临床诊断推荐采用葡萄糖氧化酶法测定静脉血浆葡萄糖。

（3）对于无糖尿病症状、仅一次血糖值达到糖尿病诊断标准者，必须在另一天复查核实而确定诊断；如复查结果未达到糖尿病诊断标准，应定期复查。空腹血糖受损或糖耐量减低的诊断应根据 3 个月内的两次 OGTT 结果的平均值来判断。严重疾病或应激时，血糖可应激性增高，应激纠正后时，血糖可恢复正常，需在应激消除后复查。但应激性高血糖患者仍需要控制血糖。

（4）儿童糖尿病诊断标准与成人相同。

（5）妊娠糖尿病：强调对具有高危因素的孕妇（妊娠期糖尿病个人史、肥胖、尿糖阳性或有糖尿病家族史者），孕期首次产前检查时，使用普通糖尿病诊断标准筛查孕前未诊断的 T₂DM，如达到糖尿病诊断标准即可判断孕前就患有糖尿病。如初次检查结果正常，则在孕 24~28 周行 75g OGTT，筛查有无妊娠期糖尿病。

我国目前采用 2013 年 WHO《妊娠期新诊断的高血糖诊断标准和分类》。将妊娠期间发现的高血糖分为两类：妊娠期间的糖尿病和妊娠期糖尿病（gestational diabetes mellitus，GDM）。妊娠期间的糖尿病诊断标准与 1999 年 WHO 的非妊娠人群糖尿病诊断标准一致。GDM 的诊断定义为达到或超过下列至少一项指标：FPG≥5.1mmol/L，1 小时 PG≥10.0mmol/L，2 小时 PG≥8.5mmol/L。

妊娠期间高血糖的主要危害是围生期母婴临床结局不良和病死率增加，包括胎儿宫内发育异常、新生儿畸形、巨大儿和新生儿低血糖发生的风险增加等。

应用 HbA1c 诊断糖尿病：HbA1c 能稳定和可靠地反映患者的血糖控制情况。2011 年世界卫生组织（WHO）建议在条件具备的国家和地区采用 HbA1c 诊断糖尿病，诊断切点为 HbA1c≥6.5%。我国从 2010 年开始进行"中国 HbA1c 教育计划"，HbA1c 检测标准化程度逐步提高。国内一些横断面研究结果显示，在中国成人中 HbA1c 诊断糖尿病的最佳切点为 6.2%~6.5%。为了与 WHO 诊断标准接轨，推荐在采用标准化检测方法且有严格质量控制（美国国家糖化血红蛋白标准化计划、中国糖化血红蛋白一致性研究计划）的医疗机构，可以将 HbA1c≥6.5% 作为糖尿病的补充诊断标准。但是在以下情况只能根据静脉血浆葡萄糖水平诊断糖尿病：镰状细胞病、妊娠（中、晚期）、葡萄糖-6-磷酸脱氢酶缺乏症、艾滋病、血液透析、近期失血或输血、促红细胞生成素治疗等。此外，不推荐采用 HbA1c 筛查囊性纤维化相关糖尿病。

## 八、鉴别诊断

1.1 型糖尿病和 2 型糖尿病的鉴别　典型病例，临床可根据起病年龄、起病缓急、酮症易感及是否胰岛素治疗等初步对 1 型或 2 型糖尿病做出鉴别，但临床上常遇到不少病例仅根据临床表现难以鉴别，需全面综合考虑，以便采取合理治疗（表 9-4）。

表9-4 1型糖尿病和2型糖尿病的鉴别诊断

| 识别指标 | 1型糖尿病 | 2型糖尿病 |
|---|---|---|
| 临床表现 | | |
| 1.起病年龄 | 多<30岁,LADA常可>30岁 | 多>40岁 |
| 2.发病年龄 | 12~14岁 | 60~65岁,渐年轻化 |
| 3.起病方式 | 多急骤,甚至酮症或酮症酸中毒起病 | 一般缓慢而隐匿,甚至因慢性并发症而被发现 |
| 4.症状 | 常典型,也可轻如LADA | 多较轻或不典型 |
| 5.体征 | 多为非肥胖起病 | 80%超重或肥胖或伴黑棘皮病 |
| 6.病情稳定性 | 不稳定 | 相对稳定 |
| 7.急性并发症 | 酮症倾向,易发生酮症酸中毒 | 酮症抵抗,老年人在诱因下易患非酮症高渗综合征 |
| 8.慢性并发症 | 以微血管并发症如糖尿病肾病和视网膜病等为主 | 以大血管并发症如心脑血管动脉硬化等为主 |
| 9.主要治疗 | 饮食+运动+胰岛素或辅以二甲双胍、拜糖平或胰岛素增敏剂等 | 饮食+运动+口服药物或联合胰岛素或单用胰岛素个体化实施 |
| 10.早期防治 | 早期干预治疗保护残余β细胞减轻或延缓自身免疫性破坏 | 改变环境因素如加强运动,避免肥胖 |
| 实验室检查 | | |
| 1.胰岛β细胞功能 | | |
| (1)胰岛素C肽释放试验 | 曲线低平或缺乏 | 基础正常,释放障碍或不足或增高 |
| (2)胰高糖素刺激试验 | 曲线低平或缺乏 | 升高幅度降低,高峰延迟,早期可正常,晚期降低 |
| (3)磺酰脲类药物试验 | 曲线低平或缺乏 | 早期常正常,晚期降低 |
| 2.胰岛素敏感性 | 对胰岛素比较敏感 | 常伴胰岛素抵抗 |
| 3.自身免疫标志 | | |
| (1)ICA | 初诊70%~90%阳性 | 阴性 |
| (2)IAA | 初诊40%~50%阳性 | 阴性 |
| (3)GAA | 初诊70%~100%阳性 | 阴性 |
| (4)IA2 | 初诊60%~80%阳性 | 阴性 |

| 识别指标 | 1 型糖尿病 | 2 型糖尿病 |
|---|---|---|
| 4.遗传标志 | | |
| (1)与 HLA 有关 | 有关联:DQB1 第 57 位非天冬氨酸与 DQA1 第 12 位精氨酸关联;DR3/DR4 杂合子 | 无关联,多基因遗传 |
| (2)同卵双生子同病率 | 约 50% | 90%~100% |
| 5.病理 | 胰岛 β 细胞明显减少或缺如常伴淋巴细胞和单核细胞浸润 | 病理改变不明显,胰岛 β 细胞数量正常 |
| 病因与机制 | 遗传加选择性 β 细胞自身免疫破坏,胰岛素绝对缺乏 | 遗传加环境因素(如肥胖和运动不足),胰岛素抵抗伴胰岛素分泌障碍,胰岛素相对缺乏 |

注:如果区分 $T_1DM$ 与 $T_2DM$ 有困难,初始症状后考虑测定 C 肽浓度,且初始症状与测试间隔时间越长,C 肽浓度区别值越大或在干预治疗(如胰岛素强化)后短期内复查 C 肽,明显恢复者,支持 2 型糖尿病的诊断;针对儿童和青少年糖尿病一般如无强烈证据提示 2 型糖尿病(很强的 $T_2DM$ 家族病史、肥胖、胰岛素抵抗迹象——黑棘皮病)和单基因疾病,则临床假定为 1 型糖尿病;起病时血糖明显升高而 HbA1c 轻度升高(如小于 8.0%),提示患者起病较急,1 型糖尿病(如爆发性 1 型糖尿病)的可能性较大。

2.肝源性糖尿病　肝脏与糖代谢密切相关,在糖原异生,糖原合成,葡萄糖摄取、利用和释放等方面均起重要的调节作用。肝病患者糖代谢紊乱常见。有文献报道,肝硬化患者约 30% 可表现为糖耐量减退或糖尿病。肝脏疾病引起糖耐量异常的原因比较复杂,可能与肝脏糖原合成降低、胰岛素抵抗(可能与游离脂肪酸升高、胰岛素受体减少和胰岛素受体后异常等所致)和激素代谢异常(主要表现为胰高血糖素水平明显升高)等有关,肝硬化治疗过程中所应用的某些药物如噻嗪类利尿药(治疗腹腔积液,可致低钾)、β-受体阻滞药(治疗门静脉高压)也可能抑制胰岛素的释放。其糖耐量特点为:①FPG 正常或降低,服糖后血糖明显升高,45~90 分钟(多在 60 分钟内)达高峰,高峰后血糖下降迅速,一般在 120~180 分钟恢复空腹腔积液平;但肝功能损害很严重时高血糖持续时间较长;有些病例在服糖后 3~5 小时可有反应性低血糖;②胰岛素或 C 肽释放试验基本正常,与血糖平行,但肝病时,肝脏摄取和灭活胰岛素明显减少,胰岛素的半衰期延长,餐后 2 小时胰岛素可为基础值的 8~12 倍,血胰岛素/C 肽比值升高。因 C 肽很少被肝脏代谢,主要以原形从肾脏排泄,此时血尿 C 肽测定可更精确地反映内源性胰岛素的分泌。

肝源性糖尿病的治疗一方面注意改善肝功能,避免应用损害肝功能的药物;另一方面注意在总热卡不变时宜少食多餐,必要时配合应用 α-葡萄糖苷酶抑制剂(从小剂量开始,同时注意检测肝功能)或 DPP-4 抑制剂(轻中肝功能损害),或餐前皮下注射小剂量的短效胰岛素,一般不应用磺酰脲类药物或双胍类口服降血糖药物,噻唑烷二酮衍生物不建议使用。一些纯中药制剂可考虑使用。

3.胰源性糖尿病 许多胰腺疾病如急性坏死性胰腺炎、慢性胰腺炎、胰腺结石、胰腺肿瘤、胰腺肿瘤术后及原发性和继发性血色病(多由长期反复多次输血致过多的铁质沉积于脏器,包括胰腺,致其纤维化和退行性变等),可导致胰岛素分泌的相对或绝对缺乏,出现糖尿病,大多需要外源性胰岛素替代治疗,但同时有胰岛 α 细胞量的减少,故胰岛素的需要量相对少。患者常合并胰腺外分泌功能不全的表现,如脂肪泻、腹胀、腹痛和体重下降等。

4.内分泌疾病

(1)甲状腺功能亢进症(甲亢):糖代谢异常的发生率明显增加,有文献报道,甲亢患者行糖耐量试验,30%~50%呈糖尿病曲线。甲亢时甲状腺素分泌增加促进肝脏和外周组织对葡萄糖的利用,同时加速糖原的分解和异生,加速肠道对葡萄糖的吸收,使血糖升高;甲状腺素通过 cAMP 激活肾上腺素能 β 受体,增强儿茶酚胺活性,使儿茶酚胺增多,抑制胰岛素释放,并使胰高血糖素受到刺激,血糖升高。甲亢本身所致的糖耐量减低或糖尿病,空腹血糖一般增高不明显,多以餐后血糖升高为主,且随着甲亢的控制,糖代谢紊乱常随之恢复。甲亢合并持续性空腹高血糖、重度糖代谢紊乱,甚至发生糖尿病急性并发症者,或甲亢症状控制,高血糖仍持续存在者,则可诊断为甲亢合并糖尿病;若胰岛 β 细胞功能显著低下或胰岛细胞自身抗体如 ICA 及 GAD-Ab 阳性等,则可考虑为甲亢合并 1 型糖尿病;若胰岛素相对缺乏,酮症抵抗,体内自身抗体阴性,可考虑甲亢合并 2 型糖尿病。另外,甲亢可使原先存在的糖尿病病情加重。甲亢合并糖尿病需二者兼治。合并 1 型糖尿病则需应用胰岛素治疗,合并 2 型糖尿病在抗甲亢治疗的同时,可采取口服降血糖药物或胰岛素治疗。对于甲亢的处理,一般认为 $^{131}$I 治疗甲亢合并糖尿病是一种安全有效、简便经济的疗法,其治愈甲亢的时间比口服抗甲亢药物明显缩短,凡是适合用 $^{131}$I 治疗的甲亢合并糖尿病患者,可以首选 $^{131}$I 治疗甲亢。

(2)生长激素瘤:儿童起病引致巨人症,成人起病引致肢端肥大症。长期高水平的生长激素有拮抗胰岛素调节糖代谢的作用,可引起垂体性糖尿病或糖耐量减低,糖尿病多在肢端肥大症之后,一些患者也可在早期表现或同时发现。有报道称肢端肥大症患者糖尿病和糖耐量降低的发生率为 24.3% 和 27.1%,典型的临床表现有助于鉴别。生长激素瘤合并糖尿病常需胰岛素治疗且一般剂量较大。针对垂体生长激素瘤体的治疗(手术或放疗)或瘤体的卒中可使糖尿病减轻或消失。

(3)皮质醇增多症:皮质醇可促进肝糖原异生并拮抗胰岛素对糖代谢的作用,致糖耐量异常,大部分为 IGT,约 20% 表现为糖尿病即类固醇性糖尿病,病情一般较轻。针对病因如垂体促肾上腺皮质激素瘤、肾上腺瘤、肾上腺增生或异位促肾上腺皮质激素综合征等的治疗可减轻糖代谢的异常,甚至使糖代谢恢复正常。也可见于长期使用糖皮质激素的病例。

(4)嗜铬细胞瘤:肾上腺和去甲肾上腺分泌过多可使肝糖原和肌糖原分解增加和促

进肝脏糖原异生;拮抗胰岛素的外周作用;高儿茶酚胺血症,能兴奋胰岛素 α 受体(致胰高血糖素分泌增加),并抑制胰岛素分泌,从而导致血糖升高。有文献报道,嗜铬细胞瘤80%合并糖代谢紊乱,糖尿病的发生率为 10%~24%,肿瘤切除后,糖代谢紊乱可恢复正常。患有嗜铬细胞瘤的患者,因存在儿茶酚胺血症,促进脂肪分解,增加酮体产生,当氧化不全时,有时临床可以糖尿病酮症、甚至酮症酸中毒为首发表现,而延误嗜铬细胞瘤的诊断。

(5)胰岛 α 细胞瘤:瘤体分泌过多的胰高糖素,促进肝糖原和肌糖原分解,同时拮抗胰岛素的外周作用,使血糖升高。有文献报道本病 50%伴糖尿病,所致糖尿病一般为轻至中度,酮症不易感。其他主要临床表现有:①坏死性溶解性游走性红斑:反复发生的以下肢、臀部、股部和会阴部为主的红斑→水疱→破溃→结痂→脱屑伴色素沉着,邻近部位可融合,向周围扩散时,中心病变部位可融合,常伴有奇痒,该表现为本病的特征性病变;②口炎:呈红牛肉样舌炎及指甲分离;③腹痛:15%有腹泻;④正细胞正色素性贫血伴血沉增快;⑤食欲良好,但体重下降;⑥低氨基酸血症,血胆固醇降低;⑦OGTT 时,胰高血糖素反而升高。确诊有赖于胰高糖素的测定[多>143.5pmol(500pg/mL)]和影像学如 CT、MRI 和 B 超等定位检查(肿瘤直径 3~35cm,以胰尾部多见,约 70%为恶性,50%伴肝转移)。

(6)生长抑素瘤:为胰腺分泌生长抑素的 D 细胞瘤,通过抑制胰岛素分泌也可致糖尿病。糖尿病轻重不一,可伴有糖尿病酮症酸中毒。由于过高的生长抑素同时还抑制其他胃肠内分泌激素(如胰高糖素、胃泌素、胆囊收缩素、肠抑胃素和生长激素等)的分泌,导致胃酸和胰外分泌减少,胆囊及小肠功能紊乱,肠钙和脂肪吸收减少,临床除糖尿病表现外,常有贫血、胃酸分泌减少、胆囊病、消化不良、腹泻(脂肪泻)和体重减轻等。确诊有赖于生长抑素的测定(高达正常人的 100 倍)和影像学检查(体积多较大,半数位于胰头部位,50%为恶性,伴局部淋巴结或肝转移)。

5.药物和化学物质　某些药物或化学物质可影响葡萄糖耐量。故在做 OGTT 试验前应停药 3~7 天,甚至 1 个月以上(表 9-5)。

表 9-5　影响葡萄糖耐量的药物

| 升高血糖药物 | 促肾上腺皮质激素、甲状腺素、糖皮质激素、醛固酮、口服避孕药、生长激素、胰高血糖素、呋塞米、噻嗪类利尿药、硝苯吡啶、咖啡酮、氯噻酮、可乐定、吲哚美辛、异烟肼、二氮嗪、烟酸、苯妥英钠、三环抗抑郁药、环孢霉素和链脲霉素等 |
|---|---|
| 降低血糖药物 | 乙醇、单胺氧化酶抑制剂、甲巯咪唑、保泰松、对氨基水杨酸、丙磺舒、磺胺类药物、氯喹及羟氯喹锂盐、钒盐、铬化合物及血管紧张素转换酶抑制剂等 |

6.应激性高血糖　见于两种情况:一是有糖尿病史的患者在应激情况下出现高血糖的加重;二是无糖尿病史的患者在应激状态下出现的高血糖,称之为应激性高血糖。目前对应激性高血糖水平仍没有一个明确的限定。一般认为凡入院后测定血糖两次以上,其空腹血糖浓度≥7.0mmol/L 或随机血糖浓度≥11.1mmol/L 者,即可诊断为应激性高血糖。创伤、烧伤、大手术、心脑血管事件、严重感染等应激(甚至精神应激)皆可诱发高血

糖。应激的基本反应为一系列的神经内分泌的改变,主要改变为下丘脑-垂体-肾上腺皮质轴和蓝斑-去甲肾上腺素能神经元、交感-肾上腺髓质轴的强烈兴奋。应激时,除交感-肾上腺髓质反应和下丘脑-垂体-肾上腺皮质反应外,还有许多激素的分泌增多或减少。这些体内激素分泌的失衡和一些炎症介质的释放等多种因素诱发或加重体内糖代谢紊乱,导致血糖升高和加重糖尿病病情。病情越危重,应激性越强,应激性高血糖发生率也越高;血糖越高,病死率越高。目前认为针对应激性高血糖(不论其先前有无糖尿病)应给予胰岛素强化治疗控制血糖,以减少高血糖所致的并发症,同时可促进疾病的恢复,改善疾病的预后。其与糖尿病的鉴别可通过检查 HbA1c(单纯应激性高血糖 HbA1c 不高)和病情随访(应激性高血糖患者在应激缓解或解除后血糖可恢复正常)而鉴别。

7.非糖尿病性糖尿 一般情况良好,常无症状。尿糖的出现不伴有血糖的增高,糖耐量试验在正常范围。其病因较多,常见的有慢性肾衰竭、妊娠期(多在第 3~4 个月)、各种继发性近曲小管病变(如锂中毒)和遗传性肾小管病变如 Fanconi 综合征等,鉴别诊断比较容易,同时检测血糖和尿糖,若血糖在正常范围,而尿糖阳性,则肾性糖尿成立,一般无须特殊处理。

## 九、治疗

糖尿病治疗的近期目标是通过控制高血糖和相关代谢紊乱以消除糖尿病症状和防止出现急性严重代谢紊乱(表 9-6)。远期目标是通过良好的代谢控制达到预防和(或)延缓糖尿病慢性并发症的发生和发展,维持良好健康和学习、劳动能力,保障儿童生长发育,提高患者的生活质量、降低病死率和延长寿命。

**表 9-6 2 型糖尿病的综合控制目标**

**(2020 版中国 2 型糖尿病防治指南)**

| 检测指标 | | 目标值 |
|---|---|---|
| 毛细血管血糖(mmol/L) | 空腹 | 4.4~7.0 |
| | 非空腹 | <10.0 |
| HbA1c(%) | | <7.0 |
| 血压(mmHg) | | <130/80 |
| TC(mmol/L) | | <4.5 |
| HDL-C | 男性 | >1.0 |
| | 女性 | >1.3 |
| TG(mmol/L) | | <1.7 |
| LDL-C(mmol/L) | 未合并 ASCVD | <2.6 |
| | 合并 ASCVD | <1.8 |
| BMI(kg/m$^2$) | | <24.0 |

糖尿病的管理应是以患者为中心的团队式管理,团队成员应包括全科和专科医师、糖尿病专科护士、营养师、运动康复师、患者及其家属等,应建立定期随访和评估系统。

循证医学研究证实,糖尿病患者血糖控制良好可延缓糖尿病微血管病变的发生、发展;早期有效控制血糖可能对大血管也有较长期的保护作用(代谢记忆效应);全面控制血管病变的危险因素可明显降低大血管和微血管病变的发生风险和死亡风险。不同年龄、不同病程及伴发疾病的患者可能获益不一。因此,糖尿病管理需遵循早期和长期、积极而理性、综合治疗和全面达标、治疗措施个体化等原则。

应为患者制订合理的个体化 HbA1c 控制目标。对大多数非妊娠成人,HbA1c 的合理控制目标为<7%;而对病程短、预期寿命长、无明显 CVD 等患者,可考虑更严格的 HbA1c 目标;对于有严重低血糖病史、预期寿命有限、已有显著微血管或大血管并发症、糖尿病病程长的患者,应采用较为宽松的 HbA1c 目标。

为达到治疗目标,国际糖尿病联盟(IDF)提出糖尿病综合管理五个要点(有"五驾马车"之称):糖尿病教育、医学营养治疗、运动治疗、血糖监测和药物治疗。

**(一)一般治疗**

1.糖尿病健康教育 是最为重要的基础管理措施。健康教育包括对医务人员的继续医学教育和培训,患者及其家属和公众的卫生保健教育。

每位糖尿病患者一旦诊断即应接受糖尿病教育,教育的目标是使患者充分认识糖尿病并掌握糖尿病的自我管理能力。内容包括饮食、运动、血糖监测和自我管理能力的指导。

2.医学营养治疗 是糖尿病治疗的基础,主要目标是提供均衡营养的膳食、维持合理体重、纠正代谢紊乱、达到良好的代谢控制、控制血脂异常和高血压、减轻胰岛素抵抗、降低 β 细胞负荷。总的原则是确定合理的总能量摄入,合理、均衡地分配各种营养物质,恢复并维持理想体重。

(1)计算总热量:首先用简易公式计算理想体重[理想体重(kg)= 身高(cm)-105],然后根据理想体重和工作性质,参照原来生活习惯等,计算每天所需总热量。成年人休息状态下每天每千克理想体重给予热量 25～30kcal,轻体力劳动 30～35kcal,中度体力劳动 35～40kcal,重体力劳动 40kcal 以上。儿童、孕妇、乳母、营养不良及伴有消耗性疾病者应酌情增加,肥胖者酌减,使体重逐渐恢复至理想体重的 5% 左右。

(2)营养物质含量

1)糖类:糖类的摄入是影响血糖控制的首要元素,应同时关注质和量。糖类所提供的能量应占饮食总热量的 50%～60%,其来源推荐全谷类食物、蔬菜、水果、豆类及乳制品,应限制含糖饮料、精制糖摄入。每天定时进餐,尽量保持糖类每天恒定。低血糖指数(glycemic index,GI)食物有利于血糖控制和控制体重[GI 指进食恒量的食物(含 50g 糖类)后,2～3 小时的血糖曲线下面积相比空腹时的增幅除以进食 50g 葡萄糖后的相应增幅]。

2)蛋白质:蛋白质的摄入量占供能比的 10%～15%。肾功能正常的患者,成人每天每千克理想体重 0.8～1.2g,孕妇、乳母、营养不良或伴消耗性疾病者增至 1.5～2.0g。伴有临床蛋白尿而肾功能正常者限制至 0.8g。血尿素氮已升高者应限制至 0.6g 以下的优质蛋白饮食,为防止发生蛋白质营养不良,可补充复方 α-酮酸制剂。

3)脂肪:脂肪提供的能量不超过总热量的 30%。脂肪的质比量重要,提倡进行单不饱和脂肪酸及多不饱和脂肪酸的摄入。

4)其他:富含食用纤维的食品可延缓食物吸收,降低餐后血糖高峰,有利于改善糖、脂代谢紊乱。推荐膳食纤维每天摄入量至少达 14g/kcal。每天摄入食盐应限制在 6g 以下,戒烟限酒,不推荐糖尿病患者饮酒。若饮酒,应计算乙醇中所含的总能量。应警惕乙醇可能诱发的低血糖,避免空腹饮酒。

5)各种饮食模式(如低糖饮食、低脂饮食及地中海饮食模式等)均可用于糖尿病管理,因目前证据中尚无一种适合于所有糖尿病患者的专属饮食模式和营养素配比。应充分考虑患者个人情况(如风俗、文化、宗教、健康理念、经济状况)及医学营养治疗欲达到的目标。

3.运动治疗　运动锻炼在糖尿病患者的综合管理中占重要地位。规律运动可增加胰岛素敏感性,有助于控制血糖,减少心血管危险因素,减轻体重,提升幸福感。应根据年龄、性别、体力、病情、有无并发症及既往运动情况等,在医师指导下开展有规律的合适运动,循序渐进并长期坚持。如无禁忌,成年糖尿病患者每周至少 150 分钟(如每周运动 5 天,每次 30 分钟)中等强度(达 50%~70%最大心率)的有氧运动。如无禁忌证,每周最好进行 2 次抗阻运动、锻炼肌肉力量和耐力。运动前、后要监测血糖。运动量大或激烈运动时应建议患者调整食物及药物,以免发生低血糖。血糖>14~16mmol/L、反复低血糖或血糖波动较大、有糖尿病急性并发症和严重心、脑、眼、肾等慢性并发症者暂不适宜运动。

4.病情监测　包括血糖监测、其他 CVD 危险因素和并发症的监测。血糖监测基本指标包括空腹血糖、餐后血糖和 HbA1c。建议患者应用便携式血糖仪进行自我血糖监测,指导调整治疗方案。HbA1c 用于评价长期血糖控制情况,也是临床指导调整治疗方案的重要依据之一,患者初诊时应常规检查,血糖未达标时每 3 个月检测 1 次,达标后每 3~6 个月 1 次。无症状低血糖和(或)频发低血糖患者可采用持续血糖监测发现低血糖并指导治疗。患者每次就诊时均应测量血压;每年至少 1 次全面了解血脂及心、肾、神经、眼底等情况。

### (二)药物治疗

在饮食和运动的生活方式干预下血糖控制仍不达标时,$T_2DM$ 患者应及时使用降糖药物治疗。口服降糖药物主要有磺酰脲类、格列奈类、双胍类、噻唑烷二酮类、α 葡萄糖苷酶抑制剂和二肽基肽酶-Ⅳ抑制剂(DPP-Ⅳ抑制剂)。注射制剂有胰岛素及胰岛素类似物和胰高血糖素样肽-1 受体激动剂(GLP-1 受体激动剂)。

1.口服降糖药物

(1)二甲双胍:通过抑制肝葡萄糖输出,改善外周组织对胰岛素的敏感性,增加对葡萄糖的摄取和利用,从而降低血糖。单用二甲双胍可以使 HbA1c 下降 1%~2%。二甲双胍不增加体重,部分患者减轻体重,单用不发生低血糖。我国及许多国家和国际学术组织的糖尿病指南中均推荐二甲双胍作为 $T_2DM$ 患者控制高血糖的一线用药和联合用药中的基础用药。

1)适应证:①作为 $T_2DM$ 治疗一线用药,可单用或联合其他药物;②对于 10 岁及以上的儿童和青少年:本品可用于单药治疗或与胰岛素联合治疗。

2)禁忌证或不适应证:①肾功能不全(血肌酐水平男性>1.5mg/dL,女性>1.4mg/dL 或肾小球滤过率<45mL/min)、肝功能不全、缺氧及高热患者禁忌,慢性胃肠病、慢性营养不良不宜使用;② $T_1DM$ 不宜单独使用该药;③ $T_2DM$ 合并急性严重代谢紊乱、严重感染、缺氧、外伤、大手术、孕妇和哺乳期妇女等;④对药物过敏或有严重不良反应者;⑤酗酒者;⑥行静脉注射碘造影剂检查的术前、后暂停服用。

3)不良反应:①消化道反应:为主要不良反应,进餐时服药、小剂量开始、逐渐增加剂量,可减少消化道不良反应;②乳酸性酸中毒:为最严重的不良反应,但罕见,需注意严格按照推荐用药;同类药物苯乙双胍易出现乳酸性酸中毒,应避免使用;③单用极少引起低血糖,但与胰岛素或促胰岛素分泌剂联合使用时可增加低血糖发生的危险。

(2)磺酰脲类(sulfonylureas,SUs):属于促胰岛素分泌剂。SUs 的主要作用为刺激 β 细胞分泌胰岛素,与 β 细胞膜上磺脲类药物受体结合后,使 ATP 敏感的钾离子通道( $K^+$ - ATP )关闭,钙通道开放,促进钙离子内流,细胞内钙离子浓度增高可刺激含有胰岛素的颗粒外移和胰岛素释放,使血糖下降。其促胰岛素分泌作用不依赖于血糖浓度。磺酰脲类药物可以使 HbA1c 降低 1% ~ 2%。

1)适应证: $T_2DM$ ,尚保存相当数量(30%以上)有功能的 β 细胞。当 $T_2DM$ 晚期 β 细胞衰竭时,SUs 及其他胰岛素促分泌剂均不再有效,而需采用外源性胰岛素替代治疗。

2)禁忌证或不适应证: $T_1DM$ ,有严重并发症或 β 细胞功能很差的 $T_2DM$ ,儿童糖尿病,孕妇,哺乳期妇女,大手术围术期,全胰腺切除术后,对 SUs 或磺胺类药物过敏或有严重不良反应者等。

3)不良反应:①低血糖反应:是最主要的不良反应,常发生于老年患者(60 岁以上)、肝肾功能不全或营养不良者,药物剂量过大、体力活动过度、进食不规则或减少、饮含乙醇饮料等为常见诱因;②体重增加;③皮肤过敏反应:皮疹、皮肤瘙痒等;④消化系统:上腹不适、食欲减退等,偶见肝功能损害、胆汁淤滞性黄疸。

4)临床应用:目前在我国上市的 SUs 类药物主要为格列本脲、格列美脲、格列吡嗪、格列齐特和格列喹酮(降糖力度由强到弱依次排列) ( 表 9-7) 。格列本脲作用强、价廉,目前应用仍较广泛,但容易引起低血糖,老年人及肝、肾、心、脑功能不好者慎用;消渴丸是含有格列本脲和多种中药成分的固定剂量复方制剂。格列齐特和格列喹酮作用较其他磺脲类药物温和。中度肾功能减退时可使用格列喹酮,重度肾功能减退时格列喹酮也不宜使用。两种 SUs 不宜联用,SUs 与其他胰岛素促分泌剂(如格列奈类)也不宜合用。

**表9-7 目前常用的磺酰脲类药物主要特点及应用**

| 名称 | 片剂量(mg) | 剂量范围(mg/d) | 服药次数(每天) | 作用时间(小时) | 肾脏排泄(%) |
|---|---|---|---|---|---|
| 格列本脲 | 2.5 | 2.5~15.0 | 1~2 | 16~24 | 50 |
| 格列吡嗪 | 5 | 2.5~30.0 | 1~2 | 8~12 | 89 |
| 格列齐特 | 80 | 80~320 | 1~2 | 10~20 | 80 |
| 格列喹酮 | 30 | 30~180 | 1~2 | 8 | 5 |
| 格列美脲 | 1、2 | 1~8 | 1 | 24 | 60 |

(3)格列奈类:非磺酰脲类促胰岛素分泌剂。此类药物也作用在胰岛 β 细胞膜上的 ATP 敏感 K 通道,但结合位点与 SUs 不同,主要通过刺激胰岛素的早时相分泌而降低餐后血糖,具有吸收快、起效快和作用时间短的特点,主要用于控制餐后高血糖,也有降低空腹血糖的作用。于餐前或进餐时口服。可降低 HbA1c 0.5%~1.5%。

1)适应证:同 SUs,格列奈类药物可以在肾功能不全的患者中使用。

2)禁忌证或不适应证:与 SUs 相同。对磺胺类药物过敏者可用格列奈类。

3)不良反应:常见低血糖和体重增加,但低血糖的风险和程度较 SUs 轻。

4)临床应用:①瑞格列奈:为苯甲酸衍生物,常用剂量为每次 0.5~4mg,每天 3 次;降糖效果较强,除降低餐后血糖外,对降低空腹血糖和 HbA1c 也有较强效果;②那格列奈:为 D-苯丙氨酸衍生物,常用剂量为每次 60~120mg,每天 3 次;降糖效果较温和;③米格列奈:常用剂量为每次 10~20mg,每天 3 次。

(4)噻唑烷二酮类(thiazolidinediones,TZDs,格列酮类):主要通过激活过氧化物酶体增生物激活受体 γ(PPARγ)起作用,增加靶组织对胰岛素作用的敏感性而降低血糖。TZDs 可以使 HbA1c 下降 1.0%~1.5%。

1)适应证:可单独或与其他降糖药物合用治疗 T₂DM,尤其是肥胖、胰岛素抵抗明显者。

2)禁忌证或不适应证:不宜用于 T₁DM、孕妇、哺乳期妇女和儿童。有心力衰竭(纽约心脏学会心功能分级 Ⅱ 级以上)、活动性肝病或转氨酶升高超过正常上限 2.5 倍及严重骨质疏松和骨折病史的患者应禁用;有膀胱癌病史或存在不明原因肉眼血尿的患者禁用吡格列酮。

3)不良反应:体重增加和水肿常见,在与胰岛素合用时更加明显。TZDs 还与骨折和心力衰竭风险增加相关。TZDs 单独使用时不导致低血糖,但与胰岛素或促胰岛素分泌剂联合使用时可增加低血糖发生的风险。

4)临床应用:①罗格列酮:4~8mg/d,每天 1 次或分 2 次口服;②吡格列酮:15~30mg/d,每天 1 次口服。

(5)α-葡萄糖苷酶抑制剂(AGI):AGI 抑制小肠黏膜刷状缘的 α-葡萄糖苷酶从而延迟糖类吸收,降低餐后高血糖。AGI 可使 HbA1c 降低 0.5%~0.8%,不增加体重。

1)适应证:适用于以糖类为主要食物成分的 2 型糖尿病,或空腹血糖正常(或轻度增高)而餐后血糖明显升高者。不应使用于 18 岁以下的患者;65 岁以上老年患者无须改变服药的记录和次数。可单用或与其他降糖药物合用。

2)禁忌证或不适应证:极少量从肠道吸收,通常无全身毒性反应,但肝、肾功能不全者仍应慎用。胃肠功能紊乱者、孕妇、哺乳期妇女和儿童不宜使用。

3)不良反应:主要为胃肠道反应,如腹胀、排气增多或腹泻等。单独服用该类药物通常不会发生低血糖,并可减少餐前反应性低血糖的风险。AGI 与 SUs 或胰岛素合用,仍可发生低血糖,治疗时需使用葡萄糖或蜂蜜,食用蔗糖或淀粉类食物纠正低血糖的效果差。

4)临床应用:AGI 应在进食第一口食物时服用。①阿卡波糖:每次 50~100mg,每天 3次;②伏格列波糖:每次 0.2mg,每天 3 次;③米格列醇:每次 50~100mg,每天 3 次。

(6)DPP-Ⅳ抑制剂:抑制 DPP-Ⅳ活性而减少 GLP-1 的失活,提高内源性 GLP-1 水平。可降低 HbA1c0.5%~1.0%。单独使用不增加低血糖发生的风险,也不增加体重。

1)适应证:单药使用,或与二甲双胍联合应用治疗 $T_2DM$。

2)禁忌证或不适应证:禁用于孕妇、儿童和对 DPP-Ⅳ抑制剂有超敏反应的患者。不推荐用于重度肝肾功能不全、$T_1DM$ 或 DKA 患者的治疗。

3)不良反应:可能出现头痛、超敏反应、肝酶升高、上呼吸道感染、胰腺炎等不良反应,多可耐受。长期安全性未知。

4)临床应用:目前在国内上市的有:①西格列汀 100mg,每天 1 次;②沙格列汀:5mg,每天 1 次;③维格列汀:50mg,每天 1~2 次;④阿格列汀:5mg,每天 1 次:上述药物在肾功能不全的患者中使用时,需减少药物剂量;⑤利格列汀:5mg,每天 1 次,肝肾功能不全时,常不需调整剂量。

(7)SGLT-2i:可抑制肾脏对葡萄糖的重吸收,降低肾糖阈,从而促进尿糖的排出。

1)适应证:单用或联合其他降糖药物治疗成人 $T_2DM$,目前在 1 型糖尿病($T_1DM$)、青少年及儿童中无适应证。SGLT2i 单药治疗不增加低血糖风险,但与胰岛素或胰岛素促泌剂联用时应下调胰岛素或胰岛素促泌剂的剂量。SGLT2i 在轻、中度肝功能受损(Child-Pugh A、B 级)患者中使用无须调整剂量。

2)禁忌证:禁用于对该类药物由严重超敏反应史的患者;禁用于重度肝功能受损(Child-Pugh C 级)患者;禁用于重度肾功能不全[$eGFR<30mL/(min \cdot 1.73m^2)$]和透析患者。

3)不良反应:泌尿系统和生殖系统感染及与血容量不足相关的不良反应,罕见不良反应包括糖尿病酮症酸中毒(DKA)。如怀疑 DKA,应停止使用 SGLT2i,并对患者进行评估,即进行治疗。此外,用药过程中还应警惕急性肾损。

4)目前在我国上市的 SGLT2i 有达格列净、恩格列净、卡格列净和艾托格列净。

2.胰岛素　是控制高血糖的重要手段。$T_1DM$ 需依赖胰岛素维持生命,$T_2DM$ 在急性情况、口服降糖药控制不佳或有禁忌、胰岛 β 细胞功能严重减退时,也需要胰岛素治疗。在一些长病程患者,胰岛素可能是最重要、甚至必需的降糖措施。

(1)适应证:①$T_1DM$;②各种严重的糖尿病急性或慢性并发症;③手术、妊娠和分娩;④新诊断糖尿病且与 $T_1DM$ 鉴别困难者;⑤新诊断的 $T_2DM$ 伴有明显高血糖,HbA1c≥9.0%或空腹血糖≥11.1mmol/L 者可短期应用,或在糖尿病病程中无明显诱因出现体重显著下降者;⑥$T_2$DM β 细胞功能明显减退者;⑦$T_2$DM 在生活方式和口服降糖药联合治疗的基础上,若血糖仍未达到控制目标,即可开始口服降糖药和胰岛素的联合治疗;⑧某些特殊类型糖尿病。

(2)胰岛素和胰岛素类似物的分类:根据来源和化学结构的不同,可分为动物胰岛素、人胰岛素和胰岛素类似物。按作用起效快慢和维持时间,胰岛素(包括人和动物)又可分为短效、中效、长效和预混胰岛素。胰岛素类似物分为速效、长效和预混胰岛素类似物(表9-8)。

**表9-8 已在国内上市的胰岛素和胰岛素类似物制剂的特点(皮下注射)**

| 胰岛素制剂 | 起效时间 | 峰值时间 | 作用持续时间 |
| --- | --- | --- | --- |
| **胰岛素** | | | |
| 短效胰岛素(RI) | 15~60分钟 | 2~4小时 | 5~8小时 |
| 中效胰岛素(NPH) | 2.5~3小时 | 5~7小时 | 13~16小时 |
| 长效胰岛素(PZI) | 3~4小时 | 8~10小时 | 长达20小时 |
| 预混胰岛素(HI 30R,HI 70/30) | 0.5小时 | 2~12小时 | 14~24小时 |
| 预混胰岛素(50R) | 0.5小时 | 2~3小时 | 10~24小时 |
| **胰岛素类似物** | | | |
| 速效胰岛素类似物(门冬胰岛素) | 10~15分钟 | 1~2小时 | 4~6小时 |
| 速效胰岛素类似物(赖脯胰岛素) | 10~15分钟 | 1.0~1.5小时 | 4~5小时 |
| 速效胰岛素类似物(谷赖胰岛素) | 10~15分钟 | 1~2小时 | 4~6小时 |
| 长效胰岛素类似物(甘精胰岛素) | 2~3小时 | 无峰 | 长达30小时 |
| 长效胰岛素类似物(地特胰岛素) | 3~4小时 | 3~14小时 | 长达24小时 |
| 长效胰岛素类似物(德谷胰岛素) | 2~3小时 | 无峰 | 长达42小时 |
| 预混胰岛素类似物(预混门冬胰岛素30) | 10~20分钟 | 1~4小时 | 14~24小时 |
| 预混胰岛素类似物(预混赖脯胰岛素25) | 15分钟 | 30~70分钟 | 16~24小时 |
| 预混胰岛素类似物(预混赖脯胰岛素50) | 15分钟 | 30~70分钟 | 16~24小时 |
| 双胰岛素(德谷门冬胰岛素) | 10~20分钟 | 1~4小时 | 长达42小时 |

注:因受胰岛素剂量、吸收、降解等多种因素影响,且个体差异大,作用时间仅供参考。

短效胰岛素和速效胰岛素类似物皮下注射后发生作用快,但持续时间短,主要控制餐后高血糖。短效胰岛素也可经静脉注射用于抢救高血糖急症。中效和长效胰岛素主要提供基础胰岛素,控制空腹及餐前血糖。中效胰岛素主要有低精蛋白胰岛素(neutral protamine hagedorn,NPH,中性精蛋白胰岛素)、长效胰岛素有精蛋白锌胰岛素注射液(protamine zinc insulin,PZI,鱼精蛋白锌胰岛素)和长效胰岛素类似物。

胰岛素类似物是对人胰岛素氨基酸序列进行修饰并通过DNA重组技术合成,与人胰岛素降糖效果相似,但在模拟生理性胰岛素分泌和减少低血糖发生风险方面更有优势。

1)速效胰岛素类似物:①赖脯胰岛素:将胰岛素 B 链 28 位的脯氨酸与 29 位的赖氨酸次序互换;②门冬胰岛素:胰岛素 B 链 28 位的脯氨酸被天冬氨酸取代;③谷赖胰岛:将胰岛素 B 链 3 位的天冬酰胺替换为赖氨酸、29 位的赖氨酸替换为谷氨酸。上述改变使胰岛素分子能保持单体或二聚体状态,与短效胰岛素相比,速效胰岛素类似物皮下注射后起效快,峰值时间及持续时间较均短,更符合进餐时的生理需求,可于进餐前注射。

2)长效胰岛素类似物:①甘精胰岛素:胰岛素 A 链 21 位的天冬氨酸换成甘氨酸,并在 B 链 C 端加两分子精氨酸,使等电点偏向酸性,在生理 pH 体液中溶解度降低,皮下注射后局部形成沉淀,缓慢分解吸收;②地特胰岛素:在胰岛素 B 链切去第 30 位苏氨酸,第 29 位赖氨酸上接一个游离脂肪酸侧链,可与血浆白蛋白结合而延长其作用;③德谷胰岛素:去掉人胰岛素 B 链 30 位的苏氨酸,并通过谷氨酸链接子将一个十六碳脂肪二酸侧链连接到 B29 位赖氨酸上。长效胰岛素类似物无明显高峰,提供的基础胰岛素水平较稳定,血糖控制较好,低血糖发生减少。

另有各种比例的预混制剂,常用的是含 30%(或 25%、50%)短效或速效和 70%(或 75%、50%)中效的制剂,使用方便,可同时覆盖基础胰岛素及餐时胰岛素,但由于其比例固定,对于血糖波动大的患者较难控制。

(3)胰岛素使用方法

1)$T_1DM$:需终身胰岛素替代治疗。①多数患者需应用强化胰岛素治疗方案,采用多次皮下注射胰岛素(基础+餐时胰岛素)或持续皮下胰岛素输注(continuous subcutaneous insulin infusion,CSII,俗称胰岛素泵)方案。初始剂量为 0.5~1.0U/(kg·d);其中全天剂量的 40%~50% 用于提供基础胰岛素(睡前注射中效或长效胰岛素或长效胰岛素类似物),剩余部分分别用于每餐前(或餐前注射短效或速效胰岛素类似物)以控制餐后血糖。CSII 可提供更接近生理性胰岛素分泌模式的胰岛素治疗方法,低血糖发生风险较小;②部分 $T_1DM$ 患者在"蜜月期"(指 $T_1DM$ 发病早期并接受胰岛素充分治疗数周或数月内,某些患者进入短期的临床缓解期),可短期使用预混胰岛素每天 2 次注射,但不宜用于 $T_1DM$ 的长期治疗。

2)$T_2DM$:①胰岛素补充治疗:单用口服降糖药血糖控制不佳时,可保留原有口服降糖药,睡前注射中效胰岛素或长效胰岛素类似物,也可早餐(或)晚餐前加用预混胰岛素:当使用每天 2 次注射方案时,应停用胰岛素促泌剂;②胰岛素替代治疗的适应证主要包括:$T_2DM$ β 细胞功能明显减退、口服降糖药治疗反应差伴体重减轻或持续性高血糖、难以分型的消瘦糖尿病等。治疗方案可为每天注射 2 次预混胰岛素或预混胰岛素类似物;也可以采用餐时+基础的多次皮下注射胰岛素、每天 3 次预混胰岛素类似物或 CSII 等胰岛素替代治疗方案。

采用胰岛素治疗方案后,有时早晨空腹血糖仍然较高,可能的原因为:①夜间胰岛素应用不足;②"黎明现象":夜间血糖控制良好,也无低血糖发生,仅于黎明短时间内出现高血糖,可能由于清晨皮质醇、生长激素等分泌增多所致;③Somogyi 效应:在夜间曾有低血糖,在睡眠中未被察觉,但导致体内胰岛素拮抗激素分泌增加,继而发生低血糖后的反跳性高血糖。夜间多次(于0时、2时、4时、6时、8时)测定血糖,有助于鉴别早晨高血糖的原因。

胰岛素治疗时,应监测空腹、餐前或餐后血糖调整胰岛素剂量。幼儿、老年患者、已有严重并发症者均应放宽治疗目标。

糖尿病患者在急性应激时,容易促使代谢紊乱迅速恶化。此时不论哪一种类型糖尿病,也不论原用哪一类药物,均应使用胰岛素治疗以度过急性期,待应激消除后再调整糖尿病治疗方案。急性期血糖控制良好与预后有密切关系,但应注意避免发生低血糖,目前建议危重患者的血糖维持在7.8~10.0mmol/L较合适。糖尿病患者如需旅行择期大手术,应至少在手术前3天即开始使用或改用胰岛素治疗,宜选用基础+餐时或皮下胰岛素泵治疗,术后恢复期再调整糖尿病治疗方案。不能进食或进食少的患者需静脉滴注葡萄糖液,可每3~4g葡萄糖加入1U短效胰岛素。

(4)胰岛素的不良反应:胰岛素的主要不良反应是低血糖,与剂量过大和(或)饮食失调有关。体重增加也常见,联用二甲双胍可减少体重增加。少数患者治疗初期可因钠潴留而发生轻度水肿,可自行缓解。胰岛素过敏反应通常表现为注射部位瘙痒或荨麻疹样皮疹,罕见严重过敏反应。可更换胰岛素制剂,使用抗组胺药和糖皮质激素及脱敏疗法等。脂肪营养不良为注射部位皮下脂肪萎缩或增生,停止在该部位注射后可缓慢自然恢复,应经常更换注射部位以防止其发生。

(5)患者管理:医务人员和患者必须认识到,与口服药治疗相比,胰岛素治疗需要医务人员与患者间更多的合作,并且需要患者掌握更多的自我管理技能。使用胰岛素治疗患者应坚持饮食控制和运动,医务人员应鼓励和指导患者进行自我血糖监测,并掌握根据血糖结果来适当调节胰岛素剂量的技能,以控制高血糖并预防低血糖的发生。患者应了解低血糖发生的危险因素、症状及掌握自救措施。

3.GLP-1受体激动剂　GLP-1受体激动剂通过激动GLP-1受体而发挥降糖作用。GLP-1受体激动剂以葡萄糖浓度依赖方式增强胰岛素分泌、抑制胰高血糖素分泌,并能延缓胃排空,通过中枢作用抑制食欲。均需皮下注射。目前国内上市的制剂有艾塞那肽、利拉鲁肽等。艾塞那肽约可降低HbA1c 1%,利拉鲁肽可使HbA1c降低1.0%~1.5%,且有显著的降低体重作用。目前还上市了GLP-1受体激动剂的周制剂:度拉糖肽和司美格鲁肽。

(1)适应证:可单独或与其他降糖药物合用治疗$T_2DM$,尤其是肥胖、胰岛素抵抗明显者。

(2)禁忌证或不适应证:有胰腺炎病史者禁用。不用于$T_1DM$或DKA的治疗。艾塞那肽禁用于GFR<30mL/min的患者;利拉鲁肽不用于既往有甲状腺髓样癌史或家族史患者。

(3)不良反应:常见胃肠道不良反应(如恶心、呕吐等),多为轻到中度,主要见于初始治疗时,多随治疗时间延长逐渐减轻。此类药物的长期安全性有待进一步观察。

(4)临床应用:①艾塞那肽:起始剂量为5μg,每天2次,于早餐和晚餐前60分钟内给药。治疗1个月后,可根据临床反应将剂量增加至10μg,每天2次;②利拉鲁肽:起始剂量为每天 0.6mg。至少 1 周后,剂量应增加至每天 1.2mg,部分患者可能需要增加至每天 1.8mg。每天注射 1 次,可在任意时间注射,推荐每天同一时间使用,无须根据进餐时间给药;③度拉糖肽:起始剂量为 0.75mg,每周 1 次,4 周后增至 0.5mg,每周 1 次,再过 4 周剂量可增至 1mg,每周 1 次,不推荐每周剂量超过 1mg,轻中重度肾损害无须调整剂量,肝损害患者无须调整剂量;④司美格鲁肽:起始剂量为 0.25mg,每周 1 次,4 周后增至 1.5mg,每周 1 次,不推荐每周剂量超过 1.5mg,轻中重度肾损害无须调整剂量,肝损害患者无须调整剂量。

4.T₂DM 高血糖的管理策略和治疗流程  $T_2DM$ 是一种进展性疾病,随着病程进展,血糖常逐渐增高,降糖治疗强度也应随之调整。此外,应依据患者病情特点结合其经济、文化、对治疗的依从性、医疗条件等多种因素,制订个体化的治疗方案。

生活方式干预是 $T_2DM$ 的基础治疗措施,应该贯穿于糖尿病治疗的始终。如果单纯生活方式干预血糖不能达标,应开始药物治疗。首选二甲双胍,如无禁忌证可长期使用;不适合二甲双胍治疗者可选择胰岛素促泌剂或 α-葡萄糖苷酶抑制剂。如单独使用二甲双胍治疗血糖未达标,可加用第二种降糖药物。基线 HbA1c 很高的患者(如≥9.0%),也可直接开始两种口服降糖药联合或胰岛素治疗。两种口服药联合治疗而血糖仍不达标者,可加用胰岛素治疗(每天 1 次基础胰岛素或每天 1~2 次预混胰岛素)或采用 3 种口服药联合治疗。如血糖仍不达标,则应将治疗方案调整为多次胰岛素治疗或 CSII。

### (三)手术治疗

减重手术可明显改善肥胖 $T_2DM$ 患者的血糖控制,甚至可使部分糖尿病患者"缓解",术后 2~5 年的 $T_2DM$ 缓解率可达 60%~80%。我国指南推荐 18~60 岁、一般状况较好、手术风险低、生活方式干预和药物治疗难以控制的 $T_2DM$ 患者可考虑减重手术治疗。BMI≥32kg/m² 为可选适应证,BMI 28~32kg/m² 应慎重选择,BMI 25~28kg/m² 暂不推荐。开展手术应多学科合作,规范手术的适应证,降低手术长、短期并发症发生的风险;应加强术后营养指导和术后随访。暂不推荐为临床常规治疗。

### (四)并发症治疗

糖尿病慢性并发症是患者致残、致死的主要原因,强调早期防治。$T_1DM$ 病程≥5 年者及所有 $T_2DM$ 患者确诊后应每年进行慢性并发症筛查。现有证据显示,仅严格控制血糖对预防和延缓 $T_2DM$ 患者慢性并发症尤其是大血管病变发生发展的作用有限,特别是那些病程长、已发生 CVD 或伴有多个心血管危险因子的患者,所以应早期和积极全面控制 CVD 危险因素。

1.降压  血压一般应控制在 130/80mmHg 以下;年轻无并发症的患者在没有明显增加治疗负担的情况下可将收缩压控制在<130mmHg,老年患者可放宽。可选择血管紧张素转换酶抑制剂(ACEI)、血管紧张素 Ⅱ 患者(ARB)、钙通道阻滞药(CCB)、利尿药、B 受体阻滞药等药物,其中首选 ACEI 或 ARB;常需要多种降压药物联合应用。

2.调脂治疗  已患心脑血管疾病或合并多个心血管疾病风险因素(早发性心血管疾病家族史、吸烟、高血压、血脂紊乱或蛋白尿等)应及早启动他汀类药物治疗。我国指南推荐首要目标是 LDL-C<2.6mmol/L,合并心脑血管疾病或多个心血管病危险因素者应<1.8mmol/L。如 TG>5.6mmol/L,应先用贝特类药物,以减少发生急性胰腺炎的风险。

3.抗血小板治疗　已患心脑血管疾病或具有高危心血管风险(10 年风险>10%)患者应启动抗血小板治疗,包括大部分>50 岁的男性或>60 岁的女性合并一项心血管疾病危险因素者。阿司匹林(75~150mg/d)可用于 CVD 的一级和二级预防。对不适用阿司匹林的患者,可使用氯吡格雷(75mg/d)替代。

4.肾病的防治　严格的血糖控制可预防或延缓 T₁DM 和 T₂DM 蛋白尿的发生和进展。已有微量白蛋白尿的早期肾病患者应用 ACEI 或 ARB 也可延缓肾病的进展。糖尿病肾病(Ⅳ期)饮食蛋白量为 0.8g/(kg·d),以优质动物蛋白为主;GFR 进一步下降后减至 0.6g/(kg·d)并加用复方 α-酮酸。尽早使用促红细胞生成素(EPO)纠正贫血,治疗维生素 D-钙磷失平衡可明显改善进展期患者的生活质量和预后。应比非糖尿病肾病患者更早启动肾脏替代治疗。

5.视网膜病变的防治　综合眼科检查包括散瞳后眼底检查、彩色眼底照相,必要时行荧光造影检查。重度 NPDR、高危 PDR、有临床意义的黄斑水肿应尽早接受视网膜光凝治疗,争取尽可能保存视力。妊娠期间更需严密随访。

6.神经病变的防治　早期严格控制血糖并保持血糖稳定是糖尿病神经病变最重要和有效的防治方法;其他如硫辛酸、甲钴胺、前列腺素类似物、醛糖还原酶抑制剂等有一定疗效;对痛性糖尿病神经病变可选用抗惊厥药、选择性 5-羟色胺和去甲肾上腺素再摄取抑制剂或三环类抗抑郁药物等。

7.足病的防治　所有患者都应定期行足部检查(包括足部查体、神经病变检查、下肢动脉病变检查等),并进行足部自我护理的教育;对高危足应防止外伤、感染,积极治疗血管和神经病变。对已发生足部溃疡者要鉴别溃疡的性质,给予规范化处理,以降低截肢率和医疗费用。

### (五)其他

1.糖尿病合并妊娠及 GDM 的管理　糖尿病合并妊娠及 GDM 均与围生期母婴临床结局不良有关(如宫内发育异常、巨大儿、剖宫产及新生儿低血糖等母婴并发症),整个妊娠期都需对糖尿病进行控制。受孕前应进行全面检查,由糖尿病医师和妇产科医师共同评估是否适合妊娠。

糖尿病患者妊娠期间医学营养治疗原则与非妊娠患者相同,需保证孕妇体重正常增长。妊娠期应选用胰岛素控制血糖,我国目前尚未批准任何口服降糖药用于妊娠期高血糖的治疗。血糖控制目标为:餐前、睡前 3.3~5.3mmol/L,餐后 1 小时 PG≤7.8mmol/L,2 小时 PG≤6.7mmol/L,HbA1c<6%,避免低血糖。密切监测胎儿情况和孕妇的血压、肾功能、眼底等。根据胎儿和母亲的具体情况,选择分娩时间和方式。产后注意对新生儿低血糖症的预防和处理。糖尿病伴妊娠者产后胰岛素用量明显减少,GDM 患者甚至可能不需胰岛素治疗,GDM 患者应在产后 6~12 周筛查是否有永久性糖尿病,如果血糖正常,应至少每 1~3 年进行一次糖尿病筛查。

2.老年糖尿病 进入老年期之前已诊断为糖尿病的患者大多病程较长,慢性并发症常见。新诊断的老年糖尿病多起病缓慢,无症状或症状不明显。老年糖尿病急性并发症临床症状不典型,常同时与其他疾病伴发,易误诊或漏诊。老年糖尿病患者对低血糖耐受性差,易出现无症状性低血糖及严重低血糖。反复低血糖加重老年患者的认知障碍,甚至诱发严重心脑血管事件。老年糖尿病患者可伴有多种代谢异常,部分同时罹患肿瘤或其他伴随疾病。慢性并发症是老年糖尿病防治的重点。老年糖尿病大血管病变以动脉粥样硬化为基本病理改变。心、脑血管并发症是老年糖尿病致残、致死的主要原因。

根据患者情况确定个体化血糖控制目标,HbA1c控制目标应适度放宽。生活方式干预依然是重要的治疗手段,有些血糖水平不太高的老年 $T_2DM$ 患者,通过生活方式干预可获得相对满意的血糖控制。老年患者可能罹患多种疾病,会同时服用多种药物,药物间相互作用及肝肾功能逐渐减退可能增加药物不良反应发生的风险。在进行降糖治疗时要注意血压、血脂、凝血机制等异常,根据异常情况作相关处理。

3.儿童和青少年糖尿病 近年来,糖尿病发病逐渐趋于低龄化,儿童及青少年的发病率明显上升。在我国,目前儿童及青少年糖尿病仍以1型为主,约占儿童糖尿病的90%;但 $T_2DM$ 表现出明显的上升趋势。

$T_1DM$ 临床表现:起病较急,常因感染或饮食不当发病,可有家族史;典型者有多尿、多饮、多食和消瘦的三多一少症状;20%~40%的患儿以DKA急症就诊;不典型隐匿发病患儿多表现为疲乏无力、遗尿、食欲降低。

随着肥胖儿童的增多,儿童青少年中 $T_2DM$ 的发病率也有增高趋势。儿童及青少年 $T_2DM$ 也表现为胰岛素抵抗和(或)胰岛素分泌不足,但和成人 $T_2DM$ 不同,其胰岛素敏感性会随着患儿生长、发育的改变而降低。临床表现:发病较隐匿,多见于肥胖儿童,发病初期超重或肥胖,以后渐消瘦,不易发生DKA,部分患儿伴有黑棘皮病。此类患者在诊断 $T_2DM$ 的同时要注意是否存在慢性并发症,包括高血压、血脂异常、微量白蛋白尿、眼底病变等,以及睡眠呼吸障碍、脂肪肝等疾病。青春期少女还应注意是否合并多囊卵巢综合征。

不仅针对患儿进行健康心理教育,同时更要对患儿家庭成员进行糖尿病相关知识的普及。合理的生活方式对血糖控制极为重要。$T_1DM$ 选用胰岛素治疗,$T_2DM$ 可选用胰岛素或口服降糖药治疗,但口服药仅有二甲双胍批准用于10岁以上儿童。

2015年ADA治疗目标建议餐前血糖5.0~7.2mmol/L,睡前/夜间血糖5.0~8.3mmol/L,HbA1c<7.5%。血糖目标个体化,如无低血糖,HbA1c<7.0%也是合理的。年龄<6岁或频发低血糖可放宽血糖控制目标。

4.围术期管理 择期手术前空腹血糖控制在<7.8mmol/L及餐后血糖<10mmol/L;需接受大、中型手术者术前改为胰岛素治疗;并对可能影响手术预后的糖尿病并发症进行全面评估。需急诊手术而又合并酸碱、水电解质平衡紊乱者应及时纠正。在大中型手术术中,需静脉应用胰岛素,并加强血糖监测,血糖控制的目标为5.0~11.0mmol/L。术后在患者恢复正常饮食以前予胰岛素静脉输注,恢复正常饮食后可予胰岛素皮下注射。术中、术后密切监测血糖,围手术期血糖控制在8.0~10.0mmol/L较安全。

## 十、预防

1.早期发现糖尿病高危人群　由于糖尿病存在发现晚、发现后并发症也难于控制等特点,因此,澳大利亚 Zimrnel 教授曾提出,21 世纪的糖尿病预防重点,是早期发现糖尿病,着眼于早期危险性评估和干预,对延缓甚至消除糖尿病的发生具有更重要的意义。

(1)糖尿病风险筛查:面对人群中糖尿病漏诊的问题,研究者也在多方寻求经济、方便的筛查策略,以期早期发现糖尿病高危人群。近年来,芬兰、美国、英国等根据简单、易得的指标,相继建立了糖尿病风险评分系统,这为糖尿病风险的早期发现提供了帮助。芬兰的糖尿病风险评分系统所采用的指标多为非损伤性,通过询问生活方式、简单体检就可以实施,因此也受到了广泛关注。但国外的评分系统在国人中的应用结果表明,敏感度、特异度及预测值均低于文献报道,提示国内糖尿病风险评估系统应基于国人的数据和人群特征。中国自创糖尿病风险评估问卷也有报道,大部分以人口学、家族史、腰围、BMI、血脂、血糖等组成,取得了一定的结果。糖化血红蛋白是红细胞中的血红蛋白与葡萄糖结合的产物,能反应一段时间内(120 天)血糖的平均水平,有研究者也建议将此作为糖尿病风险评估的指标之一。

(2)血糖筛查:在可行的情况下,进行血糖筛查是早期发现糖尿病风险最有效的方法。美国 ADA 建议把空腹血糖、餐后 2 小时血糖或服糖后 2 小时血糖介于正常血糖与糖尿病诊断标准之间的状态,称为糖尿病前期(糖调节受损),处于糖尿病前期的人群是糖尿病高危人群。由于仅筛查空腹血糖可能漏诊餐后血糖异常者,ADA 建议将空腹血糖水平降至5.6mmol/L,凡血糖水平高于此值的个体,建议其进行餐后血糖的检查。此外,美国还建议了更加便于操作的血糖筛查标准,年龄>45 岁、BMI>25kg/m$^2$的人群,应当定期进行血糖的检测。此标准在一定程度上定义了高危人群,可以指导血糖筛查的实施。

(3)代谢综合征人群的诊断:血糖筛查是目前评价糖尿病危险性的最直接的方法,但由于糖耐量试验的可操作性差,再加上血糖值只能反映目前血糖水平等缺点,它对预防控制的意义尚存不足。而有越来越多的证据显示,代谢综合征有预测糖尿病发生的作用,属糖尿病早期表现。代谢综合征指标具有易获得、易控制的特点,无论在糖尿病危险性预报还是在并发症预防干预方面,均越来越得到重视。美国研究者综合多个权威研究项目的研究结果,认为高血糖、肥胖、高血压、血脂异常等能有效预测糖耐量降低,对预防干预有很好的指导作用。芬兰研究者通过前瞻性研究,建立了以上述指标为主的糖尿病危险评分系统,具有很好的可操作性和预测敏感性,已被国家糖尿病预防计划所采用。我国代谢综合征患病率已经高达 20%左右,而有代谢综合征的人群 50%~56%会在将来发生糖尿病,也有 50%以上的代谢综合征人群会存在负荷后血糖异常,因此,代谢综合征是一个较好的早期发现糖尿病风险的指标。

2.高危人群的干预

(1)生活方式干预:IGT 是公认的糖尿病危险因素,国际和国内都有大量研究结果证实对其干预的有效性,可以预防或延缓糖尿病的发生。北京中日友好医院的潘孝仁教授于 1986 年在我国大庆率先开展了针对 IGT 人群的生活方式干预试验的研究。经过 6 年的观察,IGT 人群通过接受饮食和(或)运动锻炼干预,使 2 型糖尿病的危险降低了 30%~50%。大庆研究首次证明,糖尿病可以通过生活方式的干预而得到有效的预防。

随大庆研究之后,美国和芬兰等国家也开展了相似的糖尿病高危人群研究。芬兰的糖尿病预防研究(Diabetes Prevention Study,DPS),于 1993—1998 年纳入 522 例中年(55 岁±7 岁)、超重(平均 BMI 为 $31kg/mm^2$)的 IGT 个体,并按照研究中心、性别和 $OGTT_2$ 小时血糖水平进行分层。所有入选 IGT 个体均被随机分为强化生活方式干预组(265 例)和常规生活方式组(257 例)。强化生活方式干预的目标是,中等强度的运动锻炼每天 30 分钟,饮食中脂肪含量占每天摄入总热量的 30% 以下,饱和脂肪含量低于每天摄入热量的 10%,每天至少摄入 15g/1000kcal 的纤维素,体重降低 5%(建议体重每星期下降 0.5~1.0kg)。在研究第 1 年中,生活方式干预组的 IGT 个体与营养师有 7 次历时 30 分钟的面对面培训,此后每年 4 次。所有个体均定期检查、记录体重和运动锻炼情况。4 年后,体重下降情况分别为3.5kg 和 0.9kg,干预组的糖尿病风险下降 58%。

在美国的糖尿病预防项目(Diabetes Prevention Program,DDP)研究中,入选人群同样是 IGT 人群,BMI≥$24kg/m^2$,年龄 25 岁以上。强化生活方式干预的目标与 DPS 研究大致相当,要求低热量低脂饮食、每周至少 150 分钟中等强度的运动(如快走等)、体重降低 7%、16 次的有关饮食和运动锻炼的面对面培训。同样,糖尿病发病减少 58%。

我国大庆、芬兰 DPS、美国 DDP 的研究,均获得一致结论,通过强化生活方式干预而显著降低体重,是预防和延缓 2 型糖尿病发病行之有效的重要手段,体重下降 1kg,大约可降低糖尿病发病率 13%。

(2)药物干预:针对 IGT 人群,如果由于种种原因不能接受强化生活方式干预,或者已经接受强化生活方式干预但是效果不理想(如强化生活方式干预后 3 个月或半年后随访口服葡萄糖耐量试验,2 小时血糖水平无明显改善),就需要考虑生活方式以外的干预手段。这种情况下,药物干预就是最重要的选择。

在欧洲和加拿大进行的随机双盲对照试验中,经过平均 3.4 年的阿卡波糖药物干预 IGT 人群,表明可使 IGT 人群进展为 2 型糖尿病发病危险降低 36%。DPP 研究中采用二甲双胍作为干预药物,结果使糖尿病发病减少 31%。大庆研究中的部分 IGT 人群在试验结束后接受了为期 3 年的生活方式、二甲双胍和阿卡波糖干预。结果表明,可使 IGT 个体发生 2 型糖尿病的风险降低 87.8%,因此,药物干预也可以降低糖尿病的风险。

此外,有研究着眼于用药物降低体重,也可以使糖尿病风险降低 37%。还有临床随机对照试验,研究抗高血压药物的药物降压效果,结果发现有些药物,比如 ACEI/ARB,也有一定预防糖尿病发生的作用,它作用最主要的机制,可能是降低胰岛素抵抗,改变脂肪细胞的代谢,增加脂肪储存,以及增加胰岛血液供应,保存胰岛功能。

总之,糖尿病可以通过生活方式干预,降低体重,服用降糖药等方式进行有效的干预。在所有的干预措施和手段中,生活方式干预是最经济且有效的一种方式。对糖尿病高危人群进行及时、有效的干预,不但可大幅度降低 2 型糖尿病发病风险,也可以降低并发症的发生,进而提高人群的健康水平。

## 第二节 血脂异常症

血脂异常症通常指血浆总胆固醇(TC)、低密度脂蛋白-胆固醇(LDL-C)和三酰甘油(TG)升高,而高密度脂蛋白-胆固醇(HDL-C)低下。2012年全国调查结果显示,中国成人血脂异常总体患病率高达40.4%,较2002年呈大幅度上升。由于血胆固醇水平的升高将导致2010—2030年期间我国心血管病事件约增加920万。我国儿童青少年血脂异常的患病率也有明显升高,预示未来中国成人血脂异常患病及相关疾病负担将继续加重。

血脂异常与其他心血管风险因素相互作用导致动脉粥样硬化,从而增加心脑血管病的发病率和病死率。其中以LDL-C增高为主要表现的高胆固醇血症是动脉粥样性心血管疾病(ASCVD:冠心病、缺血性卒中及外周动脉疾病)最重要的危险因素。

### 一、病因

通常根据病因将其分为原发性和继发性血脂异常症两类。

1.原发性血脂异常症

(1)家族性高胆固醇血症:是一种常染色体显性遗传病,是由LDL受体基因突变引起的相对常见的疾病,LDL受体基因突变可引起肝或周围组织中LDL受体功能异常或缺失,破坏了依赖LDL受体降解的脂蛋白的清除。

(2)家族性Apo B$_{100}$缺陷:是由Apo B$_{100}$(LDL受体的配体)突变引起的相对常见的疾病,突变破坏Apo B$_{100}$与LDL受体结合能力,导致血浆LDL-C和TC水平升高及对冠心病(CHD)的易感性增加。

(3)家族性混合型血脂异常症:是一种与血浆胆固醇和TG水平升高及对CHD的易感性增加相关的常见疾病,但其具体基因突变尚不清楚。它为常染色体显性遗传。家族性混合型血脂异常症的表现型与家族性高Apo B血症的表现型重叠或完全相同。

(4)家族性高TG血症:是一种与血浆TG浓度中度升高有关的常染色体显性疾病。其常伴发胰岛素抵抗、肥胖、高血糖、高血压及高尿酸血症。家族性高TG血症的患者是单一基因突变所致,通常是参与TG代谢的脂蛋白脂解酶,或ApoC2,或ApoA5基因突变所致,表现为重度高TG血症(TG>10mmol/l)轻中度高TG血症通常具有多个基因突变特性。

(5)其他:Ⅲ型高脂蛋白血症、脂蛋白酯酶缺乏、载脂蛋白CⅡ缺乏、代谢综合征等也能引起血脂异常。

2.继发性血脂异常 其他改变脂质代谢的因素包括某些全身系统性疾病如糖尿病、甲状腺功能减退症、胆汁淤积性肝病、肾病综合征、肾衰竭、系统性红斑狼疮、骨髓瘤、急性卟啉病等;或某些药物如利尿药、β受体阻滞药、糖皮质激素、雌激素等。或生活方式如过量饮酒、吸烟:这些被归入继发性血脂异常。常见继发性血脂异常原因和机制如下。

(1)2型糖尿病:在2型糖尿病患者中,血脂异常症常见的表现是:①空腹和餐后TG水平升高,即使在空腹血糖和TG水平控制正常后往往还存在餐后高TG血症;②HDL-C

水平降低;③血清总胆固醇(TC)水平和 LDL-C 正常或轻度升高,且 LDL-C 发生质变,小而致密的 LDL-C 水平升高;④富含 TG 脂蛋白的载脂蛋白(Apo)B-100 和 ApoB-48 水平升高,Apo-CⅢ水平升高,Apo-CⅢ/Apo-CⅢ及 Apo-CⅢ/Apo-E 的比值升高。这与胰岛素抵抗和随后发生的高胰岛素血症有关;而且脂蛋白异常的程度与胰岛素抵抗的严重程度相关。

(2)甲状腺功能减退症:甲状腺功能减退的典型表现是血浆 LDL-C 水平升高,这与 LDL 的清除受损有关。甲状腺功能减退还与低 LPL 活性相关,这使 TG 容易升高。

(3)过量饮酒:经常性的大量饮酒可显著地影响血浆 TG 代谢。乙醇代谢导致 NADH 水平升高,从而抑制肝脏中脂肪酸的氧化。这种抑制导致了三酰甘油合成增加、脂肪肝和 VLDL 产生增加。

(4)其他:胆汁淤积性肝病、肾病综合征、肾衰竭、吸烟,某些药物包括噻嗪类利尿药、β 受体阻滞药、一些非典型抗精神病药物(特别是氯氮平和奥氮平)等也可引起血脂异常。

## 二、危害

1.血脂异常与动脉粥样硬化 早在 20 世纪初,Adolf Windaus 等已发现冠心病患者的病变血管壁中有大量胆固醇沉积,并推测胆固醇升高可能促进动脉粥样硬化斑块形成。1980 年,Akira Endo 等首次报道他汀类药物能够显著降低高胆固醇血症患者的血浆胆固醇水平。随后一系列里程碑式的血脂干预试验均有力证实,血浆胆固醇尤其是 LDL-C 的水平升高是致动脉粥样硬化最主要的危险因素,积极降低胆固醇水平可以显著降低心血管事件的发生率。

然而,即使 LDL-C 控制达标且血压、血糖等传统危险因素得到控制后,患者仍可能存在心血管剩留风险。2008 年 11 月在瑞士成立的剩留血管风险减少发起机构(R31)提出,以高 TG、低 HDL-C 为特征的血脂异常是致动脉粥样硬化性血脂异常的主要表型,与心血管剩留风险有关。TG 本身与冠心病的关系虽经三十余年的研究但至今仍备受争议。尽管目前尚不能确定高 TG 是否为冠心病的独立危险因素,但无论是从流行病学资料还是从病理生理学的研究进展来看,TG 都与冠心病发生和发展密切相关,并在心血管疾病的风险评估中有重要价值。

20 世纪 70 年代 Framingham 研究首次发现 HDL-C 的水平和心血管风险呈负相关关系,在随后的三十余年里,大量流行病学研究结果也证实了这一观点。但上述统计学的关联是否能转化成 HDL-C 和心血管疾病之间的因果关联一直存在争议,HDL 远比我们想象中复杂,它是一组高度异质性的颗粒,其大小、形状、所含脂质和蛋白质的组成均存在差别,且在不同疾病状态及不同治疗干预情况下,HDL 颗粒的组分会发生变化,因此仅通过检测 HDL-C 的浓度很难全面反映 HDL 的功能。目前,设想通过升高 HDL-C 水平从而减少心血管事件的多个大型临床研究结果均令人遗憾,HDL/HDL-C 对心血管的确切影响仍有待进一步探索。

2.血脂异常的非心血管系统危害

(1)胰腺炎:急性胰腺炎是 TG 显著升高时的严重并发症,可危及生命。其发病机制复杂,TG 升高主要通过影响胰液分泌、诱发胰腺微循环障碍及损伤胰腺腺泡细胞进而引发急性胰腺炎。

(2)黄色瘤:黄色瘤是由于脂质沉积引起的皮肤或肌腱部位的黄色或橙黄色斑丘疹或结节。主要是吞噬了大量脂质的组织细胞和巨噬细胞浸润所致,是高脂血症一种常见的并具有重要诊断价值的皮肤表现,其发病机制尚不清楚。根据其形态和发生部位,黄色瘤一般可分为以下几种类型。

1)腱黄瘤:是家族性高胆固醇血症的特征性表现,呈大小不等的结节状,多发生于手足背伸肌腱、跟腱、肘、膝等部位。

2)发疹性黄瘤:见于 TG 显著升高的患者。多为直径 1~4mm、黄棕色伴红色边缘的皮损,多发生于臀部、臂部、大腿屈侧及口腔黏膜等部位。

3)结节性黄瘤及掌黄瘤:仅见于家族性异常 β 脂蛋白血症患者。前者多位于肘、膝关节,也见于腋窝、腹股沟等部位;后者为扁平状黄色瘤,在沿手指掌面的纹理呈线状分布。

4)睑黄瘤:最常见的一种黄色瘤,但并非高脂血症特异表现,好发于上眼睑内眦部,中年女性多见。

(3)乳糜血与乳糜血综合征:乳糜血/乳糜血综合征由 TG 代谢障碍所致,其病因可分为原发性和继发性两类。原发性乳糜血最常见的病因是家族性高 TG 血症。继发性乳糜血常与胰岛素抵抗有关,后者可导致 TG 从脂肪细胞中释放增加且清除减少。

当血浆 TG 浓度超过 1000mg/dL 时即可出现乳糜血,同时伴有至少下列 3 项中的 1 项则为乳糜血综合征,包括:①发疹性黄瘤;②视网膜脂血症;③腹部异常:腹痛、急性胰腺炎或肝/脾大。

(4)视网膜脂血症:视网膜脂血症是 TG 显著升高时较为罕见但具有特征性的眼底改变,视网膜血管呈黄白色甚至奶白色,多发生于年轻糖尿病并伴有严重酸中毒患者。

(5)其他:包括血脂异常所致的肝脾大、角膜弓、关节炎等,其中,肝脾大多是由于肝、脾网状内皮细胞大量摄取循环中乳糜微粒/胆固醇所致。高脂血症所致关节病变较为罕见,仅见于严重的高胆固醇血症,其机制尚不十分清楚。角膜弓并非血脂异常的特征性改变,但富含胆固醇的脂蛋白颗粒沉积可促进角膜弓的形成。在严重家族性高胆固醇血症患者中,儿童时期即出现角膜弓。

### 三、临床表现

血脂异常可见于不同年龄、性别的人群,家族性血脂异常可发生于婴幼儿。不少患者并无明显症状和异常体征,而且多数是因其他原因进行生化检验时才发现有血脂异常。其临床表现包括血脂异常本身的症状及相关的并发症。

1.黄色瘤　黄色瘤是一种局限的、异常的皮肤隆起性改变,颜色可为黄色、橘黄色或棕红色,多呈结节、斑块或丘疹形状,一般质地柔软,是脂质局部沉积所致。分布在躯干及四肢的、小的、黄色的丘疹样黄色瘤,见于 TG 增高的患者,尤其是家族性高 TG 血症。沉积在伸肌肌腱呈结节状的黄色瘤,以及出现在眼睑周围呈扁平的、黄色丘疹或者斑块状的睑黄疣,见于 LDL 增高的患者,尤其是家族性高 LDL 血症。此外,血脂异常的患者,还可在颈部、面部、躯干上部、手臂皱褶处出现扁平的黄色瘤。

2.早发性角膜环和脂血症眼底改变　早发性角膜环常出现于40岁以下的血脂异常患者。脂血症的眼底改变常见于严重的高TG血症患者。

3.血脂异常相关并发症的临床表现

(1)动脉粥样硬化:脂质在血管内皮沉积引起动脉粥样硬化,从而引起早发性和进展迅速的心脑血管和周围血管病变。某些家族性血脂异常可于青春期前发生冠心病,甚至心肌梗死。

(2)代谢综合征:血脂异常可作为代谢综合征的组分之一,常与肥胖症、高血压、冠心病、糖耐量异常或糖尿病等疾病同时存在或先后发生。

(3)急性胰腺炎:高TG血症在急性胰腺炎的常见病因中位居第三,仅次于胆石症和饮酒。据报道,在所有急性胰腺炎病例中,由高TG引起的占1%~4%,而由高TG引起的妊娠期胰腺炎病例多达56%。常于进食高脂饮食或饱餐后发生,腹痛的程度与血浆三酰甘油水平呈正相关。此外,腹痛的表现缺乏特异性,易致误诊、漏诊。

(4)其他表现:严重的高胆固醇血症有时可出现游走性多关节炎。

### 四、实验室和辅助检查

1.生化检查　血脂谱的检测是临床上重要的、常规的检测方法。测定空腹(禁食12~14小时)血浆或血清的TC、TG、LDL-C和HDL-C水平,抽血前最后一餐最好忌食高脂食物和禁酒。其他血脂项目如ApoAI、ApoB、Lp(a)的临床应用价值也日益受到关注。

2.超速离心技术　超速离心技术是异常脂蛋白血症分型的"金标准",但所要求的仪器设备昂贵,技术操作复杂,一般临床实验室难以做到。

3.脂蛋白电泳　将脂蛋白分为位于原点不移动的乳糜微粒、前β、p和a共4条脂蛋白区带,分别相当于超速离心法中的CM、VLDL、IDL和LDL、HDL。但仅为半定量分析,结果变异较大,目前已不常应用。

4.其他检查　甲状腺功能、尿蛋白、肝功能、肾功能、空腹血糖、糖化血红蛋白等,这些检查有助于明确血脂异常症的病因。

### 五、诊断

与大多数疾病一样,血脂异常症也需根据病史、临床表现、体征和实验室检查来做出诊断。病史包括性别、年龄、个人生活饮食习惯,有无引起继发性血脂异常症的相关病史,有无服用引起血脂异常症的药物,有无心血管疾病家族史等。体征有无黄色瘤、角膜环和血脂异常症眼底改变。但值得注意的是无论有无临床表现,血脂异常症的诊断主要还是依据患者的血脂检测结果。血脂异常症的诊断包括3个方面:分层诊断、分类诊断和总体心血管风险的评估。

1.分层诊断　根据2016年修订版"中国成人血脂异常防治指南"推荐的"血脂合适水平和异常切点"分层标准(表9-9),即可明确血脂异常症的分层诊断。表中的血脂合适水平和异常切点主要适用于ASCVD一级预防的目标人群。

表 9-9 中国 ASCVD 一级预防人群血脂合适水平和异常分层标准（mmol/L）

| 分层 | TC | LDL-C | HDL-C | 非-HDL-C | TG |
|------|------|------|------|------|------|
| 理想水平 | | <2.6 | | <3.4 | |
| 合适水平 | <5.2 | <3.4 | | <4.1 | <1.70 |
| 边缘升高 | ≥5.2 且<6.2 | ≥3.4 且<4.1 | | ≥4.1 且<4.9 | ≥1.7 且<2.3 |
| 升高 | ≥6.2 | ≥4.1 | | ≥4.9 | ≥2.3 |
| 降低 | | | <1.0 | | |

注:ASCVD,动脉粥样硬化性心血管疾病;TC,总胆固醇;LDL-C,低密度脂蛋白胆固醇;HDL-C,高密度脂蛋白胆固醇非-HDL-C(TC 减去 HDL-C),非高密度脂蛋白胆固醇;TG,三酰甘油

2.分类诊断 血脂异常分类比较复杂,最简单的有病因分类和临床分类 2 种,最实用的是临床分类。

（1）临床分类:血脂异常分为高 TC 血症、高 TG 血症、混合型血脂异常症及低 HDL-C 血症四种类型。其中 TG 常被人为地分为边缘增高（1.7~2.3mmol/L）、高（2.3~5.7mmol/L）及很高（>5.7mmol/L）。

（2）病因分类:可分为原发性血脂异常症和继发性血脂异常症。继发性血脂异常症是可以针对病因进行治疗的,如甲状腺功能减退症,甲状腺激素替代治疗后血脂可恢复正常。

3.总体心血管危险评估 近几年来,各大权威指南一致认为,依据 ASCVD 发病危险采取不同强度干预措施,是血脂异常防治的核心策略。因此在治疗前评估总体心血管危险至关重要。由于人种的差异和研究证据的限制,目前各个国家指南采用的心血管危险评分系统不尽相同。下面介绍最新的《中国成人血脂异常防治指南 2016 年修订版》来源于中国人数据所推荐的评估方法。

（1）已诊断 ASCVD 者均属于极高危人群。

（2）符合下列条件之一者为高危人群:①LDL-C ≥4.9mmol/L（190mg/dL）或 TC ≥7.2mmol/L;②1.8mmol/L（70mg/dL）≤LDL-C<4.9mmol/L（190mg/dL）或 3.1mmol/L≤TC<7.2mmol/L且年龄在 40 岁及以上的糖尿病患者。

（3）不具备以上情况的个体,按照表 9-10 进行未来 10 年间 ASCVD 总体发病危险的评估,依据 LDL-C 或 TC 水平、有无高血压及其他 ASCVD 危险因素个数,将 ASCVD 10 年发病平均危险按<5%、5%~9%和≥10%分别定义为低危、中危和高危。

（4）对于 ASCVD 10 年发病危险为中危且年龄小于 55 岁的人群,应进行余生危险的评估。如果具有以下任意 2 项及以上危险因素者,其 ASCVD 余生危险为高危:①收缩压≥160mmHg 或舒张压≥100mmHg;②非-HDL-C≥5.2mmol/L（200mg/dL）;③HDL-C<1.0mmol/L（40mg/dL）;④体重指数（BMI）≥28kg/m²;⑤吸烟。

**表 9-10 10 年 ASCVD 心血管发病风险评估**

| 危险因素个数 | | 胆固醇水平分层（mmol/L） | | |
|---|---|---|---|---|
| | | 3.1≤TC<4.1<br>或 1.8≤LDL-C<2.6 | 4.1≤TC<5.2<br>或 2.6≤LDL-C<3.4 | 5.1≤TC<7.2<br>或 3.4≤LDL-C<4.9 |
| 无高血压 | 0~1 个 | 低危（<5%） | 低危（<5%） | 低危（<5%） |
| | 2 个 | 低危（<5%） | 低危（<5%） | 中危（5%~9%） |
| | 3 个 | 低危（<5%） | 中危（5%~9%） | 中危（5%~9%） |
| 有高血压 | 0 个 | 低危（<5%） | 低危（<5%） | 低危（<5%） |
| | 1 个 | 低危（<5%） | 中危（5%~9%） | 中危（5%~9%） |
| | 2 个 | 中危（5%~9%） | 高危（≥10%） | 高危（≥10%） |
| | 3 个 | 高危（≥10%） | 高危（≥10%） | 高危（≥10%） |

注：包括吸烟、低 HDL-C 及男性>45 岁或女性≥55 岁；ASCVD，动脉粥样硬化性心血管疾病；TC，总胆固醇；LDL-C，低密度脂蛋白胆固醇。

## 六、鉴别诊断

引起血脂异常症的原因有原发性和继发性，表 9-11 可帮助鉴别。

**表 9-11 常见血脂异常的鉴别诊断**

| 鉴别要点 | 血脂异常类型 | |
|---|---|---|
| | 原发性 | 继发性 |
| 胆固醇升高 | 家族性高胆固醇血症 | 甲状腺功能减退症 |
| | 家族性载脂蛋白 B100 缺陷症 | 肾病综合征 |
| | 家族性高三酰甘油血症 | 糖尿病 |
| 三酰甘油升高 | 脂蛋白脂酶缺乏症 | 酒精性血脂异常症 |
| | 家族性载脂蛋白 C Ⅱ 缺乏症 | 雌激素治疗 |
| | 特发性高三酰甘油血症 | 甲状腺功能减退症 |
| 胆固醇及三酰甘油均升高 | 家族性混合型血脂异常 | 肾病综合征 |
| | Ⅲ 型高脂蛋白血症 | 糖尿病 |

## 七、治疗

血脂异常与 ASCVD 密切相关，纠正血脂异常能降低缺血性心脑血管病的发生及致残致死风险已成为共识。然而，在治疗靶点的选择、是否设定目标值、具体的达标值、药物种类及其剂量的选择等方面各大指南的推荐尚不完全一致，下面的内容主要参照了 2016 年修订"中国成人血脂防治指南"的推荐。

**（一）治疗目标**

1.治疗靶点

（1）LDL-C为干预血脂异常的首要目标。近二十多年来的大量研究证实,LDL-C是ASCVD最基本、最重要的危险因素,因此,不少权威学术组织的指南建议以LDL作为主要干预的靶点。

（2）非-HDL-C可作为次要干预靶点,这是2016年我国指南的推荐。基于近年来日渐增多的证据显示VLDL与ASCVD的发病风险也密切相关,一些学术组织如英国国家卫生与临床优化研究所及国际动脉粥样硬化学会指南已将包含VLDL的非-HDL-C作为主要干预靶点。

2.设定目标值　由于目前尚无随机对照研究证据支持具体的血脂治疗目标值是多少,也不知道何种血脂目标值能带来ASCVD危险最大幅度的降低,2013年美国心脏病学院（ACC）/美国心脏协会（AHA）指南推荐根据患者心血管危险水平,应用不同剂量与强度的他汀类药物治疗,与此同时放弃了降胆固醇治疗目标值。然而治疗目标值已为临床医师所熟知并习惯应用,若取消目标值则会严重影响患者服用调脂药的依从性。只有在设定调脂目标值后,医师才能更加准确地评价治疗方法的有效性,并能与患者有效交流,提高患者服用调脂药的依从性,并坚持长期服用。而且在我国取消调脂目标值没有证据和理由,为此,我国指南推荐调脂治疗需要设定目标值。

3.调脂治疗目标值　根据ASCVD的不同危险程度,确定调脂治疗的目标值是合理的、适用的。目标值,主要是基于危险一获益程度来考虑:未来发生心血管事件危险度越高者,调脂治疗获益越大;尽管将LDL-C降至更低,心血管临床获益会更多些,但药物相关不良反应和费用会明显增多。因此,治疗目标值需要综合考量,不同危险人群需要达到的LDL-C/非-HDL-C目标值有很大不同（表9-12）。

**表9-12　不同ASCVD危险人群LDL-C/非-HDL-C治疗目标值（mmol/L）**

| 危险等级 | LDL-C | 非-HDL-C |
| --- | --- | --- |
| 低危、中危 | <3.4 | <4.1 |
| 高危 | <2.6 | <3.4 |
| 极高危 | <1.8 | <2.6 |

注:ASCVD:动脉粥样硬化性心血管疾病;LDL-C:低密度脂蛋白胆固醇;非-HDL-C:非高密度脂蛋白胆固醇。

此外,LDL-C基线值较高不能达目标值者,LDL-C至少降低50%作为替代目标。极高危患者LDL-C基线在目标值以内者,LDL-C仍应降低30%左右。

**（二）治疗措施**

治疗血脂异常应当遵循综合性、个体化原则,而且需长期坚持。综合性治疗包括治疗性生活方式干预、药物及其他治疗手段;个体化治疗指调脂治疗具体目标值的确定、调脂药物种类及剂量的选择,均应根据每个患者血脂异常症的分层诊断、血脂异常症的分类诊断、心血管危险分层、药物的耐受性及经济状况等确定。

1.治疗性生活方式改变(therapeutic lifestyle changes,TLC) 为调脂治疗的基础,如TLC治疗不达标,即启用药物治疗,必要时考虑血浆净化疗法或手术治疗。

血脂异常与饮食和生活方式有密切关系。一些低危的血脂异常症患者,经有效的TLC可将其血脂水平控制在理想范围。即便需用药物治疗者,积极有效的TLC也有助于减少用药剂量。同时,强化性TLC不仅有助于降低胆固醇水平,还可对血压、血糖及整体心血管健康状况产生有益的影响,能有效降低ASCVD的发病风险。

对低、中危者,TLC 6个月LDL-C未达标者,启动低、中强度他汀药物治疗;对高危、极高危者,TLC同时启动中等强度他汀药物治疗。

(1)健康膳食:膳食结构中脂肪的比例需适当(占总热卡的25%~35%),以不饱和脂肪酸为主,减少饱和脂肪酸(热卡<7%)和胆固醇的摄入(<300mg/d)。增加蔬菜、水果、高纤维食物的摄入。

(2)体育运动:增加有规律的体力活动,建议每天进行30分钟以上中等强度的、连续的有氧运动,每周至少5天。当然,运动多一些更好,尤其是对于需要减重的患者。

(3)减重:尽可能达到理想的体重指数(即$BMI<24kg/m^2$)。对于超重或肥胖患者,减重的初步目标可定为较基线体重下降10%。

(4)其他危险因素的控制:戒烟,避免所有的烟草;限酒,乙醇摄入量男性<25g/d,女性<15g/d;限盐,食盐的摄入量<6g/d。

2.药物治疗

(1)常用的调脂药

1)他汀类:HMG-CoA还原酶抑制剂:他汀类药物问世在人类ASCVD防治史上具有里程碑式的意义。近些年来已有大量的随机、双盲、对照的临床试验证据显示他汀类药物治疗降低LDL-C后,ASCVD的患病及死亡风险均显著减少。因此他汀类是各国指南目前一致推荐的、临床上应用最广的调脂药物。其作用机制是通过竞争性抑制胆固醇合成过程中的限速酶HMG-CoA还原酶活性,从而阻断胆固醇的生成,同时上调细胞表面的LDL受体,加速血浆LDL的分解代谢。主要降低TC和LDL-C,也在一定程度上降低了TG和VLDL水平,轻度升高HDL-C水平。适应证为高TC血症、以TC升高为主的混合性血脂异常症和ASCVD患者。

他汀类药物主要制剂和每天剂量范围为:阿托伐他汀10~80mg;瑞舒伐他汀5~40mg;氟伐他汀20~80mg;洛伐他汀20~80mg;辛伐他汀10~40mg;普伐他汀10~40mg;匹伐他汀1~4mg等。

他汀降脂强度随剂量的不同而异,剂量越大,调脂效果越好;而且他汀降低ASCVD事件的临床获益大小与其降低LDL-C幅度呈线性正相关;同时剂量越大,不良反应发生风险越大。根据2013 ACC/AHA指南,高强度他汀,是指每天剂量的药物能使LDL-C下降≥50%,并推荐了阿托伐他汀40(80)mg和瑞舒伐他汀20(40)mg两种药物;中等强度和低强度他汀治疗是指LDL-C下降分别为30%~50%及<30%,上述他汀药物,使用合适

的剂量均可以达到中、低强度的降脂疗效。

他汀应用取得预期疗效后应继续长期应用,如能耐受应避免停用。有研究提示,停用他汀有可能增加心血管事件的发生。

常见的不良反应有转氨酶升高、肌肉疼痛、肌炎,极少严重者可出现横纹肌溶解而致急性肾衰竭。绝大多数患者对他汀的耐受性好,其不良反应多见于接受大剂量治疗者。

长期服用高剂量他汀有增加新发糖尿病的危险,发生率为10%~12%,属他汀类效应。但他汀类对心血管疾病的总体益处远大于新增糖尿病危险,无论是糖尿病高危人群还是糖尿病患者,有他汀类治疗适应证者都应坚持服用此类药物。

极少数他汀治疗可引起认知功能异常,但多为一过性。

2)依折麦布:口服后被迅速吸收,结合成依折麦布-葡萄糖苷酸,作用于小肠细胞刷状缘,抑制胆固醇和植物固醇吸收;促进肝脏 LDL 受体合成,加速 LDL 的清除,降低血清 LDL-C 水平。适应证为高 TC 血症和以 TC 升高为主的混合性血脂异常。

临床试验证实在辛伐他汀基础上加用依折麦布能进一步降低心血管事件。

可单药或与他汀类联合治疗。常用剂量为10mg,每天1次。

依折麦布的安全性和耐受性良好,其不良反应轻微且多为一过性,常见不良反应为头痛和恶心,有可能引起转氨酶升高。

3)胆酸螯合剂(树脂类):属碱性阴离子交换树脂,在肠道内与胆酸不可逆结合,阻碍胆酸的肠肝循环,促使胆酸随粪便排出,阻断其胆固醇的重吸收;上调肝细胞膜表面的 LDL 受体,加速由胆固醇合成胆酸,增加血中 LDL 清除,降低 TC 和 LDL-C。适应证为高 TC 血症和以 TC 升高为主的混合性血脂异常。

胆酸螯合剂主要制剂和每天剂量范围:考来烯胺(消胆胺)4~16g,考来替泊(降胆宁)5~20g,从小剂量开始,1~3个月达最大耐受量。

主要不良反应为恶心、呕吐、腹胀、腹痛、便秘。

4)普罗布考:通过渗入到脂蛋白颗粒中影响脂蛋白代谢,使 LDL 易通过非受体途径被清除,可降低 TC 和 LDL-C。适应证为高 TC 血症,尤其是纯合子型家族性高 TC 血症患者,有减轻皮肤黄色瘤的作用。

常用剂量为0.5g,每天2次口服。

常见不良反应为恶心,偶见 QT 间期延长,为最严重的不良反应。

5)苯氧芳酸类(贝特类):其作用机制是通过激活过氧化物酶体增生物激活受体(PPAR)α,刺激 LPL、ApoA I 和 ApoA II 基因表达,抑制 ApoC III 基因表达,增强 LPL 的脂解活性,促进 VLDL 和 TG 分解及胆固醇的逆向转运。主要降低血清 TG、VLDL-C,也可在一定程度上降低 TC 和 LDL-C,升高 HDL-C。适应证为高 TG 血症和以 TG 升高为主的混合性血脂异常。

苯氧芳酸类主要制剂和每天剂量范围为:非诺贝特0.1g,每天3次或微粒型0.2g,每天1次;苯扎贝特0.2g,每天3次或缓释型0.4g,每晚1次。吉非贝齐和氯贝丁酯因不良反应大,临床上已很少应用。

临床试验结果荟萃分析提示贝特类药物能使高 TG 伴低 HDL-C 人群心血管事件危

险降低 10% 左右,以降低非致死性心肌梗死和冠状动脉血运重建术为主,对心血管死亡、致死性心肌梗死或卒中无明显影响。

主要不良反应为胃肠道反应;少数出现一过性肝转氨酶和肌酸激酶升高,若上述指标明显异常,应及时停药。还可见皮疹、血白细胞减少,但发生率极低。

6)烟酸类:烟酸也称作维生素 $B_3$,属人体必需维生素。大剂量时具有降低 TC、LDL-C 和 TG,以及升高 HDL-C 的作用。调脂作用与抑制脂肪组织中激素敏感脂酶活性、减少游离脂肪酸进入肝脏和降低 VLDL 分泌有关。适应证为血脂异常症的辅助治疗。

烟酸类主要制剂和每天剂量范围:烟酸 0.2g,每天 3 次口服,渐增至 1~2g/d;阿昔莫司(氧甲吡嗪)0.25g,每天 1~3 次,餐后口服。

早期临床试验结果荟萃分析发现,烟酸无论是单用还是与其他调脂药物合用均可改善心血管预后,心血管事件减少 34%,冠状动脉事件减少 25%。由于在他汀基础上联合烟酸的临床研究提示与单用他汀相比无额外心血管保护作用,欧美多国已将烟酸类药物淡出调脂药物市场。

烟酸主要不良反应为面部潮红、瘙痒和胃肠道症状,偶见肝功能损害。有可能使消化性溃疡恶化,升高血糖、尿酸。因此,消化性溃疡、糖尿病和痛风患者一般不宜用烟酸。

7)高纯度鱼油制剂:鱼油主要成分为 $n-3$ 脂肪酸即 $\omega-3$ 脂肪酸。作用机制尚不清楚,可降低 TG 和轻度升高 HDL-C。主要用于治疗高 TG 血症。早期有临床研究显示高纯度鱼油制剂可降低心血管事件,但未被随后的临床试验证实。常用剂量为 0.5~1g,每天 3 次口服。

鱼油腥味所致恶心是常见的不良反应,偶见出血。

8)新型调脂药物:目前在国外上市的有 3 种。

微粒体 TG 转移蛋白抑制剂:洛美他派于 2012 年由美国食品药品监督管理局(FDA)批准上市,主要用于治疗纯合子家族性高 TC 血症,可使 LDL-C 降低约 40%。该药不良反应发生率较高,主要表现为转氨酶升高或脂肪肝。

ApoB100 合成抑制剂:米泊美生是第 2 代反义寡核苷酸,能使 LDL-C 降低 25%;2013 年 FDA 批准上市。可单独或与其他调脂药联合用于治疗纯合子家族性高 TC 血症。该药最常见的不良反应为注射部位出现红疹、肿胀、瘙痒、疼痛,绝大多数不良反应属于轻中度。

前蛋白转化酶枯草溶菌素 9\kexin9 型(PCSK9)抑制剂:PCSK9 是肝脏合成的分泌型丝氨酸蛋白酶。作用机制是抑制 LDL 受体降解,促进 LDL-C 的清除。研究结果显示 PCSK9 抑制剂无论单独应用或与他汀类药物联合应用均明显降低血清 LDL-C 水平(40%~70%),减少心血管事件。欧盟医管局和美国 FDA 已批准 evolocumab 与 alirocumab 两种注射型 PCSK9 抑制剂上市。至今尚无严重或危及生命的不良反应报道。国内尚处于临床试验阶段。

(2)调脂治疗药物选择

1)首选他汀类调脂药物,起始应用中等强度他汀。我国指南建议依据患者血脂基线水平,起始应用中等强度他汀,根据个体疗效和耐受情况,适当调整剂量,若胆固醇水平不达标,可与其他调脂药物联合应用,以获得安全有效的调脂效果。

2)TLC:是升高 HDL-C 和(或)降低 TG 的首要措施。若 TG 很高(>5.7mmol/L)时,为降低急性胰腺炎风险,可首选贝特类或烟酸类药物治疗。因为缺乏临床终点获益证据,目前不建议应用他汀之外药物升高 HDL-C。

3)调脂治疗联合用药:不同机制调脂治疗药物的联合,一方面可以提高血脂控制达标率,另一方面能降低不良反应发生率,这可能是血脂异常干预措施的趋势。可以采用他汀与依折麦布、他汀与贝特类联合、他汀与 PCSK9 抑制剂联合、他汀与 ω-3 脂肪酸联合。对于家族性高 TC 血症还可采用三药联合。

联合治疗时,需密切监测不良反应。如他汀类和贝特类药物代谢途径相似,均有损伤肝功能、发生肌炎和肌病的危险,因此合用时剂量宜小,并密切监测肌酶和肝酶,如无不良反应,再增加剂量。

(3)特殊人群的调脂治疗

1)老年人群:对于明确的老年心血管疾病患者,同样推荐他汀治疗。鉴于老年人合并疾病较多,肝肾功能减退,推荐他汀采用小剂量开始、谨慎地加量。以"安全"为首位。尤其对>80 岁的瘦弱老年患者更应细加评估。

2)儿童:控制饮食是儿童血脂异常的主要干预手段。除非是家族性血脂异常症,通常不建议给儿童降脂药物。控制饮食并治疗伴随的代谢紊乱是更为安全的策略。

3)妇女:尽管他汀致畸的证据并非结论性的,但仍强调接受他汀治疗的女性应当避免怀孕。如计划妊娠,他汀应至少停用 3 个月以上,且停药直至哺乳结束。

4)急性冠状动脉综合征(ACS):ACS 患者入院第 1~4 天即应启动大剂量他汀治疗,LDL-C 治疗目标值为 1.8mmol/L(70mg/dL)以下。

(4)治疗监测:调脂治疗期间应每隔 1~3 个月(疗效稳定时 6~12 个月)复查血脂,定期监测肝肾功能、血磷酸肌酸激酶、血糖、血尿酸等。

1)饮食与非药物治疗者,开始 3~6 个月应复查血脂水平,如血脂控制达标,则继续非药物治疗,但仍须每 0.5~1 年复查,长期达标者可每年复查 1 次。

2)服用调脂药物者,首次应在用药 6 周内复查血脂、转氨酶和肌酸激酶。如血脂达标,且无药物不良反应,逐步改为每 6~12 个月复查 1 次;如血脂未达标且无药物不良反应者,每 3 个月监测 1 次;如治疗 3~6 个月后,血脂仍未达到目标值,则需调整调脂药剂量或种类,或联合应用不同作用机制的调脂药进行治疗。每当调整调脂药种类或剂量时,都应在治疗 6 周内复查。

3.手术治疗 大多数的血脂异常通过生活方式干预和药物治疗即可得到改善。仅有少数严重的血脂异常如纯合子型家族性高 TC 血症,用药物治疗降脂效果不理想。此外,还有少数患者对药物过敏,或用药后出现严重的不良反应。对此类患者可考虑采用手术治疗。方法包括回肠末端部分切除术、门-腔静脉分流吻合术和肝脏移植术,但总体上临床很少应用。

4.其他治疗

(1)血浆净化疗法:又称血浆分离法、血浆清除法或血浆置换法,是通过各种方法(多为物理方法)去除血浆中过多的脂蛋白。方法包括单纯血浆分离法、膜滤过法、灌流法、吸附法、沉淀法等,仅用于极个别对他汀类药物过敏或不能耐受的严重难治性高 TC 血症者。

(2)基因治疗:原发性血脂异常症通过基因疗法有望获得根本的解决。目前开展研究较多的主要是家族性高 TC 血症的基因治疗。方法包括基因表达、基因置换、基因添加及基因抑制,但尚未用于临床。

## 八、预防

早期检出血脂异常症患者,监测其血脂水平变化,是预防 ASCVD 的重要措施,因此血脂异常的筛查十分重要。

筛查的时机:20~40 岁成年人至少每 5 年测量 1 次血脂;40 岁以上男性和绝经期后女性每年检测 1 次血脂;ASCVD 患者及其高危人群,应每 3~6 个月测定 1 次血脂;因 AS-CVD 住院的患者,应在入院时或入院 24 小时内检测血脂。

以下人群是筛查的重点对象:有动脉粥样硬化性心血管病病史者;有高血压、糖尿病、肥胖、吸烟等多种心血管病危险因素者;有早发性心血管病家族史者或有家族性血脂异常症患者;皮肤或肌腱黄色瘤及跟腱增厚者。一旦发现血脂异常,及时予以合理的综合治疗措施,本病预后良好。

## 第三节 肥胖症

肥胖症又名肥胖病,是体内脂肪堆积过多和(或)分布异常所引起的慢性代谢性疾病。它是由包括遗传和环境因素在内的多种因素相互作用引起体内脂肪积聚所致,患者常常具有腹部脂肪积聚过多的特点。肥胖对生活质量有着深远的影响,即使是看似健康肥胖者也是如此。肥胖症与高血压、冠心病、2 型糖尿病、血脂异常、睡眠呼吸暂停、胆囊炎、胆结石、骨关节疾病、某些癌症和多种心血管疾病等的发生具有密切的关系,甚至引发一系列社会和心理问题,如在工作中受到歧视和对自身体形不满意而产生自卑感,导致自杀率高、结婚率低等社会问题。肥胖已经成为全世界的公共卫生问题,国际肥胖特别工作组指出,肥胖将成为新世纪威胁人类健康和生活质量的最大杀手。尽管有特定的公共卫生政策和针对个人的治疗努力来对抗肥胖流行,但全世界仍有超过 20 亿人超重或肥胖,我国的肥胖症患病率近年来也呈上升趋势。

## 一、分类

肥胖症按其病因可分为原发性和继发性,原发性又称单纯性肥胖,是最常见的一种,主要由于不良的饮食习惯(摄食过多,尤其是摄入过多的脂肪食物)及静止不动的生活方式所致,而并非继发于其他疾病。单纯性肥胖又分为体质性肥胖和过食性肥胖两种。体质性肥胖即双亲肥胖,是由于遗传和机体脂肪细胞数目增多而造成的,还与 25 岁以前的营养过度有关系。这类人的物质代谢过程比较慢,比较低,合成代谢超过分解代谢。过食性肥胖也称为获得性肥胖,是由于人成年后有意识或无意识地过度饮食,使摄入的热量大大超过身体生长和活动的需要,多余的热量转化为脂肪,促进脂肪细胞肥大与细胞数目增加,脂肪大量堆积而导致肥胖。

继发性肥胖症是由于下丘脑-垂体疾病、皮质醇增多症、甲状腺或性腺功能减退、胰岛素瘤等疾病所致,占肥胖人群的2%~5%,虽然同样具有体内脂肪沉积过多的特征,但仍然以原发性疾病的临床症状为主要表现,肥胖只是这类患者的重要症状之一。这类患者同时还会出现其他各种各样的临床表现,多表现为皮质醇增多、甲状腺功能减退及性腺功能减退等多种疾病中。

## 二、病因

能量守恒(热力学第一定律)众所周知,据此,脂肪沉积的增加是热量摄入和能量消耗之间不平衡的结果。根据这种观点,肥胖是低体力活动(久坐不动的生活方式)和过度进食高能量食物的结果,超出个人需求。但肥胖的病因更加复杂。事实上,要理解肥胖,必须考虑社会经济地位、环境、个人行为及基因型-表型相互作用等因素,因为所有这些因素都会影响食物摄入、营养物质周转、产热、脂肪酸从储存到氧化的脂质利用,以及区域脂肪库与非脂肪组织的脂肪储存差异。

1.遗传因素　高达70%的个体间体重差异可能是由于遗传差异造成的。肥胖症有家族聚集倾向,父母体重均正常者,其子女肥胖的概率约10%,而父母之一或双亲均肥胖者,其子女发生肥胖的概率分别增至50%和80%。但至今未能够确定其遗传方式和分子机制,也不能完全排除共同饮食、活动习惯的影响。少数遗传性疾病可以导致肥胖,如Laurence-Moon-Biedl综合征和Prader-Willi综合征等。近来又发现了数种单基因突变引起的人类肥胖症,分别是瘦素基因、瘦素受体基因、阿片-促黑素细胞皮质素原基因、激素原转换酶-1(PC-1)基因、黑皮素受体4(MC4R)基因和过氧化物酶体增生物激活受体γ(PPAR-γ)基因突变肥胖症等。但上述类型肥胖症极为罕见,对绝大多数人类肥胖症来说,至今未发现其单一的致病原因。因而单纯性肥胖被认为是复杂的多基因遗传与环境因素综合作用的结果。

2.节俭基因和节俭表型假说　遗传和环境因素如何引起脂肪积聚一直未能明确。但流行病学资料显示,当有特定基因背景的人暴露于"现代"的生活方式后,更容易增加体重和发生肥胖相关疾病。例如,城市化的Pima人(生活在美国亚利桑那州)饮食中的脂肪含量从传统饮食的15%增长到50%,而且体力活动较生活在墨西哥北部的Pima人明显减少。这种生活方式的改变,导致城市化的Pima人群中肥胖和2型糖尿病的流行。与之相类,北澳大利亚土著居民接受现代生活方式后,体重明显增加,2型糖尿病和高三酰甘油血症发病率增高。1962年,Neel提出节俭基因假说解释这一现象,认为具有节俭基因的个体在营养状况恶劣的情况下能更好地适应自然选择而具有生存优势,但在营养状况大大改善甚至相对过剩的现代社会,"节俭基因"成为肥胖和2型糖尿病的易患基因。潜在的节俭基因(腹型肥胖易感基因),包括$\beta_3$-肾上腺素能受体基因、激素敏感性脂酶基因、PPARγ基因、PC-1基因、胰岛素受体底物-1(IRS-1)基因、糖原合成酶基因等,这些基因异常的相对影响未明。

3.表观遗传代际效应 儿童时期肥胖或至少父母中有一位肥胖,是导致成年期肥胖的危险因素。成年期肥胖的严重程度随着儿童期肥胖程度的增长而增长。例如,一个21~29岁的人,如果1~2岁时肥胖,父母都不肥胖,那么他肥胖的概率是8%;如果10~14岁肥胖,父母至少有一个肥胖,那么他肥胖的概率是79%。虽然1~2岁肥胖且父母都很瘦的人,在成年期发胖的危险性不会增加,但是6岁以后肥胖的人有50%以上的可能发展为成年期的肥胖。

4.环境因素 主要是饮食、体力活动、肠道微生物群、内分泌干扰物(即干扰内分泌调节的化学物质)和药物等。久坐生活方式、体育运动少、体力活动不足使能量消耗减少。饮食习惯不良,如进食多、喜甜食或油腻食物使摄入能量增多。

饮食摄入量超过消耗量是导致肥胖的主要原因。而饮食构成也有一定影响。限制总能量和脂肪摄入量是控制体重的基本措施。与我国传统的膳食模式相比,很多城市尤其是大城市的人们摄入富含高能量的动物性脂肪和蛋白质增多,谷类食物减少,富含膳食纤维和微量营养素的新鲜蔬菜和水果的摄入量也偏低,造成这些地区肥胖的流行。进食行为也是影响肥胖症发生的重要因素。不吃早餐常常导致其午餐和晚餐时摄入的食物较多,使得全日摄入食物总量增加。进食的速度过快也可能导致肥胖。缓慢进食时,传入大脑摄食中枢的信号可使大脑做出相应调节,较早出现饱足感而减少进食。而进食过快则使这种保护性调节减弱。进食行为不良,如经常性的暴饮暴食、夜间加餐是许多人发生肥胖的重要原因。

文化因素则通过饮食习惯和生活方式影响肥胖症的发生。全球肥胖症患病率的普遍上升与社会环境因素的改变密切相关。经济发展和现代化生活方式对进食模式有很大影响。在中国,随着家庭成员减少、经济收入增加和购买力提高,食品生产、加工、运输及贮藏技术有改善,可选择的食物品种更为丰富,在外就餐和购买现成的加工食品及快餐食品的情况增多。这些因素均使肥胖的发生机会增高。

## 三、临床表现

1.内分泌和代谢疾病

(1)代谢综合征:是多种代谢成分异常聚集的病理状态,这些成分聚集出现在同一个体中,使患心血管疾病的风险大为增加。肥胖症是代谢综合征的主要临床特征。代谢综合征与胰岛素抵抗密切相关,肥胖、腰围超标和缺少体力活动是促进胰岛素抵抗进展的重要因素。

(2)2型糖尿病:肥胖与2型糖尿病高发密切相关。据来自 NHANES Ⅲ 的数据,在美国,2/3 诊断2型糖尿病的成年患者 BMI≥27.0kg/m²。患糖尿病的危险度与 BMI 线性相关:糖尿病患病率在 BMI 为 25~29.9kg/m² 时是 2%,在 BMI 为 30~34.9kg/m² 是 8%,在 BMI>35 是 13%的。在任何给定的 BMI 值,患糖尿病的风险与腹部脂肪重量、腰围者腰臀呈正相关。糖尿病的风险也与成年期体重增加正相关。年龄在 35~60 岁的男性和女性中,现有体重与其 18~20 岁时相比增长了 5~10kg 的人比体重变化在 2kg 内的人患糖尿病的风险大3倍。我国24万人群数据的汇总分析显示,BMI≥24kg/m² 的2型糖尿病的患病率为 BMI 在 24kg/m² 以下者的 2 倍,BMI≥28kg/m² 的 2 型糖尿病患病率为 BMI 在 24kg/m² 以下者的 3 倍。

(3)血脂异常:肥胖与几种血清脂类异常相关,包括高三酰甘油血症,高密度脂蛋白(HDL)胆固醇水平降低及小而致密的低密度脂蛋白 LDL 粒子比例增加。这种关联在腹型肥胖者中更明显。此外,大多数研究表明,肥胖症中总胆固醇和低密度脂蛋白胆固醇血清浓度升高。来自 NHANESⅢ的数据显示,在男性中高胆固醇血症的患病率[总胆固醇>240mg/dL(6.21mmol/L)]随 BMI 增加而增加。相比之下,女性高胆固醇血症的患病率在 BMI 为 25.0~27.0kg/m² 时达最高,之后不再随 BMI 增加而升高。

2.心脑血管疾病 高血压与 BMI 呈线性相关。在 NHANESⅢ中,肥胖人群高血压发病率约为 40%,较非肥胖人群(约 15%)高 2 倍多。高血压的风险也随体重的增加而增加。Framingham 研究显示,体重每升高 10%,血压升高 6.5mmHg。我国的流行病学研究显示,BMI≥24kg/m² 者的高血压患病率是 BMI 在 24 以下者的 2.5 倍,BMI≥28 者的高血压患病率是 BMI 在 24kg/m² 以下者的 3.3 倍。男性腰围达到或超过 85cm,女性腰围达到或超过 80cm,其高血压患病率是腰围正常者的 2.3 倍。

患冠心病的风险从 BMI"正常值"(男性 23.0kg/m²,女性 22.0kg/m²)即开始增长。肥胖者,尤其是腹型肥胖者,患冠心病的风险显著增加。在任何 BMI 水平,腹部脂肪的增加都会增加冠心病的风险。肥胖者致命和非致命的缺血性卒中的风险大约是瘦者的 2 倍,且随 BMI 的增长递增。深静脉血栓形成和肺栓塞发生的风险也随肥胖增长,特别是腹型肥胖人群。

3.消化系统疾病

(1)胃-食管反流病:和肥胖的关系还不明确,因为来自不同研究的结果不一致。部分大型流行病学研究中发现,肥胖者胃-食管反流症状多于瘦者。有报道显示胃-食管反流病与 BMI 显著相关,但也有报道否认这种关联。

(2)胆结石:肥胖者胆结石的患病率是非肥胖者的 4 倍,腹部脂肪堆积者的危险性更大。患有症状胆结石的风险与 BMI 呈线性相关。美国护士健康研究发现,有症状的胆结石的年发病率在 BMI>30.0kg/m² 的妇女中为 1%,在 BMI>45.0kg/m² 的妇女中为 2%。肥胖患者的胆汁中胆固醇过饱和及其胆囊活动减少,可能是形成胆结石的原因。但体重快速减轻也可导致患胆结石的风险增加。

(3)胰腺炎:由于肥胖患者胆结石发病率增加,其胆结石性胰腺炎的发病率也随之增加。有研究表明患胰腺炎的肥胖者比瘦者更易有局部并发症,重症胰腺炎,且更容易导致死亡。据推测,肥胖患者的脂肪在胰周和腹膜后的沉积,使其更易发生胰周脂肪坏死和随之而来的局部及全身并发症。

(4)肝病:肥胖常常是非酒精性脂肪肝(NASH)的危险因素。肥胖可导致一系列肝脏异常,包括肝大、肝生化检验异常、脂肪肝、脂肪性肝炎、肝纤维化和肝硬化。据目前已有数据表明,肥胖患者中,约 75%有脂肪肝,约 20%有脂肪性肝炎,约 2%有肝硬化。

4.呼吸系统疾病 肥胖常伴有低通气,称肥胖低通气综合征(obesity hypoventilation syndrome,OHS)。研究表明,OHS 患者的肺总量比单纯肥胖者少 20%,最大通气量低于

40%,吸气肌肌力降低40%;与正常人相比,OHS患者的胸壁、肺的顺应性显著降低,呼吸做功增加250%,并伴有$CO_2$生成的增加。肥胖增加了对胸壁和胸廓压力,后者能降低呼吸顺应性,增加呼吸做功,限制通气和限制肺底通气量。OHS患者对高碳酸血症或低氧血症(或两者都有)的反应性降低,同时肺泡通气减少,潮气量下降,吸气力量不足和横膈升高导致了通气浅而不充分。患者躺下时症状加重。匹克威克综合征是与肥胖低通气综合征的严重形式,包括极度肥胖、不规则呼吸、嗜睡、发绀、继发性红细胞增多症、右心室功能障碍。

肥胖还可导致阻塞性睡眠呼吸暂停。阻塞性睡眠呼吸暂停是由于某些原因而致上呼吸道阻塞,睡眠时有呼吸暂停,伴有缺氧、鼾声、白天嗜睡等症状的一种较复杂的疾病。$BMI>30kg/m^2$,腹性肥胖和颈过粗是导致阻塞性睡眠呼吸暂停患者的常见体质特点。

5.肌肉骨骼疾病　超重和肥胖者关节负重增加,因此,患骨关节炎的危险增加。膝关节最常累及,因为在活动中膝关节负重比其他骨关节多很多。女性体形大小和骨关节炎之间的相关性较男性显著。高尿酸血症和痛风也与肥胖有关联。但体重增加与尿酸水平上升的关系还不十分清楚,可能与肥胖引起的代谢变化(内源性核酸分解代谢产生嘌呤并合成尿酸较多)和饮食因素(含嘌呤较多的动物性食品)有关。

6.癌症　超重和肥胖增加了罹患癌症的风险。根据一项对90多万美国成年人的前瞻性研究,14%死于癌症的男性和20%死于癌症的女性超重或肥胖。不论在男性或女性中,结肠癌、直肠癌、肝癌、胆囊癌、胰腺癌、肾癌、非霍奇金淋巴瘤和多发性骨髓瘤的病死率与BMI明显相关。男性死于前列腺癌、胃癌和女性死于乳腺癌、子宫癌、宫颈癌、卵巢癌的危险度会伴随BMI的增加而增长。

7.女性泌尿生殖系统疾病　肥胖者血循环中的性激素平衡被破坏,尤其是腹部脂肪过多的女性常有排卵异常、雄激素过多,往往伴有生殖功能障碍。表现为月经不规则,闭经及不孕。部分患者出现多囊卵巢综合征。怀孕的肥胖妇女患妊娠糖尿病和高血压,分娩并发症及其婴儿有先天性畸形的风险增加。此外,肥胖还使妇女尿失禁的风险增加。在极端肥胖患者,明显的体重减轻可以解除尿失禁。

8.神经系统疾病　如前所述,肥胖增加可缺血性脑卒中的风险。与此同时,肥胖也与特发性颅内高压(IIH)有关,后者也称为假性脑瘤。此综合征的临床表现有头痛,视觉异常、耳鸣、第Ⅷ颅神经麻痹。当极度肥胖的IIH患者减轻体重后,其颅内压及很多临床体征和症状都可得到减轻,提示肥胖和IIH之间有因果关系。

## 四、诊断

1.判断是否肥胖有以下几种指标

(1)体重指数(BMI):BMI=体重/身高$^2$($kg/m^2$),并不精确但最常用于粗略估计肥胖程度,应区别肥胖症与肌肉发达。为了克服BMI在临床实践中的局限性,除了测量腰围之外,还设计了不同的肥胖分期系统,这些系统会考虑到血脂异常和葡萄糖稳态等其他因素,以帮助医务人员根据与体重相关的健康问题对患者进行分类,并选择适当的治疗方法。例如埃德蒙顿肥胖分级系统(Edmonton Obesity Staging System)、心脏代谢分级系统(Cardiometabolic Staging System)、ATPIII 小组(ATPIII panel)和弗雷明汉风险评分(the Framingham risk sco-re)等。

(2)腰围(WC):WHO 建议男性 WC>94cm,女性 WC>80cm 为肥胖。中国肥胖问题工作组建议男性 WC≥85cm,女性 WC≥80cm 为腹部脂肪蓄积的诊断界值。《中国成人超重和肥胖症预防控制指南(试用)》中根据体重指数和腰围值与相关疾病患病率的关系的汇总结果,提出体重指数结合腰围来判断相关疾病的危险度,其建议如表 9-13。

表 9-13 中国成年人超重和肥胖的体重指数和腰围界限值与相关疾病的危险关系

| 分类 | 体重指数($kg/m^2$) | 腰围(cm) | | |
|---|---|---|---|---|
| | | 男:<85<br>女:<80 | 男:85~95<br>女:80~90 | 男:≥95<br>女:≥90 |
| 体重过低 | <18.5 | 低(但可能预示有其他健康问题) | | |
| 正常 | 18.5~23.9 | — | 增加 | 高 |
| 超重 | 24.0~27.9 | 增加 | 高 | 极高 |
| 肥胖 | ≥28 | 高 | 极高 | 极高 |

(3)腰臀比(WHR):正常成年男性 WHR<0.90,女性<0.85。男性白种人 WHR>1.0,女性>0.85 被定义为腹部脂肪堆积。

(4)皮褶厚度测量和生物电阻抗分析(BOX 3)也可用于临床实践,以提供全身脂肪的估计值。然而,由于这些工具不精确的评估特性,测量身体褶皱和电导率仅仅作为脂肪和瘦体重的代理指标。根据 1999—2004 年美国 NHANES 研究中使用 DXA 值测量的脂肪质量,目前可以获得性别、年龄和种族百分比。

(5)CT、MRI:CT 和 MRI 是诊断中心型肥胖最精确的方法。以腹内脂肪面积 $100cm^2$ 作为判断腹内脂肪增多的切点。

2.查明肥胖的原因 诊断肥胖与诊断其他病一样,要详细了解病史,进行系统的体格检查及一些必要的实验室检查。根据资料全面分析,尽可能明确肥胖是原发的还是继发的。

(1)询问病史:肥胖发生和进展的关键时期存在于产前、婴儿期、儿童期和青春期,从受孕(孕期)到 2 岁的头一个 1000 天,标志着肥胖发生第一个关键时期。体重指数(BMI)通常会增加,直到 7 月龄时达到暂时的最大值(所谓婴儿 BMI 峰值)。在 5~7 岁,BMI 在生长发育充分的儿童中达到最低,之后开始再次上升(即肥胖反弹)。青春期时,BMI 的变化与青春期有很大关系。这些关键时期的体重与后来的身体组成有关。

在病史询问过程中探寻引起肥胖的病因。如肥胖开始的时间,出生时体重,是否有肥胖家族史,是否使用过能引起肥胖的药物,有无头部外伤及疾病史,是否于急慢性疾病的恢复期、大手术或分娩后,近期是否有生活方式、饮食习惯的变更,诸如终止体育锻炼、职业变换、迁居、营养条件的改善等。有无精神刺激史。自幼肥胖者常为单纯性或遗传性肥胖,成年人起病或病史较短者可能为继发性肥胖。

注意肥胖的伴随症状,如高血压、糖尿病、月经失调等。这些情况既可为引起继发性肥胖的基础疾病的表现,也可为单纯性肥胖的并发症。内分泌肥胖多以原发病的主诉来诊。下丘脑性肥胖可有头痛、尿崩、溢乳、食欲亢进及颅神经损害症状;遗传性肥胖常有性器官发育不全、智力低下、畸形;糖尿病常有口渴、多尿及多饮;甲状腺减退症常有食欲减退和体重增加。

(2)体格检查:检测血压,注意身高、体重、肌肉发达情况、有无水肿及先天畸形。注意体形及脂肪分布特点,凡女性呈男性化或男性呈女性化脂肪分布者可能有性腺功能低下;向心性肥胖者有皮质醇增多症的可能;下半身脂肪异常增加而上半身脂肪萎缩可能是进行性脂肪萎缩。观察记录第二性征发育情况,可出现先天性卵巢发育不全症、先天性睾丸发育不全症,并可伴有第二性征发育不良,生殖器官发育障碍。注意有无中枢神经及精神障碍,下丘脑肥胖可有视野缺损及颅神经损害表现。精神障碍伴低血糖表现可能为胰岛素瘤。有智力低下表现的可见于 Laurence-Moon-Biedl 综合征等。

(3)辅助检查

1)X 线检查:头颅 X 线片及蝶鞍分层片,可发现较大垂体瘤、脑瘤及颅骨内板增生。怀疑脑瘤者做气脑或脑血管造影。怀疑肾上腺肿瘤者可行腹膜后充气造影或血管造影检查。胰腺、卵巢也可行 X 线检查。

2)CT 和磁共振(MRI)检查:头颅及全身 CT 或 MRI 检查可发现垂体瘤、其他颅内肿瘤,以及肾上腺、胰腺、卵巢等部位肿瘤,为目前常用的无创伤性检查。

3)B 超检查:对肾上腺、胰腺、甲状腺、性腺肿瘤或囊肿的诊断有帮助。

4)放射性核素检查:主要用于内脏器官肿瘤性疾病的诊断,如肾上腺或甲状腺肿瘤。

5)其他:染色体检查,可检出遗传性疾病。视野检查有助于发现下丘脑垂体病变。

(4)内分泌功能检查

1)下丘脑-垂体-甲状腺轴检查:有基础代谢率(BMR)、甲状腺吸$^{131}$I 率,血白蛋白结合碘(PBI)、血清总 $T_3$、总 $T_4$、游离 $T_3$($FT_3$)、游离 $T_4$($FT_4$),了解甲状腺功能状态及检出甲状腺功能减退。TSH、TSH 兴奋试验及 TRH、TRH 兴奋试验用于鉴别甲状腺功能减退发生的部位。

2)下丘脑-垂体-肾上腺轴功能检查:尿 17-羟、17-酮及尿游离皮质醇测定;血浆皮质醇测定,主要检出皮质醇增多症患者。血浆 ACTH、ACTH 兴奋试验,主要鉴别皮质醇增高是原发于肾上腺抑或是继发于垂体及下丘脑。小剂量(2mg/d)、大剂量(8mg/d)地塞米松抑制试验,前者用于鉴别单纯性肥胖与皮质醇增多症;后者用于鉴别皮质醇增多症为原发于肾上腺肿瘤(库欣综合征)或继发于垂体及下丘脑病变(库欣病)。

3)下丘脑-垂体-性腺轴功能检查:血清睾酮、雌二醇测定用于检出性功能低下。LH、FSH 测定及 LHRH 兴奋试验,若血 LH、FSH 升高,表明性功能低下原发于性腺病变;若降低表明性功能低下继发于下丘脑或垂体。注射 LHRH 后,FSH、LH 升高则病变在下丘脑,FSH、LH 无反应则病变在垂体。

4)胰岛功能检查:怀疑糖尿病、胰岛 β 细胞瘤时可测定空腹血糖、血清胰岛素及 C 肽、糖基化血红蛋白、血清果糖胺。也可选用葡萄糖耐量试验、饥饿试验、D860 试验等。

### 五、鉴别诊断

应鉴别单纯性或继发性肥胖症,如下丘脑性肥胖、库欣综合征、性腺功能障碍、甲状腺功能减退症、肢端肥大症等。

## 六、治疗

1.膳食干预 对于大多数肥胖者,减少食物摄入量比增加运动量更易达到负能量平衡。因此,膳食干预被视为是减肥治疗的基石。膳食干预包括减少能量摄入和改善膳食营养构成。

减少能量摄入:是膳食干预的主体,是决定减重效果的主要因素。减肥饮食根据其具体热量值分为平衡饮食、低热量饮食(LCD)和极低热量饮食(VLCD)。平衡饮食通常包含1500kcal/d 左右的热量并且大致营养均衡。低热量饮食含有 800~1500kcal/d 热量。极低热量饮食包含<800kcal/d 的热量,主要进食瘦肉、鱼、家禽,这类饮食含较高比率的蛋白质(70~100g/d)和较低的脂肪含量(<15g/d),故又被称为蛋白质保留瘦身法。

根据美国国立卫生研究院(NIH)最近发布的治疗指南,有 2 个或 2 个以上心血管疾病危险因素的超重患者(BMI25.0~29.9kg/m$^2$)和有 1 度肥胖(BMI30.0~34.9kg/m$^2$)的患者,每天应至少减少约 500 大卡的能量摄入。可达到每周减轻 1 磅体重的效果,6 个月后减轻原有体重的 10%左右。对更严重的肥胖患者(BMI≥35.0kg/m$^2$),NIH 指南推荐每天减少热量摄入 500~1000kcal。这样每周可减重 1~2 磅,6 个月后减轻原有体重的 10%。

30 多项不同的前瞻性随机对照试验研究 LCD 的减肥效果。这些试验结果表明,1000~1500kcal/d 的 LCD 能在 16~26 周减少 8%的体重。然而,在日常临床实践中 LCD 的结果可能会不一样。使用 VLCD 疗法能使体重在 12~16 周减少 15%~20%,但体重的减轻通常很难保持。事实上,几项随机试验均显示,VLCD 后体重的反弹比 LCD 后更显著。因此,治疗后 1 年,VLCD 的体重减轻程度与 LCD 差不多。VLCD 有更多节食相关并发症,如低血钾,脱水,风险和胆结石的形成。因此,VLCD 治疗相对较少采用,且患者需要更密切的医疗监护。

改善膳食营养构成:如果不减少总能量摄入,仅改变膳食营养构成一般不会带来明显的体重减轻。低脂饮食历来被推荐用于减肥,主要是因为它能减少总能量摄入。流行病学和饮食干预研究的结果表明,增加膳食脂肪摄入量会增加总能量摄入,从而使体重增加。相反的,减少脂肪摄入量能减少能量摄入总量从而使体重减轻,即使糖类和蛋白质的摄入量没有限制。

低糖类饮食所致的体重减轻同样是由于总能量摄入减少所致。多项随机对照试验评估了低糖类饮食用于减肥疗法的作用。这些研究表明,尽管在最初 4 周低糖类饮食减肥效果更好,但在 6~12 周两种饮食减肥效果相同。多项随机对照研究表明,低脂肪饮食在长期体重控制中效果优于低糖类饮食。

2.体育锻炼 单纯增加体力活动难以有效降低体重。但是在长期减肥计划中,体力运动是重要的组成部分。几项大样本横断面研究发现,规律运动的肥胖患者在 1 年或更久时间内保持体重减轻更成功。研究表明,节食加运动减肥并在治疗结束后保持运动的患者,比停止运动的患者或仅依赖节食减肥的患者1年后能更好地保持他们减下的体重。

运动量和运动方式应因人而异,个体化制订运动方案。选择易于坚持的运动项目或方案,同时必须循序渐进,在制订运动治疗措施时要充分考虑对并发症的影响,尤其是存在有心血管、呼吸系统及骨关节并发症的患者,一般要求每周运动3~5天,每天30~45分钟适度的运动。除了体育运动之外,适当的家务劳动也有利于体重的控制。

3.行为矫正  行为矫正疗法试图使肥胖者意识到,并最终改变其导致肥胖的饮食和运动的习惯。行为矫正疗法通过多种策略改变进食和其他活动间的关系。这些策略包括减少刺激(避免促进饮食的活动);自我监测(保持食物的摄入和体力活动的日常记录);制订具体的可达到的减重目标;提高解决问题的能力;认知调整(以积极的态度思考);社会支持(家庭成员和朋友帮助其改变生活习惯)及预防复发(防止过食导致体重回升的方法)。

4.药物治疗  大多数肥胖症患者在认识到肥胖对健康的危害后,在医疗保健人员的指导下控制饮食量、减少脂肪摄入,并增加体力活动,常可使体重显著减轻。但由于种种原因体重仍然不能减低者或行为疗法效果欠佳者,可考虑用药物辅助减重。美国国立心肺血液研究所和北美肥胖研究联合会关于肥胖症的指南建议对于 BMI≥30kg/m² 或者 BMI≥27kg/m² 但是合并存在肥胖的并发症或伴发疾病时应该在上述饮食、运动、行为治疗的基础上同时使用药物治疗。《中国成人超重和肥胖预防控制指南(试用)》建议的药物减重的适应证为:①食欲旺盛,餐前饥饿难忍,每餐进食量较多;②合并高血糖、高血压、血脂异常和脂肪肝;③合并负重关节疼痛;④肥胖引起呼吸困难或有睡眠阻塞性呼吸暂停综合征;⑤BMI≥24kg/m² 有上述并发症情况或 BMI≥28kg/m² 不论是否有并发症,经过3~6个月单纯控制饮食和增加活动量处理仍不能减重5%,甚至体重仍有上升趋势者,可考虑用药物辅助治疗。禁忌证为:①儿童;②孕妇、哺乳期妇女;③对治疗药物有不良反应者;④正在服用其他选择性血清素再摄取抑制药。

药物治疗最重要的目标是长期保持体重的减轻。药物治疗不能作为短期疗法因为停止用药后体重往往会反弹。一些肥胖患者用药物治疗无效。一般认为,如果使用4周的药物治疗后体重不减轻,则长期治疗成功的可能性不大。体重减轻一般在治疗的第6个月达到平台期,1年后体重又开始回升。此观察提示,减肥药物的疗效随时间推移下降,或者肥胖是一种渐进性疾病,或两者兼而有之。单独使用药物治疗,其效果不如结合饮食,运动和行为矫正的综合减肥计划。

截至2014年底,美国FDA共批准了6种药物用于治疗肥胖。除了奥利司他和非处方型奥利司他外,过去两年时间里共有四种药物获得批准,包括氯卡色林(Belvip,Eisai)、芬特明/托吡酯(Qsymia,Vivus)、环丙甲羟二氢吗啡酮/安非他酮(Contrave,Takeda)和利拉鲁肽(Saxenda,Novo Nordisk)。在这些减肥药中,只有奥利司他是目前唯——个被FDA批准用于长期(>6个月)治疗肥胖的药物。其中在中国获批的仅有奥利司他(表9-14)。

表 9-14 美国 FDA 批准用于治疗肥胖的药物

| 药物 | 机制 | 优点 | 缺点 |
|---|---|---|---|
| 奥利司他 | 抑制胃肠道脂肪酶活性,减少脂肪吸收 | 唯一被 FDA、EMA、CFDA 同时批准的减肥药<br>全球唯一 OTC 减肥药品。上市近 20 年,全球使用人群超 5000 万 | 长期用药可能会减少脂溶性维生素的摄入,应补充复合维素。增加大便紧急感、脂肪泄发生率 |
| 二甲双胍 | 可能通过减少肝糖输出,增加肌肉内葡萄糖无氧代谢来减重 | 作为降糖药其安全性得到大量临床研究证实 | 无减重适应证<br>减肥效果缺乏大型临床研究支持<br>不能长期显著降低体重<br>有一定的乳酸酸中毒风险 |
| 利拉鲁肽（GLP - 1 类似物） | 作用于中枢神经系统,抑制食欲,延缓胃内容物排 | 前期减重效果明显 | 减重剂量为 3.0mg,高于其治疗糖尿病剂量 0.6～1.8mg,其安全性有待研究,目前仅被 FDA 批准<br>减重停药后易反弹<br>有引起胰腺炎和抑郁症的风险 |
| 西布曲明曲美 | 抑制细胞对 5-HT、去甲肾上腺素等单胺类信息传递因子的再摄取,增加生理过饱感,降低食欲 | 减重效果明显 | 2010 年,西布曲明在全球因安全性退市 |

5.手术治疗 肥胖的手术治疗具有极严格的适应证,一般是针对特殊人群才采取的治疗方式。并且肥胖手术治疗后需要终生随访,以便掌握患者体重减轻情况及是否有手术并发症发生,有无营养物质、维生素和矿物质的缺乏。减重手术适应证跟患者体重指数密切相关,欧美地区减重手术的标准是 BMI>40kg/m$^2$ 的重度肥胖患者,或者 BMI>35kg/m$^2$,同时伴代谢综合征患者,这部分患者更适合进行减重手术。但是由于亚裔人更多的出现腹型肥胖,所以可能 BMI 没有达到标准,但已经出现代谢方面的疾病,所以标准适当要调低。对于我国患者来讲,BMI>37.5kg/m$^2$ 的重度肥胖患者,适合进行减重手术,BMI>32.5kg/m$^2$ 同时合并有 2 型糖尿病,这部分患者也适合进行减重手术。

目前最常用的手术方法包括腹腔镜胃旁路术(LRYGB)、腹腔镜胃袖状切除术(LSG)、腹腔镜可调节胃绑带术(LAGB)及胆胰分流-十二指肠转位术(BPD-DS)。

(1)胃旁路手术:也称为 Roux-en-Y 胃绕道手术,包括创建一个近端小胃袋(10～30mL),使其与空肠的一段吻合,被称为 Roux-en-Y 胃肠短襻。与胃旁路术有关的特定并发症包括边缘性溃疡,吻合口狭窄,被绕过的胃扩张,缝合线断裂,内疝,营养吸收不良及倾倒综合征。优点:显著限制进食,加速食物排空,减少营养吸收,减重效果明显;缺点:手术操作相对复杂,并发症相对较高,属于不可逆改变。

(2)胃袖状切除术:利用腹腔镜把胃的大弯垂直切割出来,顺着胃大弯的走行方向保留2~6cm幽门以上胃窦,沿胃长轴切除胃的大部,切除全部胃底,使残留的胃呈"香蕉状",容积在60~80mL。优点:技术难度小,手术简单,术后营养影响小;缺点:短期减重效果明显,但饮食不控制体重易反弹,属于不可逆改变。

(3)可调节胃绑带术:手术将一硅胶带环绕于胃上部,胃-食管交界处下方。该硅胶条的周长可以由一个气球调节,后者端口植于皮下,可透过皮肤向其充气。手术效果与胃成形术相近,随着时间的推移可与胃旁路手术相当。优点:唯一可调节、可逆性手术。手术简单,风险较小,术后营养影响小;缺点:减重缓慢远期效果不明显,有异物遗留体内和皮下,有不适感存在胃壁腐蚀情况。

(4)胆胰分流-十二指肠转位术:胆胰绕道手术包括部分胃切除和跨过一段小肠,造成消化液与食物分流的效果。其并发症包括胃狭窄、消化不良和吸收不良。空肠绕道手术使大部分小肠被绕过,从而造成营养吸收不良。空肠绕道手术的不良反应包括蛋白质热量营养不良、细菌过度生长和易位、吸收过多草酸而造成草酸盐结石、电解质失衡等。两个手术都可能导致蛋白质、脂肪、脂溶性维生素、铁、钙和维生素$B_{12}$吸收不良。这两种吸收不良型手术比标准胃旁路术减肥更多(约75%的多余体重)。但后遗症较多,容易造成长期的营养吸收不良,因此多为第二线的减肥手术方法。优点:减重效果明显;缺点:手术操作复杂,并发症多,只适合于极度肥胖的患者($BMI>50kg/m^2$),属于不可逆改变。

6.抽脂手术　局部去脂术包括脂肪抽吸术和皮下脂肪切除术,抽脂作为快速、有效、安全的瘦身方式,近几年已经成为很多想要获得完美身材人群的首选。

(1)动力辅助抽脂:电动抽脂术是一种常用的技术,它使用变速马达为插管提供抽吸运动结合外科医师手臂的往复运动,有助于去除脂肪组织;电动抽脂的主要优点是治疗速度快,经济运动,减轻了操作员的疲劳感;现在已发展至改良版的LipiVage系统,其与Coleman系统获取的脂肪存活率可相提并论。

(2)激光辅助抽脂:Goldman及其同事经过研究并依据组织学证据,显示了激光可使小血管、网状真皮和脂肪组织中胶原凝结,脂肪细胞破裂,进而组织重构,但也有研究表明,其采集的脂肪存活率低于传统注射器手动抽脂。

(3)超声辅助抽脂:超声辅助抽脂是指通过声波的频率的不断变化瓦解分子间作用力,使组织内微气泡膨胀破裂、脂肪组织乳化,此过程不损伤脂肪组织以外组织,只在脂肪组织中发挥作用。VASER系统是另一种在20世纪90年代早期引入美国抽脂辅助系统,经过几代系统更新,其采集的脂肪存活率与传统的注射器手动抽脂相同。

(4)射频辅助抽脂:Paul and Mulholland引入了射频辅助抽脂和软组织收缩技术,表明能量可以在将深层脂肪和皮下组织加热至更高温度的同时将其递送至真皮,同时又不损害皮肤安全性,用于小部位脂肪去除及体雕有一定优势。

(5)水辅助抽脂:水辅助抽脂使用的是两用插管,该插管发出脉动的扇形膨胀溶液射流,随后同时抽脂肪组织和滴注的液体。

# 第十章　风湿免疫性疾病

## 第一节　痛风

痛风是嘌呤代谢障碍所致的一组异质性慢性代谢性疾病,其临床特点为高尿酸血症,反复发作的急性痛风性关节炎、尿酸性肾脏病变及尿路结石和痛风石形成。严重者呈关节畸形及功能障碍、肾功能不全。本病常伴有肥胖、2型糖尿病、血脂紊乱、高血压等代谢综合征的特征及动脉硬化和冠状动脉粥样硬化性心脏病(冠心病)等心血管疾病。按病因可分为原发性和继发性两大类,本章重点讨论原发性痛风。

### 一、流行病学

近年来因饮食结构和生活方式改变、医疗卫生条件改善及人均寿命增加,高尿酸血症和痛风的患病率在全球呈上升趋势。在欧美等发达国家,高尿酸血症患病率为2%~18%,痛风为0.13%~1.4%。在我国,2008年东部地区调查显示痛风的患病率已达1.14%。男性痛风的患病率高于女性,且患病率随年龄的增长而升高,1999年美国在>75岁的老年男性中调查显示痛风的患病率高达4.1%。在女性,雌激素有促尿酸排泄的作用,雌激素水平降低与血尿酸浓度升高有关,因此痛风多发生于绝经后。

酗酒及暴饮暴食被公认为与痛风相关。近年来研究显示大量进食肉类、海产品及大量饮酒会增加男性的痛风患病率,而进食富含嘌呤的蔬菜和非大量饮酒对痛风的患病率并无影响。进食乳制品、维生素C及咖啡(包括不含咖啡因的咖啡)与血尿酸浓度及痛风的患病率降低相关。此外,血清铁和铅的负荷、海拔高度的增加也可能使高尿酸血症和痛风的发生风险增加。

高尿酸血症和代谢综合征的各组成成分——高血压、肥胖、血脂紊乱及胰岛素抵抗都有密切联系。研究显示高尿酸血症的发病通常早于糖尿病、肥胖及血脂紊乱。高尿酸血症患者代谢综合征的患病率明显高于血尿酸浓度正常者。在心血管疾病风险增加的男性,若同时合并痛风,未来发生2型糖尿病的风险会明显增加。美国卫生专业人员随访研究发现肥胖、体重增加和高血压都是痛风发生的独立危险因素。反之,有研究表明血尿酸水平和高血压的发病呈正相关。因此,高尿酸血症也被认为是代谢综合征的重要组成部分,与代谢综合征其他组成部分的发病机制可能有相同之处。

越来越多的前瞻性和干预性临床研究发现高尿酸血症是心血管疾病的独立危险因素。高尿酸血症和痛风性关节炎与心肌梗死、外周血管病变发病风险增加及由心血管事件风险增加导致的死亡风险增加相关。

此外,有研究认为血尿酸水平和慢性肾脏疾病的患病率呈正相关,但血尿酸水平不能预测慢性肾脏疾病的进展。在肾功能正常的人群,高尿酸血症是微量蛋白尿和肾功能不全的独立预测因子。

## 二、病因

高尿酸血症和痛风可分为原发性和继发性两类。在排除其他疾病的基础上，由于先天性嘌呤代谢紊乱和(或)尿酸排泄障碍所引起的高尿酸血症或痛风，称为原发性高尿酸血症或痛风；继发于其他代谢性疾病、肾脏病变所致的尿酸排泄减少、骨髓增生性疾病所致的尿酸生成增多，某些药物抑制尿酸的排泄等原因导致的高尿酸血症或痛风，称为继发性高尿酸血症或痛风。高尿酸血症的病因分类见表 10-1。

**表 10-1　高尿酸血症的病因分类**

| 病因 | 尿酸代谢紊乱 | 遗传特性 |
| --- | --- | --- |
| 原发性 | | |
| 原因未明 | | |
| 尿酸排出正常 | 产生过多和(或)肾清除减少 | 多基因 |
| 尿酸排出增多 | 产生过多；有(无)肾脏清除减少 | 多基因 |
| 酶缺陷 | | |
| PRPP 合成酶活性增加 | 产生过多 | X 伴性 |
| PRPPAT 增多或活性增高 | 产生过多 | X 伴性 |
| HPRT 部分缺乏 | 产生过多 | X 伴性 |
| 黄嘌呤氧化酶活性增高 | 产生过多 | X 伴性 |
| 继发性 | | |
| 嘌呤生成增多 | | |
| HGPRT 完全缺乏 | 产生过多，如 Lesch-Nyhan 综合征 | X 伴性 |
| 葡萄糖-6-磷酸酶缺乏 | 产生过多和肾脏清除减少，糖原贮积症 I 型(von-Gierke 病) | 常染色体隐性 |
| 核酸转换增多 | 产生过多，如慢性溶血性贫血、红细胞增多症、骨髓增生性疾病及放疗或化疗时 | |
| 肾脏排泄尿酸减少 | 肾脏清除减少，如肾功能减退。由于药物(噻嗪类利尿药、呋塞米、乙胺丁醇、吡嗪酰胺、烟酸、乙醇、环孢素等)中毒或内源性代谢产物抑制尿酸排泄和(或)再吸收增加 | |

注：PRPP，磷酸核糖焦磷酸；PRPPAT，磷酸核糖焦磷酸酰基转移酶；HGPRT，次黄嘌呤-鸟嘌呤磷酸核糖转移酶。

## 三、发病机制

尿酸是嘌呤分解代谢的最终产物，主要由肾脏随尿液排出体外。尿酸有两种存在形式，一为烯醇式，一为酮式。尿酸的烯醇式具有酸性，主要以其钠、钾等盐类形式排泄于尿中。健康成年人体内尿酸含量约为 1.1g,其中约 15%存在于血液中,血液中尿酸经肾小球滤过后,98%~100%在近端肾小管重吸收。高尿酸血症的发生是一个复杂的过程,涉及遗传学、分子生物学等诸多领域,以及产物酶、膜分子、炎性因子等很多方面,并且与身体其他器官的疾病状态有很大的关系。无论机制如何,一旦机体的尿酸清除能力不足以代偿血中尿酸的升高就会发生高尿酸血症。

痛风是一种结晶沉积性疾病。尿酸钠盐(monosodium urate,MSU)在体温 37℃、pH7.4时,溶解度为 380μmol/L。血液或关节滑囊液中 MSU 的浓度超过饱和状态,或影响尿酸溶解度的因素,如雌激素水平下降、尿酸与血浆蛋白结合减少、局部温度和 pH 降低等,促使 MSU 析出形成结晶沉淀,是痛风形成的基础(痛风结节活检、关节液偏光镜检查,均可发现 MSU 结晶)。促进晶体形成和抑制晶体形成的各种组织因子之间的平衡决定了 MSU 晶体最终是否在某一特定组织形成,但是目前对这些组织因子了解甚少。研究者只是在骨关节炎的患者观察到各种组织因子相互作用的最终结果是趋于形成结晶,不仅是 MSU 结晶,还包括磷酸钙盐结晶。

痛风的临床表现与沉积在关节和软组织的 MSU 结晶的形成和清除密切相关。MSU 结晶最初容易沉积在软骨和纤维组织内,这些组织内炎性介质相对较少,因此,MSU 结晶的沉积可以在很长一段时间内不引起任何临床症状。MSU 结晶一旦从沉着部位落入关节腔或滑液囊,便迅速被单核细胞和巨噬细胞吞噬,诱发多种炎性因子释放各种炎性介质,发生中性粒细胞的浸润,从而造成关节红肿热痛的急性炎症反应。但受累部位和急剧程度因人而异。近年来一些研究表明受累程度与单核吞噬细胞的状态有关。分化的巨噬细胞可安全地处置炎性 MSU 结晶,肿瘤坏死因子在巨噬细胞吞噬 MSU 结晶过程中有重要意义。巨噬细胞的非炎症性清除 MSU 可解释无症状性高尿酸血症和痛风急性发作后又自然缓解的现象。

MSU 长期大量聚集形成痛风石,痛风石为痛风的特征性损害。该结石中含有 MSU 微结晶呈放射状排列的单核心炎症反应,为条纹状沉淀,外面包有上皮细胞和巨噬细胞的异物肉芽肿,有时呈多核心,其间有透明结晶间质,且含有蛋白质、脂肪和多糖成分。目前对痛风石内各种组织的相互作用及痛风石对软骨和骨骼的损害机制尚不明确,研究者推测痛风石可能是通过低度炎症反应对软骨和骨骼造成持续性的损害。

由于尿液 pH 呈酸性,尿酸盐易形成晶体,并聚集成结石,可导致阻塞型泌尿系统疾病。痛风患者尿液 pH 较低,尿酸盐大多转化为尿酸,而尿酸比尿酸盐溶解度更低,易形成纯尿酸结石,X 线常不显影,少部分与草酸钙、磷酸钙等混合可显示结石阴影。但目前研究发现即使泌尿系统内未形成 MSU 结晶,高尿酸血症也可引起肾小球硬化、肾间质纤维化等病变,其机制尚未明确。

## 四、临床表现

高尿酸血症不一定都会发展至痛风,目前具体机制不明。一般认为,当高尿酸血症发展形成组织器官的临床病变,如关节液、肾结石时才称为痛风。原发性痛风常有家族遗传史,较多患者伴有肥胖、2 型糖尿病、血脂异常、高血压、动脉硬化和冠心病等。其临床自然病程可分为无症状期、急性痛风性关节炎期、间歇期和慢性痛风性关节炎期4个阶段。

1.无症状期　仅有血尿酸持续性或波动性增高。从血尿酸增高到出现症状可长达数年至数十年，但并不是所有血尿酸升高的患者都会发生痛风性关节炎，进展为痛风或肾脏病变的概率和血尿酸值或高尿酸血症持续时间呈正比。绝大部分高尿酸血症可持续终身而不出现症状，最终有5%~10%高尿酸血症的患者发展为痛风。仅有血尿酸增高而从未发生过痛风性关节炎或尿酸性尿路结石称为无症状高尿酸血症。

2.急性痛风性关节炎期　痛风性关节炎是原发性痛风的最常见首发症状，常发生于40~60岁的男性及>60岁的女性。25岁前发病的痛风性关节炎应考虑特殊类型的痛风可能性较大。原发性急性痛风性关节炎典型的临床表现如下。

（1）诱因：关节局部的损伤，如扭伤、鞋过紧、长途步行及外科手术、饱餐、饮酒、食物过敏、进食高嘌呤食物、过度疲劳、受凉、感染等均可能为诱发因素。

（2）起病急骤：典型发作起病急骤，夜间易犯。多数患者发病前无先兆症状或仅有疲乏、全身不适、关节刺痛等。

（3）关节疼痛：是急性关节炎期主要的临床表现。初次发病时绝大多数仅侵犯单个关节（85%~90%），其中以第一跖趾关节最为常见（50%~70%），其他受累关节根据发生频率依次为足背、踝、膝、指、腕等关节。文献报道初次发作即为多关节受累仅为3%~14%，且多为老年患者。发作时受累关节及周围软组织呈暗红色，明显肿胀，局部发热，刀割样疼痛剧烈难忍，常有关节活动受限。还可伴有痛风性滑囊炎、肌腱炎和腱鞘炎。

（4）持续时间：急性关节炎的发作多呈自限性。持续时间从数小时至数天不等，但初次发作持续时间通常不超过2周。急性关节炎发作缓解后，患者症状全部消失，关节活动完全恢复正常，一般无明显后遗症。少数患者局部皮肤可遗留有不同程度的色素沉着。受累关节局部皮肤可出现瘙痒和脱屑为本病特征性表现。

（5）全身表现：可伴有低热、头痛、乏力等症状。不合并感染时一般不发热，应与感染性关节炎鉴别。

3.间歇期　两次痛风性关节炎发作间期称为间歇期。多数患者初次发作后于6个月至2年内症状复发，其后每年发作数次或数年发作一次。少数患者终身只发作一次或相隔多年后再发。通常病程越长，发作越多。起病越缓，症状越重，累及关节越多，缓解越慢。但间歇期患者症状仍能完全缓解，无关节红、肿、热、痛、活动受限等症状。此期也无痛风石形成的临床体征，但痛风的影像学改变可进行性发展。

4.慢性痛风性关节炎期　未经治疗或治疗不当的患者，其急性关节炎反复发作逐渐进展为慢性关节炎期。文献报道从痛风性关节炎初次发作进展到慢性关节炎期平均为11.6年。此期特点为痛风性关节炎频繁发作且发作之后疼痛不能完全缓解，多关节受累及肉眼可见的痛风石形成。

受累的关节以踝、膝、第一跖趾关节最为常见，严重者可累及肩、髋、骶髂、胸锁、下颌等关节及肋软骨，患者有肩背痛、胸痛、肋间神经痛、坐骨神经痛等表现，少数可发生腕管综合征。

尿酸盐沉积在软骨、滑膜、肌腱和软组织中形成痛风石,痛风石的形成是进入慢性关节炎期的重要标志。痛风石的形成率和高尿酸血症的严重程度及持续时间有关,肾脏的严重病变和利尿药的运用会增加痛风石的形成率。痛风石可见于关节内、关节周围、皮下组织及内脏器官等。以耳郭及跖趾、指间、掌指、肘等关节较常见,也可见于尺骨鹰嘴滑车和跟腱内,少数在眼睑、主动脉、心瓣膜、心肌等。痛风石隆起于皮下,外观为芝麻大到鸡蛋大的黄白色赘生物,表面菲薄,经皮肤破溃排出白色粉末状或糊状物,可检出含白色粉末状的尿酸盐结晶,所形成的溃疡不易愈合,由于尿酸有抑菌作用,因此继发感染少见。痛风石形成于关节内,可造成关节软骨及骨质侵蚀破坏、增生、关节周围组织纤维化,出现持续关节肿痛、强直、畸形,甚至骨折。

5.肾脏病变 临床上长期痛风的患者约1/3有肾脏损害,表现为以下3种形式。

(1)尿酸钠盐肾病:为尿酸盐结晶在肾间质组织沉积所致。早期可仅有间歇性蛋白尿和镜下血尿,随着病程进展,蛋白尿逐渐转为持续性,肾脏浓缩功能受损,出现夜尿增多、等渗尿等。晚期发展为慢性肾功能不全。部分患者以痛风性肾病为最先的临床表现,而关节症状不明显,易与肾小球肾炎和原发性高血压肾损害等相混淆。

(2)尿酸性肾石病:以尿酸性肾脏结石为首发表现。细小泥沙样结石可随尿液排出,较大结石常引起肾绞痛、血尿及尿路感染。10%~40%的痛风患者在痛风性关节炎首次发作前有1次或多次的肾绞痛发作。

(3)急性尿酸性肾病:多见于继发性高尿酸血症,主要见于肿瘤放疗化疗后,由于大量尿酸盐结晶堵塞肾小管、肾盂甚至输尿管所致。表现为突然出现少尿、无尿及迅速发展的氮质血症,甚至急性肾衰竭而死亡。

继发性痛风的临床表现常较原发者严重,一般病程不长,肾石病多见,关节症状多不典型,常被其原发病的症状所掩盖而不易识别,须引起注意。

## 五、辅助检查

1.实验室检查

(1)尿酸测定

1)血尿酸测定:以尿酸酶法应用最广,我国《原发性痛风诊疗指南(草案)》推荐的血尿酸参考值:男性为210~416μmol/L;女性为150~357μmol/L,绝经期后接近男性。痛风性关节炎急性发作期血尿酸值常升高,但少数患者发作时血尿酸测定正常。由于尿酸主要由肾脏排出体外,当肾小球滤过功能受损时,尿酸即潴留于血中,故血尿酸不仅对诊断痛风有帮助,而且是诊断肾损害严重程度的敏感指标。检测时应在清晨空腹抽血测定血中尿酸,即空腹8小时以上。进餐,尤其是高嘌呤饮食可使血尿酸偏高。在抽血前1周,停服影响尿酸排泄的药物。抽血前避免剧烈运动,因剧烈运动可使血尿酸增高。由于血尿酸有时呈波动性,一次检查正常不能排除高尿酸血症,必要时应反复进行。

2)尿尿酸测定:低嘌呤饮食5天后,留取24小时尿,采用尿酸酶法检测,正常水平为1.2~2.4mmol(200~400mg),>3.6mmol(600mg)为尿酸生成过多型,仅占少数;多数<3.6mmol(600mg),为尿酸排泄减少型;实际上不少患者同时存在生成增多和排泄减少两

种缺陷。通过尿尿酸测定,可初步判定高尿酸血症的分型,有助于降尿酸药物的选择及鉴别尿路结石的性质。

(2)尿液检查:痛风患者的肾脏是最易受损害的器官之一,主要为肾间质损害,临床表现为夜尿增多、多尿,尿液检查可发现尿比重降低、等张尿,也可间歇出现少量蛋白尿和镜下血尿。一些特殊蛋白,如 $\alpha_1$ 微球蛋白、尿白蛋白等在肾脏特别是肾小管轻度受损时即可出现显著的变化,早于血肌酐和尿素氮升高,因此,尿液检查特别是特殊蛋白的测定有助于发现痛风患者的早期肾损伤。此外,由于尿酸在碱性环境下溶解度高,所以尿液的 pH 的动态监测对指导临床治疗有很大帮助。

(3)滑液及痛风石检查:急性关节炎期,行关节穿刺抽取滑液,在偏振光显微镜下,滑液中或白细胞内有负性双折光针状尿酸盐结晶,阳性率约为 90%。穿刺或活检痛风石内容物,也可发现同样形态的尿酸盐结晶。此项检查具有确诊意义,应视为痛风诊断的"金标准"。

(4)其他:痛风性关节炎急性发作期可有血白细胞计数升高,红细胞沉降率增快。

2.影像学检查

(1)X 线检查:急性关节炎期可见关节周围软组织肿胀。慢性关节炎期可见关节间隙狭窄、关节面不规则、痛风石沉积,典型者骨质呈虫噬样或穿凿样缺损、边缘呈尖锐的增生硬化,常可见骨皮质翘样突出,严重者出现脱位、骨折。由于尿酸结石透光,X 线片上不显影。但如果钙化,肾区或相应部位可见结石阴影。长期慢性痛风患者的腹部 X 线片可见肾脏影缩小,此时常有明显的肾功能损害。

(2)CT 检查:CT 特异性较高,可较清晰显示痛风石,表现为不均匀的斑点状高密度影像。可用于慢性痛风性关节炎的诊断,评价关节破坏程度和治疗效果,引导关节穿刺,定位较超声更准确。缺点是敏感性不高、有辐射,组织对比不如 MRI。

(3)双源 CT:双源 CT 能特异性识别尿酸盐结晶,可作为影像学筛查手段之一,尤其是双源 CT 表现有尿酸盐结晶时,可有效辅助诊断痛风,但也应注意其出现假阳性。根据痛风患者临床特征和影像学检查仍无法确诊时,可进行关节穿刺抽液,检查尿酸盐结晶。

(4)磁共振成像(MRI):慢性痛风性关节炎的典型 MRI 特征包括:关节周围的软组织肿胀,边缘清楚的骨破坏及滑膜增厚。痛风石在 $T_1$ 和 $T_2$ 加权像呈斑点状的低信号,静脉注射钆后,痛风石周围强化,但对痛风石的显示不如 CT。

(5)超声检查:由于尿酸盐结石为阴性结石,腹部 X 线片一般不显影,超声检查有一定帮助。超声下出现肾髓质特别是锥体乳头部散在强回声光点,提示尿酸盐肾病,也可发现 X 线下不显影的尿酸性尿路结石。

受累关节的超声检查可发现关节积液、滑膜增生、关节软骨及骨质破坏、关节内或周围软组织的痛风石、钙质沉积等,并且能引导关节抽吸和活检。痛风的关节积液表现为不均匀的高回声点,即"冰雪风暴"征。关节软骨表面有高回声不规则带,提示软骨表面的尿酸盐晶体沉积(双轨征),是痛风性关节炎的特征性表现。痛风石常表现为高衰减的不均匀低回声肿块,并伴有阴影和高回声的边缘。超声检查还能显示痛风石邻近的骨皮质破坏。通过彩色多普勒超声成像,还可以看到痛风石周围的血管变化。

## 六、诊断

1.高尿酸血症　血尿酸>416μmol/L 为高尿酸血症。由于血尿酸受多种因素影响,存在波动性,应反复测定。

2.痛风性关节炎　我国推荐采用中华医学会风湿病学分会的制订的 2016 版中国痛风诊疗指南,该指南推荐使用 2015 年 ACR/EULAR 痛风分类标准(表 10-2),其较 1977 年美国风湿病学会(ACR)标准在敏感性和特异性上都更高。

表 10-2　痛风分类标准

| 标准 | | 分类 | 得分 |
|---|---|---|---|
| 临床表现 | 受累关节部位和数目 | 距小腿关节/足中段(单关节或寡关节) | 1 |
| | | 第一跖趾关节(单关节或寡关节) | 2 |
| | 特异性症状数目(红斑、明显压痛、活动困难) | 1 | 1 |
| | | 2 | 2 |
| | | 3 | 3 |
| | 典型发作次数(符合 2~3 条为典型发作:①疼痛达峰时间<24 小时;②症状缓解时间<14d;③2 次发作之间完全缓解) | 单次典型发作 | 1 |
| | | 多次典型发作 | 2 |
| | 痛风石 | 有 | 4 |
| 实验室指标 | 血尿酸水平(未使用降尿酸药物;急性发作 4 周后;任意时间的最高值) | 360~479μmol/L | 2 |
| | | 480~599μmol/L | 3 |
| | | ≥600μmol/L | 4 |
| 影像学 | 超声或双能 CT 发现尿酸盐沉积 | 有 | 4 |
| | X 线示痛风骨侵蚀表现 | 有 | 4 |

3.痛风间歇期　此期为急性痛风性关节炎反复急性发作之间的缓解状态,通常无任何不适或仅有轻微的关节症状,因此,此期诊断必须依赖过去的急性痛风性关节炎发作的病史及高尿酸血症。

4.慢性痛风性关节炎期　慢性期痛风为病程迁延多年,持续高浓度的血尿酸未获满意控制的后果,痛风石形成或关节症状持续不能缓解是此期的临床特点。结合 X 线或结节活检查找尿酸盐结晶,不难诊断。此期应与类风湿关节炎、银屑病关节炎、骨肿瘤等相鉴别。

## 七、鉴别诊断

1.无症状性高尿酸血症与痛风间歇期　前者无关节炎急性发作病史而后者有,据此可鉴别。鉴别两者的意义在于明确两者概念不同,临床处理原则有别。

2.急性痛风性关节炎的鉴别诊断　根据典型的临床表现急性痛风性关节炎不难做出诊断,当病变累及踝、膝关节时,往往被忽略,易误被诊为其他疾病,需仔细询问病史、全面查体。必要时进行关节滑液检查有无尿酸盐结晶,可达到早期正确诊断。由于本病有时不够典型,需与下列疾病鉴别。

(1)急性蜂窝织炎及丹毒:急性痛风性关节炎发作时,关节周围软组织常呈明显红肿,若忽视了关节本身的症状,极易误诊为急性蜂窝织炎或丹毒。蜂窝织炎局部皮下软组织肿胀明显,但肿胀范围不以关节为中心,关节疼痛、肿胀和触痛往往不明显。丹毒为链球菌感染所致,沿淋巴管走行,局部皮肤为鲜红色,周围边界清楚,累及关节时关节处压痛并非最重处。急性蜂窝织炎及丹毒病情严重时可有高热、寒战,血白细胞计数升高;应用抗生素治疗有效。滑液中无尿酸盐结晶,血尿酸不高,不经治疗症状不会自行消失,对秋水仙碱无效,据此可与痛风性关节炎相鉴别。

(2)创伤性关节炎:创伤与劳累诱发痛风发作时,易误诊为创伤性关节炎。创伤性关节炎常有较重的受伤史,血尿酸水平不高,滑囊液检查无尿酸盐结晶,滑液中可无致病菌,因创伤可有红细胞及白细胞增高。

(3)化脓性关节炎:5%的痛风性关节炎急性期可有血白细胞升高、发热、特别是痛风结石伴有破溃时易误诊为化脓性关节炎,但本病多见于负重关节并伴有高热、寒战;关节穿刺可有脓性渗出液,滑膜液中含大量白细胞,培养可发现致病菌,多为革兰阳性球菌;滑囊液及滑囊分泌物中无尿酸盐结晶发现,血尿酸正常。

(4)假性痛风:是因钙盐沉积与关节内的纤维软骨和透明软骨所致关节软骨钙化,此钙盐是以二羟焦磷酸钙为主。假性痛风多发于老年男性,有遗传史,好侵及大关节,而痛风常易侵及手足小关节。假性痛风多发性关节受累是以膝关节最为常见,其次为其他大关节,常对称发病。假性痛风的急性发作酷似痛风,血尿酸增高或正常,但关节腔积液内含二羟焦磷酸钙结晶,在偏振光显微镜下可确诊。X线片表现为对称性关节软骨钙化。

3.慢性痛风性关节炎的鉴别诊断

(1)类风湿关节炎:多见于女性,一般上肢症状重于下肢症状,多发性、对称性、游走性的小关节疼痛及梭形肿胀,罕见单个急性关节炎,这与痛风性关节炎的单侧、不对称性相鉴别。X线片表现关节间隙变窄甚至关节面融合,可出现骨质破坏;血尿酸正常、类风湿因子阳性、关节液无尿酸盐结晶。

(2)骨关节炎:是由于创伤、肥胖、代谢及遗传等因素造成的累及全身关节的退行性病变。患者多为老年女性;全身关节皆可累及,但以远端指间关节,第一掌指关节、跖趾关节、颈腰椎最为常见;受累关节有晨僵、钝痛、活动后加重;X线片可有关节面的硬化、变形、关节边缘增生,骨赘剥离及软骨下囊变,与痛风的骨皮质虫蚀形成翘突样改变不同;关节液及滑膜检查无尿酸盐结晶,无血尿酸升高,无尿酸结石形成。

(3)银屑病性关节炎:常为不对称性累及远端指间关节,伴关节破损残废及骨质吸收,约20%的患者伴有轻度高尿酸血症,有时还与痛风并存,很难鉴别。累及趾(指)关节远端,髋关节也常受累,关节间隙变宽,X线片末节呈宽帽状。其主要区别是约80%的银屑病关节炎有指甲或趾甲异常改变。其次是指骨X线片有"套叠"现象,长骨有"绒毛状"骨膜炎改变,还可出现不典型的脊柱炎伴非边缘性及边缘性韧带骨赘。此外,也是最重要的即无尿酸盐结晶沉积为鉴别的依据。

(4)强直性脊柱炎:当慢性痛风累及大关节并有功能障碍时,有时与强直性脊柱炎混淆。后者是一种原因不明的以中轴关节慢性炎症为主的全身性疾病,好发于青年男性,骶髂关节受累。血清学检查强直性脊柱炎 HLA-B27 为阳性,晚期典型的 X 线片改变为相邻椎体间韧带骨化形成竹节样改变,骶髂关节侵蚀、硬化及关节间隙增宽/变窄或部分强直。双源 CT 上可直观显示尿酸盐晶体沉积可帮助鉴别诊断。

(5)血管性疾病:少数痛风患者因跖趾关节肿痛伴间歇性跛行,易被误诊为闭塞性脉管炎或血栓性静脉炎。血栓闭塞性脉管炎病变主要累及中小动脉,有足背动脉或胫后动脉搏动减弱或消失,出现缺血性疼痛,患肢皮温降低,远端可有坏死,而不单纯累及关节,血管造影或彩色多普勒容易发现血供障碍。

## 八、治疗

原发性痛风缺乏病因治疗,因此不能根治。治疗痛风的目的是:①迅速控制痛风性关节炎的急性发作;②预防急性关节炎复发;③纠正高尿酸血症,以预防尿酸盐沉积造成的关节破坏及肾脏损害;④手术剔除痛风石,对毁损关节进行矫形手术,以提高生活质量。

1.一般治疗

(1)饮食控制:应采用低热能膳食,保持理想体重。避免高嘌呤食物,包括动物内脏、沙丁鱼、蛤、蚝等海产品及浓肉汤,其次为鱼虾类、肉类、豌豆等,而各种谷类制品、水果、蔬菜、牛奶、奶制品、鸡蛋等含嘌呤低。严格限饮各种酒类,每天饮水应在 2000mL 以上。

(2)避免诱因:避免暴食酗酒、受凉受潮、过度疲劳、精神紧张。穿鞋要舒适、防止关节损伤、慎用影响尿酸排泄的药物,如某些利尿药、小剂量阿司匹林等。

(3)防治伴发疾病:需同时治疗伴发的血脂紊乱、糖尿病、高血压病、冠心病、脑血管病等。

2.急性痛风性关节炎期的治疗

(1)非药物治疗:目标为立即采用药物加非药物的治疗尽快终止发作;尽早开始搜索、评估并且控制痛风可能的伴发疾病,如糖尿病、高血压、血脂紊乱和心血管疾病等。非药物治疗包括抬高患肢,冰袋等冷敷受累关节,避免受累关节的创伤及剧烈活动,但鼓励受累关节的适度活动。

(2)药物治疗:推荐及早(一般应在 24 小时内)进行抗感染、镇痛治疗。急性痛风性关节炎治疗的药物包括以下几种。

1)非甾体抗炎药:急性痛风性关节炎最常用的一线药物,包括吲哚美辛等非选择性的环氧化酶抑制药,也可选用选择性的环氧化酶抑制药,如美洛昔康。若患者无禁忌证,起始剂量为所选药物的最大剂量,症状缓解后 24 小时内迅速减量至小剂量维持。最常见的不良反应是胃肠道症状,也可能加重肾功能不全,影响血小板功能等。活动性消化道溃疡、肾功能不全、心力衰竭和口服抗凝药的患者禁用。在老年患者及发生胃肠道溃疡、出血风险较高的患者,应同时使用胃黏膜保护药,如质子泵抑制药。目前研究显示选择性和非选择性的环氧化酶抑制药对症状的缓解无显著差异,选择性的环氧化物酶抑制药胃肠道耐受性较好,药物不良反应更少,但在有明确缺血性心脏病、心脑血管病变和外周血管病变的患者应该避免使用选择性的非甾体抗炎药。

2)秋水仙碱:可抑制炎性细胞趋化,对控制炎症、镇痛有特效,大部分患者于用药后24 小时内疼痛可明显缓解。目前推荐小剂量口服给药以避免其不良反应。通常每次0.5mg,每天 2~4 次,直至出现下列 3 个停药指标之一。①疼痛、炎症明显缓解;②出现恶心呕吐、腹泻等;③24 小时总量达 6mg。低剂量秋水仙碱 48 小时内使用更佳。因静脉应用秋水仙碱病死率高达 2%,在英国已禁止静脉使用秋水仙碱。需要指出的是秋水仙碱治疗剂量与中毒剂量十分接近,除胃肠道反应外,可有白细胞减少、再生障碍性贫血、肝细胞损害、脱发等,有肝肾功能不全者慎用。目前没有大样本的随机对照试验比较秋水仙碱和非甾体抗炎药对急性痛风性关节炎的疗效。

3)糖皮质激素:通常用于秋水仙碱和非甾体抗炎药无效或不能耐受者及难治性痛风患者。关节腔内注射糖皮质激素对单关节的痛风性关节炎有很好的疗效;促肾上腺皮质激素 25U 静脉滴注或 40~80U 肌内注射,必要时可重复;或口服泼尼松每天 20~30mg,3~4 天逐渐减量停服。有随机对照试验证明口服泼尼松较相同疗效的非甾体抗炎药不良反应更少。一篇 Cochrane 系统评价指出全身应用糖皮质激素在急性痛风性关节炎的患者疗效并不确定,但短期应用并无严重的不良反应。

4)白细胞介素-1(IL-1)受体拮抗药:最近研究发现 NALP3 炎症小体/IL-1 通路在晶体诱导的关节炎发生中发挥重要作用,尿酸盐晶体通过活化 NALP3、促进 IL-β 的合成导致炎症反应。临床研究显示每天皮下注射阿那白滞素 100mg 治疗急性痛风性关节炎安全而有效。除阿那白滞素外,其他 IL-1 受体拮抗药药物的临床试验也在进行中,例如,正在进行临床Ⅱ期试验的利纳西普和 Canakinumab。未来 IL-1 受体拮抗药有望成为非甾体抗炎药、秋水仙碱或糖皮质激素禁忌时的替代药物。

5)其他:在传统药物治疗疼痛仍不能完全缓解的情况下可用阿片类镇痛药辅助镇痛。为避免血尿酸水平的剧烈波动,在急性痛风性关节炎发作前未使用降尿酸药物的患者发作时不宜使用降尿酸药物。但发作前即规律使用降尿酸药物的患者,急性发作期应继续使用而其他急性期的常规治疗不变。患者若合并高血压并采用利尿药降压,急性发作期应考虑停用利尿药,改用其他类的降压药,在同时合并心力衰竭的患者,则不应停用利尿药治疗。

3.间歇期和慢性期的治疗　旨在将血尿酸水平控制在 360μmol/L 以下。降尿酸药物长期治疗的指针主要有:①初次发作后 1 年之内再发风险较高的患者(如血尿酸水平高,持续时间长;改变生活方式及控制并发症后血尿酸水平仍未控制在 360μmol/L 以下);②1年内急性痛风性关节炎发作次数≥2 次;③有肉眼可见痛风石形成;④肾功能不全;⑤合并尿酸性结石;⑥因其他疾病需要长期利尿药治疗。降尿酸药物治疗应在急性炎性反应缓解后 1~2 周开始。降尿酸药物分为抑制尿酸生成药和促尿酸排泄药,两者均有肯定的疗效。

（1）抑制尿酸生成药

1）别嘌醇：通过抑制黄嘌呤氧化酶使尿酸生成减少，通常作为痛风开始长期降尿酸治疗的首选。为避免用药后血尿酸迅速降低诱发急性关节炎，应从 50~100mg/d 开始，每隔几周增加 50~100mg，至血尿酸水平达到治疗目标为止（<300μmol/L），最大剂量不超过 900mg/d。肝肾功能损害者应根据肾功能状况调整药物剂量（表 10-3），老年人应谨慎用药并应减少每天用量。主要药物不良反应包括胃肠道反应、皮疹、药物热、骨髓抑制、肝、肾功能损害等，偶有严重的毒性反应。用药其间应定期检查血常规及肝、肾功能。

**表 10-3　肾功能不全时别嘌醇剂量调整**

| 内生肌酐清除率或 GFR | 别嘌醇的常用剂量 |
| --- | --- |
| >80mL/min | 200~300mg/d |
| 60~80mL/min | 100~200mg/d |
| 30~60mL/min | 50~100mg/d |
| 15~30mL/min | 隔天 50~100mg |
| 透析 | 每周 50~100mg |

注：GFR：肾小球滤过率

2）非布索坦：是一种全新高效的非嘌呤类黄嘌呤氧化酶选择性抑制药，在欧美已批准上市。Ⅲ期临床试验显示口服非布索坦 80mg/d 或 120mg/d 均较别嘌醇 300mg/d 能更有效降低血尿酸浓度。目前推荐初始剂量 40mg/d，若 2 周后血尿酸浓度未达标，增加至 80mg/d。在轻度肾功能不全的患者不需要调整剂量。不良反应包括轻度的肝酶升高和严重心血管事件的发生率略微升高。因此，在缺血性心脏病和充血性心力衰竭的患者禁用。

3）pegloticase：聚乙二醇修饰的哺乳动物尿酸氧化酶，是一种新研制的仿生物药物，在美国已完成Ⅲ期临床试验。Ⅱ期临床试验显示 pegloticase 平均在 6 小时内就能调节患者的尿酸浓度，而且其最高剂量的两组，尿酸浓度于整个研究期间都能维持在目标浓度以下。最有效的剂量是每 2 周注射 8mg。最常见的不良反应包括肾结石、关节痛、贫血、头痛、肌肉痉挛、恶心及发热。研究人员表示，不良反应大多数是轻微或是中度的。Ⅲ期临床试验显示有 35%~42% 的患者达到了主要终点指标（血尿酸浓度持续降低）。临床Ⅱ期、Ⅲ期试验纳入的均为传统疗法无效的痛风患者，因此，对常规治疗失效的患者其疗效是显著的。此外，在Ⅲ期临床试验中研究人员还观察到 pegloticase 治疗组痛风石的消退、压痛肿胀关节数、疾病的活动和疼痛的整体状况评估均持续改善，治疗组和安慰剂组在严重心血管事件的发生方面无统计学差异。目前美国 FDA 正在受理该药的上市申请，估计未来主要用于难治性痛风和标准降尿酸治疗无效或不能耐受的患者。

4）BCX-4208：是一种嘌呤核苷磷酸化酶抑制药，嘌呤核苷磷酸化酶是嘌呤核苷分解途径中的一种酶，其激活可使尿酸生成增加。Ⅰ期临床试验显示 BCX-4208 能够显著降低血尿酸水平。目前Ⅱ期临床试验正在进行中。

（2）促尿酸排泄药:此类药物主要通过抑制肾小管对尿酸的重吸收,增加尿酸排泄而降低血尿酸水平。促尿酸排泄药应作为降尿酸治疗的二线药物,适用于尿酸排泄减少型痛风[24小时尿尿酸排泄<3.6mmol(600mg)]和别嘌醇治疗无效或不能耐受的患者。对于24小时尿尿酸排泄>3.6mmol(600mg)或已有尿酸性结石形成的患者,有可能造成尿路阻塞或促进尿酸性结石的形成,故不宜使用。肾功能严重受损(内生肌酐清除率或GFR<30mL/min)此类药物无效,故也不宜使用。服药期间应每天口服碳酸氢钠3~6g,以碱化尿液,并注意多饮水,保持每天尿量在2000mL或以上。英国风湿病学会指南推荐在肾功正常的患者使用磺吡酮200~800mg/d,主要不良反应:胃肠道反应、皮疹、骨髓抑制等,偶见肾毒性反应。本药有轻度水钠潴留作用,对慢性心功能不全者慎用。在肾功能轻至中度损伤的患者使用苯溴马隆50~200mg/d,主要不良反应:胃肠道反应如腹泻、偶见皮疹、过敏。此类药物还有丙磺舒,常用剂量250mg,每天2次,渐增至500mg,每天3次,每天最大剂量为2g。主要不良反应:胃肠道反应、皮疹、过敏反应、骨髓抑制等。对磺胺过敏者禁用。RDEA594是研究者偶然发现的一种化合物,是一种新型的选择性肾小管尿酸转运蛋白酶1抑制药。Ⅱa期临床试验显示连续2周的RDEA594治疗后,55%的患者血尿酸水平达标。目前Ⅱb期临床试验正在进行中。

（3）联合用药:为防止降尿酸药使用后血尿酸水平波动诱发急性发作,也可在开始使用降尿酸药物的同时,预防性服用秋水仙碱0.5mg,每天1~2次,秋水仙碱使用疗程不超过6个月。若秋水仙碱无效或不能耐受,也可使用非甾体抗炎药,但使用疗程不宜超过6周。单用一类药物效果不好、血尿酸>535μmol/L(90mg/L)、痛风石大量形成者可两类降尿酸药物合用。

（4）其他:目前关于传统降尿酸药物使用疗程的临床研究很少。但有研究报道轻度痛风的患者降尿酸药物治疗7年后停药,约50%的患者3年内复发。因此,目前在改变生活方式后仍需降尿酸治疗的患者,为避免停药后复发,推荐终身服药。有临床研究显示别嘌醇在持续使用20年后仍能有效降低血尿酸浓度,且不良反应和使用时间无相关性。理论上长期使用降尿酸药物可降低血管疾病的发病风险,但缺乏循证医学证据。

心血管疾病预防剂量(75~100mg/d)的阿司匹林对血尿酸水平的影响没有临床意义,对有心血管疾病风险的痛风患者应尽早使用;镇痛剂量(600~2400mg/d)的阿司匹林会引起尿酸的潴留,痛风患者应避免使用。

4.肾脏病变的治疗　除积极控制血尿酸水平外,碱化尿液,多饮多尿均十分重要。对于痛风性肾病,在使用利尿药时应避免使用影响尿酸排泄的噻嗪类利尿药、呋塞米、依他尼酸等,可选择螺内酯等。碳酸酐酶抑制药乙酰唑胺兼有利尿和碱化尿液作用,也可选用。其他治疗同各种原因引起的慢性肾损害。对于尿酸性尿路结石,大部分可溶解、自行排出,体积大且固定者可体外碎石或手术治疗。对于急性尿酸性肾病,除使用别嘌醇积极降低血尿酸外,应按急性肾衰竭进行处理。对于慢性肾功能不全可行透析治疗,必要时可做肾移植。

5.无症状高尿酸血症的治疗　对于血尿酸水平在535μmol/L以下,无痛风家族史者一般无须用药治疗,但应控制饮食,避免诱因,并密切随访。反之应使用降尿酸药物。如果伴发高血压病、糖尿病、血脂紊乱、心脑血管病等,应在治疗伴发病的同时,适当降低血尿酸。

6.继发性痛风的治疗　主要是针对原发病的病因,降低尿酸的药物首选别嘌醇。促进尿酸排泄的药物因有可能加重肾脏负担,一般较少使用。

### 九、预后

如能及早诊断,遵循医嘱,大多数患者不会发生脏器损害。慢性期患者经过治疗,痛风石可能缩小或溶解,关节功能可以改善,肾功能障碍也可以改善。30 岁以前出现初发症状的患者,预示病情严重。发生尿酸性或混合性尿路结石者可并发尿路梗阻和感染。尿酸盐肾病主要表现为肾小管间质病变,也可影响肾功能。伴发高血压、糖尿病或其他肾病者,如未经治疗可进一步导致尿酸盐排泄障碍,这不仅能加速关节内病变的病理进程,同时也使肾功能进一步恶化而危及生命。

## 第二节　骨关节炎

骨关节炎是一种慢性、非炎症性关节疾病,多发于中年以后人群。临床上以关节疼痛、变形和活动受限为特点。病理变化最初发生于关节软骨,以后侵犯软骨下骨板及滑膜等关节周围组织,以关节面及其边缘的软骨变性及新骨形成为主要特征。发病机制尚不清楚,一般认为与衰老、创伤、炎症、肥胖、代谢和遗传等因素有关。

### 一、流行病学

骨关节炎是最常见的关节炎,也是导致老年人疼痛和残疾的首要病因。在美国总人口中有 15%患有关节炎(总数近 4000 万),其中骨关节炎患者占 43%,达 1600 万。关节炎的发病率和受累关节的种类及数量可能与人种、年龄、职业、生活方式和遗传因素有关。

膝关节骨关节炎以女性发病为主,在 Framingham 的研究中,女性每年发生的 X 线检查膝关节骨关节炎的发生率为 2%,症状型为 1%,而男性的比值分别为 1.4%和 0.7%。调查显示,膝骨关节炎男性和女性患病率的峰值分别为 24.7%和 54.6%,髋关节为 11.1%和 26.0%。

本病患病率随年龄的增长而增高。65 岁以上人群的患病率达到 68%。在 44 岁以下、45~59 岁和 60 岁以上三组人群中,X 线片上骨关节炎的患病率分别为 6.2%、21.6%和 42.0%。70 岁以下和 80 岁以上人群的膝骨关节炎的患病率分别为 7.0%和 11.2%,其中在放射学上可证实的膝骨关节炎则分别为 27.4%和 43.7%。

### 二、病因

骨关节炎的发生,有观点认为是全身情况下关节特有的机械环境引起的,致病因素可以分为机械型和全身型。按病因学分类,骨关节炎有原发性和继发性两种。

1.体重　研究发现,用 Framingham 法研究,女性的体重变化对膝关节骨关节炎的发生有影响。在后来的一项以 Framingham 方法对没有关节炎的人(平均年龄为 70.5 岁)进行基本评价的研究中进一步证实,体重指数高者发生骨关节炎的危险大,体重改变直接与骨关节炎发生危险有关系。另有国外文献报道,肥胖患者骨关节炎发生率为12%~43%,而骨关节炎患者伴发肥胖者占12%~45%。有人收集了骨关节炎患者发生病变以前30年以上的材料发现,37岁时超过标准体重20%的男性,患骨关节炎的危险性比标准体重者高1.5倍,而女性患骨关节炎的危险性比标准体重者高2.1倍。

其发生的主要机制是:体重升高导致关节负重增加,使关节活动时受到的机械损伤增加。如体重升高使膝关节内侧软骨压应力升高,而关节内侧为骨关节炎好发部位,提示肥胖可能是严重膝骨关节病的重要危险因素。体重增加引起姿势、步态及运动习惯改变,也可能是产生骨关节炎的原因。

髋关节也为负重关节,但肥胖者髋关节骨关节炎的发生率较低;手的远端指间关节并非负重关节,可手指骨关节炎也随体重的增加而增加。因此,推测这些可能与肥胖并存的脂类、嘌呤和糖代谢异常有关。

2.年龄 年龄是骨关节炎最重要的致病危险因素之一。本病患病率随年龄的增长而增高,Hart的一项Chingford人群纵向研究显示,三个年龄组最高的人群膝关节炎的发病危险性有所升高。其具体机制可能包括两方面:①在中年(40~50岁)以后,人的肌肉功能逐渐减退,外周神经系统功能减低,反射减弱,神经传导时间延长,导致神经和肌肉运动不协调,容易引起肌肉损伤。②随着年龄的生长,骨的无机物含量进行性升高(如青年人为50%,而中年人和老年人分别增加到66%和80%),无机物含量升高使骨骼的弹性和韧性变差。同时供应关节血流减少可导致关节软骨的软骨细胞的功能和软骨性质的改变,以及对细胞因子和生长因子的不同应答反应。关节的负重能力下降,一旦机械力超过关节软骨的承受能力,胶原蛋白基质发生破坏,软骨细胞损伤,释放降解酶而导致软骨丧失。另外随着老化,关节保护性神经和机械损害,增加了关节损伤的概率。

3.过度应用及损伤 大多数的膝关节损伤,包括交叉韧带和半月板撕裂是膝骨关节炎的常见病因。半月板切除后的人中高达89%出现骨关节炎改变。绝大多数前交叉韧带完全破裂的人可发生膝骨关节炎。骨关节炎与多种体育运动,包括马拉松运动(髋骨关节炎)、足球运动(膝和髋骨关节炎)等有关。

在毫无准备的情况下,即使看来是很轻微的负荷,如路边的失足、楼梯踏空也可引起关节损伤,而成为"原发性"骨关节炎的主要致病原因。这是因为从冲击力负荷至神经肌肉器放射性反应的时间大约需1/1000秒,意外的负荷使神经和肌肉没有足够的时间去激活防护性反射,在这种情况下,负荷可能传至关节而引致损伤。另外,负重关节的支持结构如韧带、肌腱或半月板有损伤者,或随年龄出现肌萎缩者,即使不从事增加关节负荷的紧张性运动,也会因关节保护功能减退或丧失而易发生骨关节炎。最近的研究提示,股四头肌无力可能是发生膝骨关节炎的危险因素,股四头肌无力可引起减震能力差和膝关节稳定性差,继而诱发膝骨关节炎。

4.激素水平 50岁以后的妇女比年龄相仿的男性发生骨关节炎概率高。流行病学研究显示,服用雌激素的妇女比不服用者发生放射学骨关节炎少。最近的研究还发现,人类和数种动物的关节软骨中有雌激素的受体,雌激素可能会影响调节软骨分解与合成代谢的促炎细胞因子和生长因子的水平。以上研究结果提示雌激素可能在骨关节炎的发病中发挥作用。但也有一些研究得出相反的结论，如雌激素可使切除半月板的兔骨关节炎模型恶化；雌激素对症状性膝关节或髋关节骨关节炎没有作用或甚至使症状加重。

5.遗传　遗传因素对骨关节炎的影响可能包括先天性结构异常和缺陷（如先天性髋关节脱位、髋臼发育不良和股骨头骨骺脱位等）、软骨或骨的代谢异常、肥胖和骨质疏松症等。早在 20 世纪 40 年代就已认识到，伴有 Heberden 结节的骨关节炎妇女的母亲和姐妹患骨关节炎人数分别是普通人群的 2 倍和 3 倍。最常见的遗传性骨关节炎与 HLA-A1B8 和 HLA-Bs 单倍型及 $\alpha_1$-抗胰蛋白酶异构型相关。也有人认为，骨关节炎可能为异基因遗传，包括编码微量的胶原如Ⅸ、Ⅹ、Ⅺ的基因，编码细胞外基质、蛋白的基因如硫酸软骨素蛋白聚糖、连接蛋白及透明质酸等的突变参与了骨关节炎发病。

对软骨成分——胶原蛋白与遗传因素关系的研究也支持骨关节炎发病与遗传因素有关。Palotie 等用限制性内切酶和限制性片段长度多态性研究发现，某些家族性骨关节炎与 12 号染色体长臂上的Ⅱ型胶原蛋白编码的基因 COL2AL 的异常相关，其编码的 $\alpha_1$ 链 519 位上的一个碱基发生突变，精氨酸的密码子被半胱氨酸的密码子所代替。

6.其他因素

（1）软骨基质改变：血色病、褐黄病、Wilson 病、痛风性关节炎和二羟焦磷酸钙晶体沉积病患者，分别由于含铁血黄素、马尿酸聚合物、铜、尿酸盐晶体和二羟焦磷酸钙晶体在软骨基质内沉着，直接或者通过增加基质硬度间接损伤软骨细胞。但异物沉积前是否有基质的生物化学或物理化学方面的改变尚不清楚。

（2）骨内压升高：正常情况下，骨内和软组织内的血液循环系统之间保持着一种动态平衡，当各种原因引起的骨内静脉回流受阻，动脉血流入过多，或关节内压明显上升时，均可引起骨内压升高，进而影响骨组织的血液供应，导致关节软骨发生退行性病变。

总之，骨关节炎病因迄今尚未阐明，其发病不是单一因素所致，可能为多因素作用的结果。

### 三、发病机制

骨关节炎的发病原因和机制相当复杂，涉及许多生物化学、生物力学、结构、生理、免疫和代谢的改变。由于病程较长，根据组织病理、生物力学和分子学变化，可将骨性关节炎的发病过程和机制分为以下 3 个。

1.始发时相　造成损伤的机械因素、生物化学因素、物理因素等造成软骨基质的损伤。由于年龄或损伤造成的软骨损伤可以使软骨表面的胶原纤维断裂，蛋白多糖渗漏。这时软骨松散或解体，出现纤维性变。同时，软骨细胞有增生反应，释放出多种降解酶，加重软骨基质的损害。

2.进展时相　当损伤时间进一步延长时，软骨表面反复进行修复，造成软骨细胞的增生，并且可以在关节表面缺损处形成来自成骨细胞的组织增生，同时也可有在骨软骨交接处的新生血管生成。

3.扩增时相　这个阶段的主要特点是显著的骨硬化和边缘性骨质增生，即骨赘形成。

起主要作用的是补充滑膜细胞因子和炎症介质。软骨下骨有局灶性坏死,在原发性骨关节炎,这是后期继发性变化。

### 四、临床表现

骨关节炎是一种慢性、进展性关节病变,多累及负重和易被磨损的关节,如手、膝、髋、足、颈椎和腰椎关节等,临床以受累关节的疼痛、压痛、骨性隆起或肥大,活动时摩擦音、关节肿胀或积液、晨僵、功能障碍或畸形为特点。极少数患者可发热,但体温多在38℃以下。

1.症状

(1)疼痛:关节疼痛为最主要的症状,早期关节活动时出现疼痛、酸胀、不适,休息可以减轻或消失。初期昼重夜轻,为轻度至中度,间歇性疼痛。随后疼痛逐渐加重,呈持续性,夜间可疼醒。受累关节作被动活动可诱发疼痛,由于软骨无神经支配,疼痛主要由其他关节结构受累引起。关节内疼痛的来源包括边缘骨增生导致软骨下骨压力升高,骨小梁的显微骨折,关节内韧带退行性变,关节囊性扩张及滑膜绒毛的研磨。继发性的滑膜炎在骨关节炎关节疼痛中发挥重要作用。

(2)晨僵:早期常较轻微,即关节从静止到活动有一段不灵活的时间,如在晨起或久坐后感觉关节活动不灵便,站立行走,需站立片刻并缓慢活动一会儿才能迈步等,称为关节胶化现象。晨僵时间较短,一般持续5~15分钟,不超过30分钟。关节疼痛和僵硬的症状与天气变化密切相关。

(3)关节摩擦音:多见于膝关节。由于软骨破坏、关节表面粗糙,出现关节活动时骨摩擦音(感)。

(4)关节活动受限:随着病情进展,症状逐渐加重,受累关节活动范围减小以至固定于某一姿势。活动受限通常与骨赘形成、软骨严重丧失导致关节表面不规整或关节周围肌肉痉挛及挛缩有关。另外,还可出现关节活动时的"绞锁现象"(可因关节内的游离体或漂浮的关节软骨碎片所致)。如出现关节活动度过大提示关节不稳定,可因关节周围肌无力和关节本体感觉异常引起,这会促进骨关节炎的发展。还可出现功能障碍,表现为骨关节炎关节不稳定,活动受限。膝关节或髋关节不稳定表现为行走时失平衡、下蹲、下楼无力,不能持重等,其原因往往是关节面不对称及不吻合。负重关节受累将导致关节在活动过程中突然打软。

2.体征 骨关节炎患者的体征较多,且与病情的严重程度、疾病所处的阶段和受累的关节有关。

(1)压痛和被动痛:早期阶段一般不易出现关节压痛,一旦出现,其定位也较为分散。在以滑膜炎为主要表现时,关节压痛的范围更为广泛。在没有关节压痛存在的情况下,被动活动时关节疼痛是主要特征。

(2)关节肿胀:关节肥大或肿胀可由关节积液、滑囊增厚、软骨及骨边缘增生而致。后期呈骨性肥大,部分患者可扪及骨赘,偶伴半脱位。急性炎症发作时可表现局部关节肿、热、痛及压痛,一般持续1~7天,休息后消失。在手、趾和膝关节可以触及无症状的骨凸出物。手远端指间关节背面的骨性突出物称为 Heberden 结节。手近端指间关节背面的骨性突出物称为 Bouchard 结节。

(3)关节活动弹响:关节活动时摩擦音既可能是患者的主诉,又可能在体检时触诊发现或者听到。摩擦音也称为摩擦感、骨响声,多见于大关节,关节活动时出现,一般是由关节表面粗糙不平引起。粗糙的摩擦音是关节软骨损伤,关节表面不平,骨表面裸露的表现。

(4)关节活动受限:主要因为关节表面不平整、肌肉痉挛和挛缩、关节囊挛缩或者骨赘、游离体导致的活动阻滞所致。晚期骨关节炎由于软骨丢失、关节软骨下骨质塌陷、囊肿形成和骨的过度生长而出现关节畸形或者半脱位。疾病长期处于此状态时将导致肌肉萎缩。关节纤维性强直或者骨性强直导致的关节活动完全受限很少见。

(5)关节畸形:手部多个结节及近端和远端指间关节水平样弯曲形成蛇样畸形。由于大鱼际肌萎缩,第一掌骨底部骨质增生隆起,第一掌腕关节半脱位而形成方形手。远端指间关节的屈曲和外偏也较为常见,应该注意到其他类型关节炎中指间关节外偏并不常见。在指间关节背侧经常出现小的明胶样囊肿,通常无症状,但是在某些患者这些囊肿可能会产生疼痛并伴有炎症,同时还有继发性膝内翻、膝外翻或姆外翻等。以上是典型骨关节炎的畸形。可出现关节活动受限和固定畸形,致使持物、行走和下蹲困难。

3.常见受累关节及其临床特征

(1)手:临床以远端指间关节、近端指间关节和第一腕掌关节的疼痛、压痛、骨性隆起或肥大,关节肿胀或积液、晨僵、功能障碍或畸形为特点。关节疼痛为最主要的症状,呈隐匿发作,缓慢进展。早期仅在初活动时疼痛,活动后疼痛可减轻,休息后疼痛可缓解;后期疼痛为持续性,病情严重者,即使在休息时也痛,常伴有夜间痛。晨僵时间较短,一般持续5~10分钟,不超过30分钟。具有特征性改变是 Heberden 结节和 Bouchard 结节。一般来说,Heberden 结节生长缓慢,需数月至数年的时间,可以很多年没有或者仅有轻度疼痛;也有生长迅速者,常伴有炎症改变,如局部红肿,疼痛和压痛。许多患者主诉感觉异常和灵巧性丧失。在指间关节背侧经常出现小的明胶样囊肿,通常无症状,但是在某些患者这些囊肿可能会产生疼痛并伴有炎症。手部多个结节及近端和远端指间关节水平样弯曲形成蛇样畸形。第一腕掌关节受累常常隐袭起病、缓慢进展,腕关节或者拇指基底疼痛,腕掌背侧肿胀和舟状骨压痛。第一掌骨底部骨质增生、隆起及肥大,使手部呈方形手外观。

(2)膝:关节疼痛为最主要的症状。关节疼痛缓慢进展,早期仅在主动或者被动活动时诱发关节疼痛,休息时疼痛缓解;长距离行走、剧烈活动、受凉或阴雨天气时加重;长时间不活动后关节僵硬。膝关节不稳定表现为双膝发软、无力、易摔倒,下楼梯困难,不能持重,出现明显的关节胶化现象,关节活动时有骨响声及摩擦音。触诊可以感知不规则外形的硬性骨赘,后期疼痛呈持续性,为轻、中度钝痛。膝关节较其他关节更容易出现滑膜炎和关节肿胀,可有主动活动和被动活动受限。疾病晚期可见股四头肌萎缩。膝关节内侧或外侧间隙病变导致继发性膝内翻或膝外翻,侧韧带病变导致关节半脱位。关节生物力学异常和失稳常常由于内侧或者外侧副韧带的松弛而加重。

(3)髋:髋关节骨关节炎男性多于女性,单侧多于双侧。80%以上的患者继发于先天性或后天性髋关节缺陷。常常导致隐痛,随后发生跛行。真正的髋关节疼痛常常沿腹股沟区分布或位于大腿内侧。有时髋关节疼痛还会放射到臀部或沿坐骨神经分布区域分布,或沿闭孔神经分支放射到膝关节。一些患者的膝关节痛很明显,常常忽略了疼痛的真正来源髋关节疾病的存在。常常出现关节僵硬,在早晨起床或关节不活动后尤为明显,活动后稍有缓解。关节检查常常表现早期关节活动受限。典型者大腿处于屈曲、外旋、外展位,患者常常出现拖曳步态。患肢常表现明显的功能性短缩,髋关节活动受限导致坐下或者坐位起立时困难。可一侧或双侧髋关节内旋和伸直活动受限,严重时髋部运动丧失,"4"字试验阳性,直腿抬高试验阳性。

(4)足:以第一跖趾关节最常见,因穿紧鞋或高跟鞋而加重。局部关节外形不规则,有局部结节和压痛,随后第一趾外翻畸形,活动受限。部分可呈急性发作,关节红、肿、热、痛、压痛,类似痛风表现,但疼痛程度较痛风为轻。

(5)脊柱

1)颈椎:最多见于第5颈椎。常出现颈椎局部疼痛、压痛、活动受限,少数可引起头颈或肩部疼痛。当椎间盘、椎体及小关节骨质增生明显时,可压迫椎动脉引起椎-基底动脉供血不足或脑梗死,导致眩晕、复视、视野缺失、梅尼埃病和共济失调。当椎间孔狭窄压迫神经时,可出现上肢麻木、浅感觉异常或疼痛、活动障碍。当椎体骨质增生导致椎管狭窄或颈椎脱位压迫脊椎时,可引起偏瘫、截瘫、呼吸及吞咽困难,甚至危及生命。

2)腰椎:多见于第3~5腰椎。引起腰椎及腰部软组织酸痛、胀痛、僵硬与疲乏感,弯腰受限,严重者压迫坐骨神经,引起放射性下肢剧烈灼痛、麻痛、抽痛、活动受限,压迫马尾神经可引起括约肌功能障碍,压迫脊髓可引起截瘫。

(6)其他部位:肩锁关节、颞下颌关节、肘关节也可累及。

4.骨关节炎的特殊类型

(1)全身性骨关节炎:多见于中年绝经期发妇女,可累及全身多个关节,以3个或3个以上关节或几组关节受累为特征。最常受累的关节是手远端和近端指间关节及第一腕掌关节。其他外周关节如膝、髋、跖趾关节和脊椎也可受累。症状呈发作性,受累关节有炎症表现:发热,关节积液,血细胞沉降率轻度增快,血清类风湿因子阴性。可分为两型:结节型和非结节型。结节型表现为手远端指间关节受累(Heberden 结节),女性多见,有家族聚集性;非结节型表现为手近端指间关节受累为主,性别和家族聚集特点不明显,常有既往多次发作的关节炎史,血细胞沉降率增快。

(2)侵蚀性炎症性骨关节炎:主要累及手部关节,如远端和近端指间关节及腕掌关节,反复急性发作最终导致关节畸形和强直。X线片表现为关节糜烂、骨性强直。滑膜检查显示增生性滑膜炎,而关节局部症状常较轻。患者的滑膜检查可见明显的增生性滑膜炎、免疫复合物沉积和血管翳的形成。

(3)弥散性特发性骨肥厚综合征:本病症状不重,可有腰背部僵硬、运动受限、疼痛、手指麻木、吞咽困难,多见于老年男性,常有家族史。X线片表现为脊椎椎体前面、侧面出现骨化,附件骨赘可连接成骨桥,具有特征性,小关节及椎间盘不受累。

### 五、影像学检查

**1.实验室检查**

（1）常规实验室检查：骨关节炎的血常规、免疫复合物、血清补体、类风湿因子和抗核抗体等指标一般在正常范围。

（2）急性期反应物：绝大多数患者的红细胞沉降率（ESR）和C反应蛋白（CRP）正常，临床症状加重时可一过性升高。更为持久的升高可见于全身多关节骨关节炎患者。但ESR升高一般不会超过 30~35mm/h，ESR>50mm/h 需警惕是否同时存在其他炎症性或肿瘤性疾病。研究发现，CRP 与髋和膝骨关节炎的临床严重程度有关。

（3）生化标志物检查：近年人们在积极寻找特异性生化指标用于诊断和监测骨关节炎。理想的标志物应来自患者的血液、滑液、尿或关节组织，能及时反映关节软骨降解和合成速度及软骨下骨代谢状态，从而反映病变情况并提示预后。有关这方面的研究正在进一步探索。至今单一的标志物较难达到此要求。骨关节炎特异性标志物包括反映软骨合成代谢的标志物，如硫酸软骨素新表位（3B3、7D4、846）、Ⅱ型胶原 C 端肽、骨钙素、骨唾液蛋白、透明质酸和Ⅲ型胶原 N 端肽；反映软骨分解代谢的标志物，如葡糖胺聚糖、硫酸角质素抗原决定簇（5D4）、基质金属蛋白酶及其裂解产物和软骨寡基质蛋白等。至今尚未发现能用于诊断骨关节炎的特异蛋白或生物标志物。

**2.滑液**　滑液检查呈轻度炎性改变，滑液量增高，一般呈淡黄色、透明，偶有混浊和血性渗出，黏稠度正常或略降低，但黏蛋白凝固良好。白细胞计数轻度升高，多在 $2.0\times10^6/L$ 以下，以淋巴细胞升高为主，滑液中蛋白可中度升高，乳酸脱氢酶（LDH）增高，葡萄糖含量通常与血清中的葡萄糖水平相当。此外，还可发现软骨和（或）骨碎片（磨损颗粒）。

**3.影像学检查**

（1）X 线检查：骨关节炎早期软骨变性，X 线片可能显示不出。随后 X 线片表现为：①关节间隙狭窄，宽度不均匀，但不形成骨性强直；②软骨下骨板粗糙、密度不均，增生、硬化，骨性关节面下囊肿，呈圆形或卵圆形，周边可有硬化或不规则透明区，多发生于软骨病变最严重的部位，也可发生于关节附近，以髋关节为著，当囊性骨质疏松塌陷时可引起关节变形；③关节面增大，关节面边角锐利，形成骨刺或唇样突起，部分在椎体连接形成骨桥。晚期上述表现明显，并且出现关节半脱位及关节游离体等。各关节 X 线片表现有自己的特点。膝骨关节炎通常首选 X 线作为诊断依据，并按骨赘及关节狭窄程度进行分级。Kellgren 和 Laerence 评分标准是被广泛应用的评估骨关节炎严重性的分级评分标准，其主要依据是骨赘、关节间隙变窄、软骨下骨化和骨的囊性变的存在。共分为 5 级（0~4 级）：0 级，正常；1 级，关节间隙可疑变窄，可能有骨赘；2 级，有明显骨赘，关节间隙可疑变窄；3 级，中等量骨赘，关节间隙变窄较明显，有硬化改变；4 级，大量骨赘，关节间隙明显变窄，严重硬化性病变及明显畸形（图 10-1）。

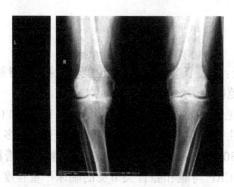

**图 10-1　膝骨关节炎 X 线显示骨赘形成,关节间隙明显变窄,伴软骨下骨硬化**

(2)核素扫描:多采用$^{99m}$Tc 标记的磷酸盐核素显像,可动态检测和研究骨矿转换率等变化,可显示四肢远端骨骼对称性可用于判断骨关节炎的活动性。对骨密度和骨侵蚀等变化检测有其独到之处,但缺乏特异性影像表现。

(3)超声检查:可以发现关节软骨的变化。如软骨低回声带模糊、消失,半月板撕裂、变性,髌腱炎、肌腱炎。关节间隙不对称性狭窄、变形,骨赘形成,关节面下囊性变,腘窝囊肿、髌上囊肿和滑膜增厚,早期超声检查较 X 线灵敏。早期骨关节炎关节软骨表明的毛糙,超声显示为病变区回声增高,软骨变薄或局部轻微隆起。这也是超声在早期诊断骨关节炎中的最大优势。但超声无法穿过骨质,对关节软骨下骨的变化无法显示。

(4)计算机体层扫描(CT):对骨关节炎的诊断与 X 线相似,可显示关节对线、软骨下骨骨小梁密度变化、囊性变程度及骨结构破坏等细微改变。主要是诊断骨质的改变及关节腔的病变做出诊断,通过三维重建还可更直观地反映骨骼的立体结构,多用于脊柱骨关节炎的诊断。

(5)磁共振(MRI)检查:具有组织对比性强,空间分辨率高,可进行多序列、多参数、多方位采样,全面显示关节软骨的厚度、轮廓形态和信号改变及检查无创伤性的优点,目前是公认诊断骨关节炎最可靠的影像学检查方法,特别是对关节软骨疾病的诊断,MRI能清楚显示软骨的细微评价,并在部分磁共振序列图像上能显示软骨的多层结构,这对早期诊断骨关节炎有很大帮助。正常关节软骨在 MRI 各序列上均表现为内外层境界光整,边缘锐利、信号均匀带状影。骨关节炎关节边缘增生骨赘的 MRI 表现与邻近骨皮质的信号相同;关节内游离体无钙化时在所有扫描序列表现为 $T_1$ 加权像和 $T_2$ 加权像中等信号,游离体有钙化时在所有扫描序列表现为 $T_1$ 加权像和 $T_2$ 加权像低信号;软骨下囊变表现为关节面下局部 $T_1$ 加权像关节低信号和 $T_2$ 加权像高信号并常伴有关节面 $T_1$ 加权像和 $T_2$ 加权像低信号。MRI 还可以检查骨髓病变,如高信号强度局灶区表示骨髓水肿。软骨损伤 MRI 分级采用 Recht 标准:0 级,正常关节软骨,或软骨弥散性均匀性变薄但表面光滑;Ⅰ级,软骨分层结构消失,软骨内出现局限性低信号,软骨表面光滑;Ⅱ级,软骨表面轮廓轻至中度不规则,软骨缺损深度未及全层厚度的 50%;Ⅲ级,软骨表面中至重度不规则,软骨缺损深度深达全层厚度的 50% 以上,但来见完全脱落;Ⅳ级,软骨全层缺损、剥脱、软骨下骨质暴露,伴或不伴软骨下骨质信号异常。对于 X 线片显示无明显病变的而有骨关节炎症状的疑似病例,应行 MRI 检查,以发现早期病变。目前尚无明确的以 MRI 为依据的骨关节炎诊断标准。

4.关节镜检查　关节镜检查为一种有创检查,不是骨关节炎的常规诊断手段。由于关节镜可直接观察关节内部情况,并且能观察到关节软骨及关节周围的组织,是关节疾病检查和治疗的重要手段。新一代的关节镜可使因检查而造成的并发症减少。

## 六、诊断

根据患者的症状、体征、关节滑液及典型 X 线片表现等,诊断骨关节炎并不难。对不典型关节受累的骨关节炎患者(如掌指、腕、肘、肩或踝关节)应考虑有无原发性疾病。各项关节炎的分类标准(1995 年美国风湿病协会修订)如下。

1.膝关节骨关节炎分类标准

(1)临床:①大多数时间有膝痛;②有骨摩擦音;③晨僵时间<30 分钟;④年龄>38 岁;⑤有骨性膨大。

满足①②③④条,或①②⑤条,或①④⑤条者可做出膝骨关节病诊断。

(2)临床+实验室+放射学:①大多数时间有膝痛;②骨赘形成;③关节液检查符合骨关节炎;④年龄<40 岁;⑤晨僵时间<30 分钟;⑥有骨摩擦音。

满足①②条或①③⑤⑥条,或①④⑤⑥条者可做出膝骨关节炎诊断。

2.髋骨关节炎分类标准

(1)临床:①大多数天有髋痛;②内旋<15°;③红细胞沉降率<45mm/h;④屈曲<115°;⑤内旋>15°;⑥晨僵时间<60 分钟;⑦年龄>50 岁;⑧内旋时疼痛。

满足①②③条或①②④条或①⑤⑥⑦⑧条者可诊断为髋骨关节炎。

(2)临床+实验室+放射学:①大多数天有髋痛;②红细胞沉降率<20mm/h;③X 线片有骨赘形成;④X 线片髋关节间隙狭窄。

满足①②③条或①②④条或①③④条者可诊断为髋骨关节炎。

3.手骨关节炎的分类标准(临床标准)

(1)大多数时间有手痛,发酸,发僵。

(2)10 个指定的指间关节中有硬性膨大的>2 个。

(3)掌指关节肿胀<2。

(4)远端指间关节硬性组织肥大>2 个。

(5)10 个指定的关节中有畸形的>1 个。

满足①②③④条或①②③⑤条可诊断为手骨关节炎。

## 七、鉴别诊断

1.类风湿关节炎　发病年龄多为 30～50 岁,以多发性对称性四肢大小关节受累为主,而骨关节炎以远端指间关节较为常见。类风湿关节炎多伴有全身症状,同时 RF 检测常为阳性,为与骨关节炎最重要的鉴别点之一。

2.强直性脊柱炎　强直性脊柱炎以男性多发,并且以青年人为主,以下腰痛为早期主要症状,并且在 X 线片上病变以骶髂关节炎为主,并且晚期可出现"竹节样"脊柱,90%的患者为 HLA-B27 阳性,可以与骨关节炎鉴别。

3.其他类型关节炎　可与其他类型的骨关节炎相鉴别,如银屑病性关节炎,也可同时伴有远端指间关节损害,但伴有原发病的皮肤损害,可进行鉴别。血友病性关节炎,多伴有反复出血倾向、家族史等,可与骨关节炎进行鉴别。

## 八、治疗

骨关节炎为一种退行性疾病,目前尚无有效的根治方法。可通过各种治疗干预方法来达到减轻疼痛,保持和改善关节的活动度及预防关节功能障碍的目的。

1.非药物治疗　很多症状较轻的骨关节炎患者可通过理疗、体育锻炼和自我调节等非药物治疗法达到治疗目的。非药物治疗作为骨关节炎的基本治疗手段应早期开始,贯穿于治疗的始终,是药物治疗及手术治疗等的基础。对于初次就诊且症状不重的骨关节炎患者非药物治疗是首选的治疗方式,目的是减轻疼痛、改善功能,使患者能够很好地认识疾病的性质和预后。

(1)健康教育:首先让患者保持乐观的情绪,以积极的态度与疾病做斗争。除少数病例外,绝大多数患者的预后良好。单纯有放射学骨质增生改变者,不一定出现临床症状。有人对单纯 X 线髋关节骨赘形成进行 10 年随访,结果发现关节间隙狭窄和其他骨关节炎表现者不足 1%。告诫患者避免对本病治疗不利的各种因素,建立合理的生活方式。如保护受累的关节,避免长久站立、跪位和蹲位、爬楼梯、不良姿势等。另外,家庭和社会的支持与帮助对患者的治疗起积极作用。

(2)运动及生活指导:患负重关节骨关节炎的超重者应重视减轻体重。肥胖者应减轻体重(BMI>25kg/m$^2$,至少体重下降 5%)以减轻关节负担;回顾性 Meta 分析表明体重减轻>5%或每周>0.24%,可明显改善肢体病残。另外,要避免机械性损伤,髋股关节受累者使用护膝、膝关节内翻或外翻畸形者使用楔形鞋垫等措施可纠正异常的生物力学,可使用手杖、助步器等协助活动,以减轻受累关节负荷;可戴保护关节的弹性套(如护膝等)保护关节。适当的运动和肌肉锻炼可增加关节的稳定性,不会引起关节的进一步损害,有助于病情恢复和疾病控制。

(3)物理治疗:理疗在骨关节炎的治疗中占重要地位,尤其对药物不能缓解症状或不能耐受者。理疗可与有氧代谢运动相结合,有助于增强患者的肌力、改善活动范围和使用其他治疗措施。急性期理疗以镇痛、消肿和改善功能为主;慢性期以增强局部血液循环、改善关节功能为主。主要措施包括针灸、推拿、按摩、热疗和水疗等。经皮神经电刺激(TENS)对控制髋和膝骨关节炎患者短期疼痛有一定帮助。一项荟萃分析显示,TENS治疗 2~4 周后可短期明显缓解膝骨关节炎患者疼痛。TENS 是一种电疗法,其生理学原理可能是,处于同一节段的痛觉传导神经在接受的刺激达到一定强度后,便会产生抑制作用。

(4)医疗体育锻炼:肌肉协调运动和肌力增强可减轻关节疼痛症状,改善关节运动。如股四头肌肌力的增强可使膝骨关节炎患者的症状得到明显改善。另外,肌力的增强还能缓冲外来的冲力,减少可能带来的损伤。为增强关节周围肌肉的力量和耐力,保持或增加关节的活动范围和提高日常活动能力,骨关节炎患者均应循序渐进地进行体育锻炼。需注意的是应从小运动量开始,循序渐进;如果锻炼后关节持续性疼痛,可降低锻炼强度和缩短锻炼时间,适应后再逐渐增加。研究显示,参加集体锻炼比患者独自锻炼更有效。

（5）关节运动:为维持关节活动度,患者应主动进行关节非负荷性屈伸和旋转等运动,每天锻炼 3 次左右。肌肉等长运动可增强肌力,每天锻炼 4 次左右。对不同受累关节进行相应锻炼,如手关节可做抓、握锻炼,膝关节在非负重情况下做屈伸活动,颈椎和腰椎关节进行不同方向的轻柔活动。有氧代谢运动的特点是强度低、有节奏、不中断和持续时间较长。它们能增强耐力和日常活动能力,不仅有利于缓解骨关节炎的症状,还可预防心脑血管疾病及消除抑郁和焦虑等。包括散步、游泳、骑车和跳舞等。不同患者应着重不同的锻炼,如膝骨关节炎患者可选择游泳,也可进行适当的散步;颈椎和腰椎骨关节炎患者可进行轻柔的颈和腰部活动。但颈椎椎间小关节骨关节炎患者不适合游泳。

2.药物治疗

（1）非甾体抗炎药（NSAIDs）:是一类抗感染、镇痛和退热药物,主要用于缓解关节的疼痛,减少关节的僵硬,同时减轻关节的炎症,改善关节功能。其代表药物主要包括阿司匹林、布洛芬、吲哚美辛、双氯芬酸、萘普生、塞来昔布等。2000 年美国风湿病协会推荐对乙酰氨基酚为治疗膝和髋骨关节炎的初始治疗用药。但这类药物长期服用会产生胃肠道不良反应,因骨关节炎发病率以老年人较高,故在选择非甾体抗炎药物时应重点考虑胃肠道不良反应。当合并严重的胃肠道疾病时,应避免使用非甾体抗炎药。而 COX-2 选择性抑制剂可明显改善该类药物长期服用的胃肠道安全性问题,可用于老年患者。

（2）软骨保护剂

1）透明质酸:适用于对非药物治疗和镇痛药无效的骨关节炎患者,尤其适用于对非选择性非甾体抗炎药物和 COX-2 抑制剂有禁忌的患者。对于骨关节炎晚期关节大量积液效果较差。透明质酸是关节液的主要成分,也见于关节软骨,主要位于蛋白聚糖的连接处。目前透明质酸主要应用于关节腔内注射,可明显缓解关节炎疼痛等症状,较关节腔内注射激素疗效维持时间长。国内目前应用的透明质酸为鸡冠提取物,主要剂型为玻璃酸钠注射液,关节腔内注射,每周 1 次,可持续半年左右时间。不良反应主要由关节内注射的操作引起,严重时可引起关节疼痛和肿胀。

2）D-葡糖胺:本品是由硫酸角质素和透明质酸组成的氨基己糖成分,具有改善关节疼痛和修复关节早期病变的作用,长期使用有改善骨关节炎症状和延缓病情发展的作用。目前我国应用的主要为硫酸盐,化学名为硫酸氨基葡萄糖,可与非甾体抗炎药同时服用。该药物可有轻度胃肠不适、恶心、便秘等不良反应,由于其为葡萄糖的衍生物,糖尿病或糖代谢异常的患者应密切观察血糖情况。

3.手术治疗　当患者伴有持续性疼痛或进行性畸形,可以考虑手术治疗。手术的方法选择需按患者的年龄、性别、职业、生活习惯等因素而定。可选择的手术方法包括骨或骨赘切除术、骨融合术、关节成形术、关节固定术、关节置换术等。

（1）截骨术:当严重关节炎伴有膝内翻或外翻时,可采用胫股或股骨角度截骨术,以缓解疼痛,改善关节的承重分布。有学者认为,任何关节置换术都存在机械松动和失败的危险,因此相对年轻、活动较多或从事体力劳动的体重较重的患者建议考虑使用截骨术而不是关节置换术。截骨术最常见的并发症为矫正不足导致压力不能充分地传导到相对腔室,从而导致疼痛缓解不足,其他问题主要为不愈合、关节内骨折、血栓栓塞、感染等。

(2)人工关节置换术:为晚期关节炎患者的常用手术术式,对解除患者的痛苦、改善关节功能、提高生活质量有较明显的作用。美国国立健康研究院提出,全关节置换术手术指征包括有关节损害的放射线证据及中重度持续性疼痛或残疾者,或经多种非手术疗法不能有效缓解疼痛和残疾者,同时应尽量避免对可使用其他治疗的年轻人行关节置换术。

新的外科治疗手段还包括骨膜及软骨膜移植术、自体软骨细胞移植术等,但目前尚处于研究阶段,其远期疗效与并发症还有待进一步验证。目前还面临着价格贵、技术复杂等问题,对于大规模推广尚有难度。

## 九、预后

骨关节炎预后与受累部位及病变程度有很大关系,个别病例也可导致畸形或活动障碍。

# 第三节 类风湿关节炎

类风湿关节炎(rheumatoid arthritis,RA)是一种以侵蚀性关节炎为主要表现的全身性自身免疫病。本病表现为以双手、腕、膝、距小腿关节和足关节等小关节受累为主的对称性、持续性多关节炎。此外,患者尚可有发热、贫血、皮下结节及淋巴结肿大等关节外表现。血清中可出现类风湿因子(RF)及抗环瓜氨酸多肽(CP)抗体等多种自身抗体。病理表现为关节滑膜的慢性炎症、血管翳形成。未经正确治疗的 RA 可迁延不愈,出现关节的软骨和骨破坏,最终可导致关节畸形和功能丧失。

## 一、流行病学

RA 可发生于任何年龄,以 30~50 岁为发病的高峰。本病以女性多发,男女患病比例约 1:3。我国大陆地区的 RA 发病率为(22~60)/10 万,患病率为 0.2%~0.4%。

## 二、病因

一般认为,类风湿关节炎的发病,是具有遗传倾向的个体通过接触到特定的环境危险因素后产生。这些遗传因素和环境危险因素相互作用导致内在的免疫系统的紊乱,从而在大部分病例中产生了自身抗体,例如类风湿因子和抗瓜氨酸抗体,进而产生了前炎症因子,最终导致一系列的炎症性关节炎改变。

在过去的几十年中,流行病学研究鉴定了大量的类风湿关节炎的潜在环境危险因子,如 EB 病毒(EBV)、细小病毒 B19 及结核分枝杆菌、人乳头瘤病毒(HPV)等。而近年来在欧洲白种人后裔的遗传学研究的突破,使得我们对该病发病的遗传学结构有了更深入的理解。

这些不断对类风湿关节炎的认识,使得我们意识到该病并非一种单纯的疾病,而是一系列不同表型混合的综合征。对于不同的亚型,最好的区分方式是将对瓜氨酸肽反应的不同分为抗体阳性和抗体阴性两组。这两组疾病不仅在临床上表现、治疗反应,而且在易患危险因素和遗传背景上均有不同。

### 三、发病机制

类风湿关节炎的发病机制尚不完全清楚,很可能是由多个不同的疾病亚型所致,这些疾病的亚型可能是激发不同的炎症因子反应的结果,炎症反应导致了持续的滑膜炎症和关节软骨及邻近骨骼的破坏。

1.炎症　炎症反应的一个核心内容就是肿瘤坏死因子的过表达,该细胞因子参与的炎症反应通路可以造成滑膜的炎症和关节的损毁。肿瘤坏死因子的过表达通常是由 T 淋巴细胞、B 淋巴细胞、滑膜成纤维样细胞和巨噬细胞的共同作用引起。这一炎症过程会导致许多相关细胞因子的过度表达,如白细胞介素-6 等,而后者又可以促成持续的炎症和关节破坏。

2.滑膜细胞和软骨细胞　在类风湿关节炎受累的关节中,主要受累的细胞类型为滑膜和软骨细胞。滑膜细胞可以分为成纤维细胞样滑膜细胞和巨噬细胞样滑膜细胞。而前炎症性细胞因子的过表达被认为是巨噬细胞样滑膜细胞作用的结果。在类风湿关节炎中,成纤维细胞样滑膜细胞的表现与健康人的有所不同。在实验动物模型中,将成纤维样滑膜细胞与软骨培养,可以导致该细胞侵蚀软骨,这被认为是与关节破坏相关的行为。对关节破坏的诸多研究表明,破骨细胞的激活是骨骼侵蚀的一个重要原因,也可以以用以下研究来证明,即通过特异的阻断破骨细胞活性可以减轻关节的损毁然后并不能影响关节的验证情况。仍不清楚的是关节炎症的起因,究竟是骨骼为首要原因,然后累及关节,或是相反的情形。一种观点认为,类风湿关节炎是在关节中起病,原因就是病理条件下成纤维样滑膜细胞具有异常表现,并且可以扩散至整个关节,提示可能为多关节炎的原因。免疫炎症反应的调节取决于不同类型细胞的数量和活性。研究者对于特定抗原诱导的关节炎小鼠模型进行了一些关节炎免疫炎症反应的研究,发现在小鼠模型中,通过注射特定低剂量的 T 细胞可以缓解关节炎症,证明 T 细胞可以起到保护作用。后继实验继续将这些实验发现应用于临床研究。

3.自身抗体　类风湿因子是一个经典的自身抗体,类风湿因子的 IgM 和 IgA 型都是重要的病原学标记,可以直接作用用于 IgG 的 Fc 段。另一类自身抗体,或者说更加重要的是一些针对瓜氨酸肽的抗体。就绝大部分患者而言,抗瓜氨酸肽抗体阳性的患者同样会类风湿因子检测阳性。抗瓜氨酸抗体对 RA 有较高的敏感性和特异性,是 RA 早期诊断的一个高度特异性指标,因此在临床中已经普遍使用,尤其适用于血清阴性、临床症状不典型的患者。进一步研究发现,这些抗体与不同的患者亚群和疾病的不同阶段相关。类风湿关节炎患者中有 50%～80% 是类风湿因子或者抗瓜氨酸肽阳性,或都为阳性。抗体反应的成分随着时间不同而变化,在早期类风湿关节炎中缺乏特异性,而在疾病的后期,更加完整的抗体反应会逐渐形成,会出现更多的表位和异构体。动物模型和体外研究的数据证明,抗瓜氨酸特异性抗体是导致动物模型关节炎的基础。临床研究也证明,类风湿因子和抗瓜氨酸抗体阳性的患者与所谓自身抗体阴性患者有所不同。例如,从组织学上看,抗瓜氨酸阳性的病患在滑膜组织的淋巴细胞数目更多,而抗瓜氨酸抗体阴性的类风湿关节炎拥有更多的纤维化组织和更加增厚的关节内膜。抗瓜氨酸抗体阳性的患者相对来说关节损害更加严重,而且治疗的缓解率更低。

4.遗传学　类风湿关节炎的危险因素50%归咎于遗传因素。在这方面的研究进展主要在于鉴定疾病相关的遗传结构变异(单核核苷酸多态性);现已鉴定了超过30多个遗传区域与该病相关。然而,目前除了PTPN22和HLA区域,近年来许多鉴定的易患基因在人群整体中都是相当普遍。因此,对于个体来说,它们导致发病的风险是相当低的。同时,研究表明,很多易患位点实际上还和其他一些自身免疫性疾病密切相关,并且一些基因分别属于相互不同的导致炎症反应的生物学通路中。在遗传研究中发现抗瓜氨酸肽抗体阳性患者的遗传易患基因具有一定特点,并且具有特定的HLA-DRB1等位基因。这些HLA等位基因具有一个共同的序列,被称之为"共享表位"。目前认为,一些抗原被一种瓜氨酸化的过程修饰,在这种过程中,翻译后的蛋白质被进一步修饰,精氨酸变为瓜氨酸。据信在这种变化后,抗原可以被具有共享表位序列的HLA复合体所结合。同时,一系列具有类似结构的RA抗原也可以与特定的HLA分结合,通过"分子模拟"机制在免疫反应上游触发免疫反应。这种过程的结果就是自身耐受被破坏,从而产生了针对这些抗原的自身抗体。一般认为,类风湿关节炎的遗传学风险因子或与抗瓜氨酸抗体阳性疾病相关或与抗瓜氨酸抗体阴性相关。而对于类风湿关节炎的环境危险因素来说,研究最为充分的是吸烟,其与抗瓜氨酸抗体阳性疾病,特别是HLA-DRB1共享表位阳性的相关。遗传学研究认为,类风湿关节炎是一种多种病因混合叠加的综合征。

## 四、病理

类风湿关节为病变的组织变化虽可因部位而略有变异,但基本变化相同。其特点有:①弥散或局限性组织中的淋巴或浆细胞浸润,甚至淋巴滤泡形成;②血管炎,伴随内膜增生管腔狭小、阻塞,或管壁的纤维蛋白样坏死;③类风湿肉芽肿形成。

1.关节腔早期变化　滑膜炎,滑膜充血、水肿及大量单核细胞、浆细胞、淋巴细胞浸润,有时有淋巴滤泡形成,常有小区浅表性滑膜细胞坏死而形成的糜烂,并覆有纤维素样沉积物。后者由含有少量γ球蛋白的补体复合物组成,关节腔内有包含中性粒细胞的渗出物积聚。滑膜炎的进一步变化是血管翳形成,其中除增生的成纤维细胞和毛细血管使滑膜绒毛变粗大外,并有淋巴滤泡形成,浆细胞和粒细胞浸润及不同程度的血管炎,滑膜细胞也随之增生。在这种增生滑膜的细胞或淋巴、浆细胞中含有可用荧光素结合的抗原来检测出类风湿因子、γ球蛋白或抗原抗体原合物。

血管翳可以自关节软骨边缘处的滑膜逐渐向软骨面伸延,被覆于关节软骨面上,一方面阻断软骨和滑液的接触,影响其营养。另外也由于血管翳中释放某些水解酶对关节软骨、软骨下骨、韧带和肌腱中的胶原基质的侵蚀作用,使关节腔破坏,上下面融合,发生纤维化性强硬、错位,甚至骨化,功能完全丧失,相近的骨组织也产生失用性的稀疏。

2.关节外病变　有类风湿结节,见于 10%~20%病例。在受压或摩擦部位的皮下或骨膜上出现类风湿肉芽肿结节,中央是一团由坏死组织、纤维素和含有 IgG 的免疫复合物沉积形成的无结构物质,边缘为栅状排列的成纤维细胞。再外则为浸润着单核细胞的纤维肉芽组织。少数病例肉芽肿结节出现在内脏器官中。

3.动脉病变　类风湿关节炎时脉管常受侵犯,动脉各层有较广泛炎性细胞浸润。急性期用免疫荧光法可见免疫球蛋白及补体沉积于病变的血管壁。其表现形式有 3 种:①严重而广泛的大血管坏死性动脉炎,类似于结节性多动脉炎;②亚急性小动脉炎,常见于心肌、骨骼肌和神经鞘内小动脉,并引起相应症状;③末端动脉内膜增生和纤维化,常引起指(趾)动脉充盈不足,可致缺血性和血栓性病变;前者表现为雷诺现象、肺动脉高压和内脏缺血,后者可致指(趾)坏疽,如发生于内脏器官则可致死。

4.肺部损害　①慢性胸膜渗出,胸腔积液中所见"RA"细胞是含有 IgG 和 IgM 免疫复合物的上皮细胞;②Caplan 综合征是一种肺尘病,与类风湿关节炎肺内肉芽肿相互共存的疾病。已发现该肉芽肿有免疫球蛋白和补体的沉积,并在其邻近的浆细胞中可检出 RF;③间质性肺纤维化,其病变周围可见淋巴样细胞的集聚,个别有抗体的形成。

淋巴结肿大可见于的病例,有淋巴滤泡增生,脾大尤其是在 Felty 综合征。

## 五、临床表现

关节病变是 RA 最常见和最主要的临床症状表现。也可表现为血管炎,侵犯周身各脏器组织,形成系统性疾病。

RA 的起病方式有不同的分类方法。按起病的急缓分为隐匿型(约占 50%)、亚急型(占 35%~40%)、突发型(占 10%~25%)3 类。按发病部位分为多关节型、少关节型、单关节型及关节外型。最常以缓慢而隐匿方式起病,在出现明显关节症状前有数周的低热、乏力、全身不适、体重下降等症状,以后逐渐出现典型关节症状。少数则有较急剧的起病,在数天内出现多个关节症状。

RA 的病程一般分为以下 3 种类型。①进展型:占患者总数的 65%~70%,急性或慢性起病,没有明显的自发缓解期,适当治疗后病情可暂时好转,但停药后或遇有外界诱发因素时可导致复发;②间歇性病程:占患者总数的 15%~20%。起病较缓和,通常少数关节受累,可自行缓解,整个病程中病情缓解期往往长于活动期;③长期临床缓解:占患者总数 10%左右,较少见,多呈急性起病,并伴有显著关节痛及炎症。

1.关节表现

(1)疼痛与压痛:关节疼痛和压痛往往是最早的关节症状。最常出现的部位为双手近端指间关节、掌指关节、腕关节,其次是足趾、膝、距小腿关节、肘、肩等关节,胸锁关节、颈椎、颞颌关节等也可受累。多呈对称性、持续性。

(2)关节肿胀:多因关节腔积液、滑膜增生及关节周围组织水肿所致。以双手近端指间关节、掌指关节、腕关节最常受累,尤其手指近端指间关节多呈梭形肿胀膨大。膝关节肿胀,有浮髌现象。其他关节也可发生。

(3)晨僵:是指病变关节在静止不动后出现关节发紧、僵硬、活动不灵或受限,尤以清晨起来时最明显,95%以上的 RA 患者有晨僵。其持续时间长短可作为衡量本病活动程度的指标之一。其他病因的关节炎也可出现晨僵,但不如本病明显。

(4)关节畸形:多见于较晚期患者,因滑膜炎的血管翳破坏了软骨和软骨下的骨质,造成关节纤维强直或骨性强直。又因关节周围的肌腱、韧带受损使关节不能保持在正常位置,出现关节的半脱位,如手指可出现尺侧偏斜、天鹅颈样畸形等。关节周围肌肉的萎缩、痉挛则使畸形更为严重。

(5)关节功能障碍:关节肿痛和畸形造成了关节的活动障碍。美国风湿病学会将因本病而影响生活能力的程度分为 4 级,即关节功能分级。

Ⅰ级:能照常进行日常生活和各项工作。

Ⅱ级:可进行一般的日常生活和某些职业工作,但其他项目的活动受限。

Ⅲ级:可进行一般的日常生活,但对参与某种职业工作或其他项目活动受限。

Ⅳ级:日常生活的自理和参加工作的能力均受限。

2.关节外表现  关节外表现是类风湿关节炎临床表现的重要组成部分,反映出 RA 是一个系统性疾病,而不仅局限于关节。

(1)类风湿结节:是本病较特异的皮肤表现。确诊 RA 的患者 15%~25%有类风湿结节,这些患者的 RF 常为阳性。多位于关节伸面、关节隆嵴及受压部位的皮下,如前臂伸面、肘鹰嘴突附近、枕部、跟腱等处,可单发或多发,质地较硬,通常无压痛。类风湿皮下结节的出现多见于 RA 高度活动期,并常提示有全身表现。

(2)类风湿血管炎:发生率约为 25%,可累及大、中、小血管,导致多种临床表现。皮肤是小血管炎最常累及的部位,查体能观察到的有指甲下或指端出现的小血管炎,少数引起局部组织的缺血性坏死,严重者可见单发或多发的指端坏疽。在眼部造成巩膜炎,严重者因巩膜软化而影响视力。

(3)胸膜和肺:10%~30%的类风湿关节炎患者可出现这些损害,常见的胸膜和肺损害包括胸膜炎、间质性肺炎、肺间质纤维化、肺类风湿结节、肺血管炎和肺动脉高压。其中,肺间质纤维化和胸膜炎最为常见。

(4)心脏:心包炎是最常见心脏受累的表现。通过超声心动图检查约 30%出现少量心包积液,多见于关节炎活动和 RF 阳性的患者,一般不引起临床症状。其他可见心瓣膜受累、心肌损害等。20%的患者有不同程度的冠状动脉受累。

(5)胃肠道:患者可有上腹不适、胃痛、恶心、食欲缺乏、甚至黑粪,但均与服用抗风湿药物,尤其是非甾体抗炎药有关,很少由 RA 本身引起。

(6)肾:本病的血管炎很少累及肾。若出现尿的异常则要考虑因抗风湿药物引起的肾损害。也可因长期的类风湿关节炎而并发淀粉样变。

(7)神经系统:患者可伴发感觉型周围神经病、混合型周围神经病、多发性单神经炎、颈脊髓神经病、嵌压性周围神经病及硬膜外结节引起的脊髓受压等。脊髓受压多由 RA 累及颈椎导致,表现为渐起的双手感觉异常和力量减弱,腱反射多亢进,病理反射阳性。

周围神经多因滑膜炎受压导致,如正中神经在腕关节处受压而出现腕管综合征。多发性单神经炎则因小血管炎的缺血性病变造成。

(8)血液系统:本病可出现小细胞低色素性贫血,贫血因病变本身所致或因服用非甾体抗炎药而造成胃肠道长期少量出血所致。血小板增多常见,程度与关节炎和关节外表现相关。淋巴结肿大常见于活动性 RA,在腋窝、滑车上均可触及肿大淋巴结。Felty 综合征是指类风湿关节炎者伴有脾大、中性粒细胞减少,有的甚至有贫血和血小板减少。

(9)干燥综合征:30%~40%本病患者出现此综合征。口干、眼干的症状多不明显,必须通过各项检验方证实有干燥性角结膜炎和口干燥征。

3.辅助检查

(1)血常规:有轻至中度贫血。活动期患者血小板增高。白细胞及分类多正常。

(2)红细胞沉降率:是 RA 中最常用于监测炎症或病情活动的指标。本身无特异性,且受多种因素的影响,在临床上应综合分析。

(3)C 反应蛋白:是炎症过程中在细胞因子刺激下由肝产生的急性期蛋白,它的增高说明本病的活动性,是目前评价 RA 活动性最有效的实验室指标之一。

(4)自身抗体

1)类风湿因子(RF):是抗人或动物 IgG Fc 片段上抗原决定簇的特异性抗体,可分为 IgM、IgG、IgA 等型。在常规临床工作中测得的为 IgM 型 RF,可见于约 70%的患者血清。通常 RF 阳性的患者病情较重,高滴度症 RF 是预后不良指标之一。但 RF 也出现在系统性红斑狼疮、原发性干燥综合征、系统性硬化、亚急性细菌性心内膜炎、慢性肺结核、高球蛋白血症等其他疾病,甚至在 5%的正常人也可以出现低滴度 RF。因此,RF 阳性者必须结合临床表现,才能诊断本病。

2)抗环瓜氨酸多肽抗体:瓜氨酸是 RA 血清抗聚角蛋白微丝蛋白相关抗体识别的主要组成型抗原决定簇成分,抗 CCP 抗体为人工合成抗体。最初研究显示,RA 中 CCP 抗体的特异性高达 90%以上,至少 60%~70%的 RA 患者存在该抗体。与 RF 联合检测可提高 RA 诊断的特异性。抗 CCP 抗体阳性患者放射学破坏的程度较抗体阴性者严重,是预后不良因素之一。其他瓜氨酸肽抗体还包括抗角蛋白抗体、抗核周因子,近几年的研究发现,抗突变型瓜氨酸波形蛋白、PAD4 抗体等也与 RA 相关。

(5)免疫复合物和补体:70%患者血清中出现各种类型的免疫复合物,尤其是活动期和 RF 阳性患者。在急性期和活动期,患者血清补体均有升高,只有在少数有血管炎患者出现低补体血症。

(6)关节滑液:正常人的关节腔内的滑液不超过 3.5mL。在关节有炎症时滑液就增多,滑液中的白细胞计数明显增多,达 2000~75000/L,且中性粒细胞占优势。其黏度差,含糖量低于血糖。

(7)影像学检查:目前常用的方法包括 X 线、CT、MRI、B 超。

1)X 线检查:最普及的方法,对本病的诊断、关节病变的分期、监测病变的演变均很重要,其中以手指及腕关节的 X 线片最有价值,但对早期病变不能明确显示。X 线片中可以见到关节周围软组织的肿胀阴影,关节端的骨质疏松(Ⅰ期);关节间隙因软骨破坏而变得狭窄(Ⅱ期);关节面出现虫凿样破坏性改变(Ⅲ期);晚期则出现关节半脱位和关节破坏后的纤维性和骨性强直(Ⅳ期)。

2)CT检查:目前也比较普及,优点是相对廉价、图像清晰,主要用于发现骨质病变,对软组织及滑膜效果不佳。MRI是目前最有效的影像学方法,对早期病变敏感,尤其是观察关节腔内的变化非常有效,但其费用较高、耗时较长、扫描关节数目有限等因素阻碍了其广泛应用。B超检查相对廉价,经适当培训后的风湿科医师进行操作,可用于常规临床工作,在确定和量化滑膜炎方面价值明确,但超声检测的滑膜炎程度对将来出现骨侵袭的预测价值有待进一步研究。

## 六、诊断与鉴别诊断

### 1.诊断

(1)诊断标准:RA的诊断主要依靠病史及临床表现,结合实验室检查及影像学检查。典型病例按1987年美国风湿病学会(ACR)的分类标准诊断并不困难,但对于不典型及早期RA易出现误诊或漏诊。对这些患者,除RF和抗CCP抗体等检查外,还可考虑MRI及超声检查,以利于早期诊断。对可疑RA的患者要定期复查和随访。

2009年ACR和欧洲抗风湿病联盟(EULAR)提出了新的RA分类标准和评分系统,即:至少1个关节肿痛,并有滑膜炎的证据(临床或超声或MRI);同时排除了其他疾病引起的关节炎,并有典型的常规放射学RA骨破坏的改变,可诊断为RA。另外,该标准对关节受累情况、血清学指标、滑膜炎持续时间和急性时相反应物4个部分进行评分,总得分6分以上也可诊断RA。

(2)病情的判断:判断RA活动性的指标包括疲劳的程度、晨僵持续的时间、关节疼痛和肿胀的数目和程度,以及炎性指标(如ESR、CRP)等。临床上可采用DAS28等标准判断病情活动程度。此外,RA患者就诊时应对影响其预后的因素进行分析,这些因素包括病程、躯体功能障碍(如HAQ评分)、关节外表现、血清中自身抗体和HLA-DR1/DR4是否阳性,以及早期出现X线提示的骨破坏等。

(3)临床缓解标准:①晨僵时间低于15分钟;②无疲劳感;③无关节痛;④活动时无关节痛或关节无压痛;⑤无关节或腱鞘肿胀;⑥血细胞沉降率(魏氏法):女性<30mm/h,男性<20mm/h。

符合5条或5条以上并至少连续2个月者考虑为临床缓解;有活动性血管炎、心包炎、胸膜炎、肌炎和近期无原因的体重下降或发热,则不能认为缓解。

### 2.鉴别诊断

在RA的诊断中,应注意与骨关节炎、痛风性关节炎、血清阴性脊柱关节病(USPA)、系统性红斑狼疮(SLE)、干燥综合征(SS)及硬皮病等其他结缔组织病所致的关节炎鉴别(表10-4、表10-5)。

表10-4 1987年美国风湿病学会类风湿关节炎分类标准

| | |
|---|---|
| 晨僵 | 关节及其周围僵硬感至少持续1小时(病程≥6周) |
| 3个或3个区域以上关节部位的关节炎 | 医师观察到下列14个区域(左侧或右侧的近端指间关节、掌指关节,腕、肘、膝、距小腿关节及跖趾关节)中累及3个,且同时软组织肿胀或积液(不是单纯骨隆起)(病程≥6周) |
| 手关节炎 | 腕、掌指或近端指间关节炎中,至少有一个关节肿胀(病程≥6周) |
| 对称性关节炎 | 两侧关节同时受累(双侧近端指间关节、掌指关节及跖趾关节受累时,不一定绝对对称)(病程≥6周) |
| 类风湿结节 | 医师观察到在骨突部位,伸肌表面或关节周围有皮下结节 |
| 类风湿因子阳性 | 任何检测方法证明血清类风湿因子含量异常,而该方法在正常人群中的阳性率<5% |
| 放射学改变 | 在手和腕的后前位相上有典型的类风湿关节炎放射学改变:必须包括骨质侵蚀或受累关节及其邻近部位有明确的骨质脱钙 |

注:以上7条满足4条或4条以上并排除其他关节炎即可诊断类风湿关节炎。

表10-5 ACR/EULAR2009年RA分类标准和评分系统

| 关节受累情况 | | 得分(0~5分) |
|---|---|---|
| 受累关节情况 | 受累关节数 | |
| 中大关节 | 1 | 0 |
| | 2~10 | 1 |
| 小关节 | 1~3 | 2 |
| | 4~10 | 3 |
| 至少1个为小关节 | >10 | 5 |

| 血清学 | 得分(0~3分) |
|---|---|
| RF或抗CCP抗体均阴性 | 0 |
| RF或抗CCP抗体至少1项低滴度阳性 | 2 |
| RF或抗CCP抗体至少1项高滴度(>正常上限3倍)阳性 | 3 |

| 滑膜炎持续时间 | 得分(0~1分) |
|---|---|
| <6周 | 0 |
| >6周 | 1 |

| 急性时相反应物 | 得分(0~1分) |
|---|---|
| CRP或ESR均正常 | 0 |
| CRP或ESR增高 | 1 |

(1)骨关节炎:该病在中老年人多发,主要累及膝、髋等负重关节。活动时关节痛加重,可有关节肿胀和积液。部分患者的远端指间关节出现特征性赫伯登结节,而在近端指关节可出现布夏得结节。骨关节炎患者很少出现对称性近端指间关节、腕关节受累,无类风湿结节,晨僵时间短或无晨僵。此外,骨关节炎患者的 ESR 多为轻度增快,而 RF 阴性。X 线显示关节边缘增生或骨赘形成,晚期可由于软骨破坏出现关节间隙狭窄。

(2)痛风性关节炎:该病多见于中年男性,常表现为关节炎反复急性发作。好发部位为第一跖趾关节或跗关节,也可侵犯膝、距小腿关节、肘、腕及手关节。本病患者血清自身抗体阴性,而血尿酸水平大多增高。慢性重症者可在关节周围和耳郭等部位出现痛风石。

(3)银屑病关节炎:该病以手指或足趾远端关节受累更为常见,发病前或病程中出现银屑病的皮肤或指甲病变,可有关节畸形,但对称性指间关节炎较少,RF 阴性。

(4)强直性脊柱炎:本病以青年男性多发,主要侵犯骶髂关节及脊柱,部分患者可出现以膝、距小腿关节、髋关节为主的非对称性下肢大关节肿痛。该病常伴有肌腱端炎,HLA-B27 阳性而 RF 阴性。骶髂关节炎及脊柱的 X 线改变对诊断有重要意义。

(5)其他疾病所致的关节炎:SS 及 SLE 等其他风湿病均可有关节受累。但是这些疾病多有相应的临床表现和特征性自身抗体,一般无骨侵蚀。不典型的 RA 还需要与感染性关节炎、反应性关节炎和风湿热等鉴别。

## 七、治疗

1.治疗原则  RA 的治疗原则为早起、规范治疗,定期检测与随访。RA 的治疗目标是达标治疗,即达到疾病缓解或低疾病活动度,最终目的为控制病情、减少致残率,改善患者的生活质量。

2.一般治疗  强调患者教育及整体和规范治疗的理念。适当的休息、理疗、体疗、外用药、正确的关节活动和肌肉锻炼等对于缓解症状、改善关节功能具有重要的作用。

3.药物治疗  治疗 RA 的常用药物包括非甾体抗炎药、改善病情的抗风湿药、生物制剂、糖皮质激素和植物药。

(1)非甾体抗炎药(NSAIDs):是在类风湿关节炎中最常使用并且可能最为有效的辅助治疗,可以起到镇痛和抗感染的双重作用。这类药物主要通过抑制环氧化酶活性,减少前列腺素、前列环素、血栓素的产生而具有抗感染、镇痛、退热及减轻关节肿胀的作用,是临床最常用的 RA 治疗药物。近年来的研究发现,环氧化酶有两种同功异构体,即环氧化酶-1(COX-1)和环氧化酶-2(COX-2)。选择性 COX-2 抑制药(如昔布类)与非选择性的传统 NSAIDs 相比,能明显减少严重胃肠道不良反应。目前常用的非甾体抗炎药很多,大致可分为以下几种。

1)水杨酸类:最常用的是阿司匹林,其疗效肯定,但不良反应也十分明显。阿司匹林的制剂目前多为肠溶片,用于治疗时要密切注意其不良反应。

2)芳基烷酸类:是一大类药物,通常分为芳基乙酸和芳基丙酸两类,已上市的常见品种有:布洛芬、芬必得、萘普生等。芬必得是布洛芬的缓释剂,该类药物不良反应较少,患者易于接受。

3)吲哚乙酸类:有吲哚美辛、舒林酸等。此类药物抗感染效果突出,解热镇痛作用与阿司匹林相类似。本类药中,以吲哚美辛抗感染作用最强,舒林酸的肾毒性最小,老年人及肾功能不良者应列为首选。

4)灭酸类:有甲芬那酸、氯芬那酸、双氯芬那酸和氟芬那酸等。临床上多用氟芬那酸。

5)苯乙酸类:主要是双氯芬酸钠,抗感染、镇痛和解热作用都很强。它不仅有口服制剂,还有可以在局部应用的乳胶剂及缓释剂,可以减轻胃肠道不良反应。

6)昔康类:有吡罗昔康等,因其不良反应很大,近来已很少使用。

7)吡唑酮类:有保泰松、羟布宗等。本药因毒性大已不用。

8)昔布类:有塞来昔布、帕瑞昔布等。此类药物为选择性 COX-2 抑制药,可以明显降低胃肠道的不良反应。

NSAIDs 对缓解患者的关节肿痛,改善全身症状有重要作用。2008 年 ACR 发表了关于 NSAIDs 使用的白皮书,明确指出选择性和非选择性 NSAIDs 在风湿病领域仍然是最有用的药物,但是临床医师须重视其存在的胃肠道、心血管、肾等不良反应。实际上,英国临床规范研究所、欧盟药品评审委员会及《中国骨关节炎诊治指南》都强调 NSAIDs 用药的风险评估的重要性。其主要不良反应包括胃肠道症状、肝肾功能损害及可能增加的心血管不良事件。根据现有的循证医学证据和专家共识,NSAIDs 应用原则如下。

第一,药物选择个体化,即如果患者没有胃肠道和心血管风险,则临床医师可以处方任何种类的 NSAIDs 药物。研究显示,NSAIDs 之间镇痛疗效相当。对有消化性溃疡病史者,宜用选择性 COX-2 抑制药或其他 NSAIDs 加质子泵抑制药;老年人可选用半衰期短或较小剂量的 NSAIDs;心血管高危人群应谨慎选用 NSAIDs,如需使用建议选用对乙酰氨基酚或萘普生;肾功能不全者应慎用 NSAIDs;用药期间注意血常规和肝肾功能的定期监测。

第二,剂量应用个体化。当患者在接受小剂量 NSAIDs 治疗效果明显时,就尽可能用最低的有效量、短疗程;若治疗效果不明显时,其治疗策略不是换药,而是增加治疗剂量。如布洛芬(每次 300mg,每天 2 次)第 1 周效果不佳,第 2 周应增加剂量(如 800mg/d),如果剂量加大到 1200~2400mg/d,疗效仍无改善,可换其他药物。

第三,避免联合用药。如患者应用布洛芬疗效不佳,若临床医师再处方 NSAIDs 药物不但不会增强疗效,反而会加重肾和胃肠道反应的风险。

第四,强调 NSAIDs 风险评估。2004 年亚太地区抗风湿病联盟会议上公布的在中韩进行的关于疼痛及其治疗对亚洲人生活影响的独立调研报告提醒临床医师,疼痛治疗对提高患者生活质量非常重要,但患者对镇痛药物的不良反应缺乏认识,且不愿与医师主动沟通。

NSAIDs 的外用制剂(如双氯酚酸二乙胺乳胶剂、辣椒碱膏、酮洛芬凝胶等)及植物药膏剂等对缓解关节肿痛有一定作用,不良反应较少,可在临床上使用。

(2)改善病情的抗风湿药物:改善病情的抗风湿药(DMARDs)。该类药物较 NSAIDs

发挥作用慢,临床症状的明显改善需 1~6 个月,故又称慢作用抗风湿药。这些药物不具备明显的镇痛和抗感染作用,但可延缓或控制病情的进展。RA 患者一经确诊,应尽早开始传统 DMARDs 药物治疗。病情较重、有多关节受累、伴有关节外表现或早期出现关节破坏等预后不良因素者应考虑 DMARDs 的联合应用。

1)甲氨蝶呤:甲氨蝶呤是目前最常使用的 DMARDs 药物,多数风湿科医师建议将其作为起始 DMARDs 治疗,尤其是对有侵蚀性证据的 RA 患者。口服、肌内注射、关节腔内注射或静脉注射均有效,每周 1 次给药。必要时可与其他 DMARDs 联用。常用剂量为每周 7.5~20mg。常见的不良反应有恶心、口炎、腹泻、脱发、皮疹及肝损害,少数出现骨髓抑制,偶见肺间质病变。是否引起流产、畸胎和影响生育能力尚无定论。服药期间应适当补充叶酸,定期查血常规和肝功能。

2)柳氮磺吡啶:可单用于病程较短及轻症 RA,或与其他 DMARDs 合用治疗病程较长和中度及重症患者。一般服用 4~8 周后起效。从小剂量逐渐加量有助于减少不良反应。可每次口服 250~500mg,每天 2 次开始,之后渐增至每次 750mg,每天 2 次及每次 1g,每天 2 次。如疗效不明显可增至 3g/d。主要不良反应有恶心、呕吐、腹痛、腹泻、皮疹、转氨酶增高和精子减少,偶有白细胞、血小板减少,对磺胺过敏者慎用。服药期间应定期查血常规和肝肾功能。

3)来氟米特:来氟米特在 RA 治疗中的地位日渐提高。它作为单药治疗或是甲氨蝶呤的替代药物治疗均非常有效,与甲氨蝶呤联合应用时也安全有效。该药通过抑制二氢乳清酸脱氢酶从而抑制了嘧啶核苷酸的从头合成。T 细胞和 B 细胞都有少量的二氢乳清酸脱氢酶,没有合成嘧啶核苷酸的补救途径。因此,来氟米特对淋巴细胞的作用是有相对特异性的,其剂量为 10~20mg/d,口服,主要用于病程较长、病情重及有预后不良因素的患者。主要不良反应有腹泻、瘙痒、高血压、肝酶增高、皮疹、脱发和白细胞计数下降等。因有致畸作用,故孕妇禁服。服药期间应定期查血常规和肝功能。

4)抗疟药:包括羟氯喹和氯喹两种。可单用于病程较短、病情较轻的患者。对于重症或有预后不良因素者应与其他 DMARDs 合用。该类药起效缓慢,服用后 2~3 个月见效。用法为羟氯喹每次 200mg,每天 2 次,氯喹每次 250mg,每天 1 次。前者的不良反应较少,但用药前和治疗期间应每年检查一次眼底,以监测该药可能导致的视网膜损害。氯喹的价格便宜,但眼损害和心脏相关的不良反应(如传导阻滞)较前者常见,应予注意。

5)艾拉莫德:是 2011 年获中国食品药品监督管理总局批准的抗风湿药。具有明确的免疫调节作用和全面的骨保护作用,其作用机制全面,兼顾疗效与安全,适合用于类风湿关节炎的联合治疗和长期维持治疗。与其他传统 DMARDs 相比,艾拉莫德能显著降低患者类风湿因子、抗 CCP 抗体水平,还能有效阻止骨质破坏,降低类风湿关节炎的致残致畸性。用法为每次 25mg,口服,每天 2 次,一般 4~6 周即可起效。大部分不良反应是一过性的,主要为氨基转移酶升高,其他常见不良反应还包括白细胞减少、血小板减少、胃部不适、食欲缺乏、恶心、视物模糊、皮疹、皮肤瘙痒、大便潜血、脱发、失眠、心电图异常、月经失调、血红蛋白下降等,多数在停药后自行缓解或消失。

6)硫唑嘌呤:可以单用或者与其他药物联用治疗 RA,常用剂量 1~2mg/(kg · d),一般 100~150mg/d,主要用于病情较重的 RA 患者。不良反应中因骨髓抑制导致中性粒细胞减少是其最常见的并发症,其他还有恶心、呕吐、脱发、皮疹、肝损害,可能对生殖系统有一定损伤,偶有致畸。服药期间应定期查血常规和肝功能。

7)环孢素:与其他免疫抑制药相比,主要优点为很少有骨髓抑制,可用于病情较重或病程长及有预后不良因素的 RA 患者。常用剂量 1~3mg/(kg·d)。主要不良反应有高血压、肝肾毒性、胃肠道反应、齿龈增生及多毛等。不良反应的严重程度、持续时间均与剂量和血药浓度有关。服药期间应查血常规、血肌酐和血压等。

8)环磷酰胺:较少用于 RA。对于重症患者,在多种药物治疗难以缓解时可酌情试用。主要的不良反应有胃肠道反应、脱发、骨髓抑制、肝损害、出血性膀胱炎、性腺抑制等。

9)青霉胺:青霉胺用药剂量为 250~500mg/d,见效后可逐渐减至维持量 250mg/d。一般用于病情较轻的患者,或与其他 DMARDs 联合应用于重症 RA。不良反应有恶心、厌食、皮疹、口腔溃疡、嗅觉减退和肝肾损害等。治疗期间应定期查血、尿常规和肝肾功能。但由于本药长期应用的一些不良反应,目前临床使用较少。

10)雷公藤:对缓解关节肿痛有效,是否减缓关节破坏尚缺乏相关研究,一般予雷公藤总苷 30~60mg/d,分 3 次饭后服用。主要不良反应是性腺抑制,导致男性不育和女性闭经。其他不良反应包括皮疹、色素沉着、指甲变软、脱发、头痛、食欲缺乏、恶心、呕吐、腹痛、腹泻、骨髓抑制、肝酶升高和血肌酐升高等。

11)白芍总苷:常用剂量为每次 600mg,每天 2~3 次,对减轻关节肿痛有效。其不良反应较少,主要有腹痛、腹泻、食欲缺乏等。

12)青藤碱:每次 20~60mg,饭前口服,每天 3 次,可减轻关节肿痛。主要不良反应有皮肤瘙痒、皮疹和白细计数减少等。

(3)糖皮质激素:全身使用糖皮质激素(简称激素)的治疗可有效控制 RA 患者的症状,提倡小剂量(<7.5m/d)短疗程泼尼松作为控制症状的辅助治疗。而且,近期证据提示小剂量激素治疗可延缓骨质侵蚀的进展。

激素可用于以下几种情况:伴有血管炎等关节外表现的重症 RA;不能耐受 NSAIDs 的 RA 患者作为“桥梁”治疗;其他治疗方法效果不佳的 RA 患者;伴局部激素治疗指征(如关节腔内注射)。

激素治疗 RA 的原则是小剂量、短疗程。使用激素必须同时应用 DMARDs。在激素治疗过程中,应补充钙剂和维生素 D 以防止骨质疏松。关节腔注射激素有利于减轻关节炎症状,但过频的关节腔穿刺可能增加感染风险,并可发生类固醇晶体性关节炎。

(4)生物制剂:可治疗 RA 的生物制剂主要包括肿瘤坏死因子(TNF)-α 拮抗药、白细胞介素 1(IL-1)和白细胞介素 6(IL-6)拮抗药、抗 CD20 单抗、T 细胞共刺激信号抑制药及 JAK 抑制剂等。

1)TNF-α 拮抗药:生物制剂可结合和中和 TNF,已成为 RA 治疗的重要部分。包括受体融合蛋白和单克隆抗体。与传统 DMARDs 相比,TNF-α 拮抗药的主要特点是起效快、抑制骨破坏的作用明显、患者总体耐受性好。临床试验显示对于 DMARD 治疗失败的

RA 患者,给予任何一种 TNF 中和剂均可非常有效的控制症状和体征,对未经过 DMARD 治疗的患者也可取得相同的效果。无论是否同时合用甲氨蝶呤,重复给予这些药物治疗都是有效的。依那西普的推荐剂量和用法是:每次 25mg,皮下注射,每周 2 次;或每次 50mg,每周 1 次。英夫利昔单抗治疗 RA 的推荐剂量为每次 3mg/kg,第 0 周、第 2 周、第 6 周各 1 次,之后每 4~8 周 1 次。阿达木单抗治疗 RA 的剂量是每次 40mg,皮下注射,每 2 周 1 次。这类制剂可有注射部位反应或输液反应,可能增加感染和肿瘤的风险,偶有药物诱导的狼疮样综合征及脱髓鞘病变等。用药前应进行结核筛查,除外活动性感染和肿瘤。

2)IL-1 拮抗药:阿那白滞素是一种重组的 IL-1 受体拮抗药,目前唯一一被批准用于治疗 RA 的 IL-1 拮抗药。阿那白滞素可改善 RA 的症状和体征,减少致残,减缓影像学相关的关节破坏,可单独用药,或与甲氨蝶呤联用。推荐剂量为 100mg/d,皮下注射。其主要不良反应是与剂量相关的注射部位反应及可能增加感染概率等。

3)IL-6 拮抗药:主要用于中重度 RA,对 TNF-α 拮抗药反应欠佳的患者可能有效。推荐的用法是 4~10mg/kg,静脉输注,每 4 周给药 1 次。常见的不良反应是感染、胃肠道症状、皮疹和头痛等。

4)抗 CD20 单抗:利妥昔单抗是一种与正常和恶性 B 淋巴细胞表面的 CD20 抗原相结合的单克隆抗体,其推荐剂量和用法是:第一个疗程可先予静脉输注 500~1000mg,2 周后重复 1 次。根据病情可在 6~12 个月后接受第 2 个疗程。每次注射利妥昔单抗之前的 30 分钟内先静脉给予适量甲泼尼龙。利妥昔单抗主要用于 TNF-α 拮抗药疗效欠佳的活动性 RA。最常见的不良反应是输液反应,静脉给予糖皮质激素可将输液反应的发生率和严重度降低。其他不良反应包括高血压、皮疹、瘙痒、发热、恶心、关节痛等,可能增加感染概率。

5)CTLA4-Ig:阿巴西普与抗原递呈细胞的 CD80 和 CD86 结合,阻断了 T 细胞 CD28 与抗原递呈细胞的衔接,继而阻断了 T 细胞活性。主要用于治疗病情较重或 TNF-α 拮抗药反应欠佳的患者。根据患者体重不同,推荐剂量分别是:500mg(<60kg),750mg(60kg~100kg),1000mg(>100kg),分别在第 0,2,4 周经静脉给药,之后每 4 周注射 1 次。主要的不良反应是头痛、恶心,可能增加感染和肿瘤的发生率。

6)JAK 抑制剂:①JAK3 抑制剂:JAK3 激酶在 RA 信号转导过程中有重要作用。JAK3 抑制剂(托法替尼)以细胞内信号转导通路为靶点,作用于 JAK/STAT 转导通路,抑制 CD4+T 细胞增生,并阻断 IL-17、IFN-γ、IL-6、IL-8 等细胞因子合成和分泌来治疗 RA。其在临床试验中表现出较好的疗效及安全性,是治疗 RA 的新型药物。美国加利福尼亚大学医学院 Boyle DL 等人研究发现托法替尼降低 RA 滑膜金属蛋白酶及干扰素调节基因表达,临床改善与 STAT1 及 STAT3 的磷酸化下降有关。JAK-1 介导干扰素及 IL-6 信号通路可能在滑膜反应中起重要作用;②JAK1/2 抑制剂:baricitinib 是 JAK1/2 抑制剂,可抑制粒细胞-巨噬细胞集落刺激因子、IL-6、IL-12、IL-23 和 IFN-γ 等 RA 相关因子产生。临床研究发现,对于 MTX 治疗效果不佳的中重度 RA 患者,baricitinib 口服显示出较好的效果,具有广阔的应用前景。

4.血浆置换或免疫吸附及其他治疗　除前述的治疗方法外,对于少数经规范用药疗效欠佳、血清中有高滴度自身抗体、免疫球蛋白明显增高者,可考虑血浆置换或免疫吸附治疗。但临床上应强调严格掌握适应证及联用 DMARDs 等治疗原则,当 RA 患者病情严重,但又径传统 DMARDs 和新型抗细胞因子药物治疗无效时,可以使用此方法。

此外,自体干细胞移植、T 细胞疫苗及间充质干细胞治疗对 RA 的缓解可能有效,但仅适用于少数难治性患者,须严格掌握适应证,仍需进一步的临床研究。

5.外科治疗　RA 患者经过积极内科正规治疗,病情仍不能控制,为缓解疼痛、纠正畸形,改善生活质量可考虑手术治疗。手术在处理关节严重破坏的患者中有一定的作用。尽管很多关节可以采用关节成形和全关节置换,但手术最成功的关节是髋、膝和肩。这些手术的目的就是缓解疼痛和减少残疾,但手术并不能根治 RA,故术后仍需药物治疗。常用的手术主要有滑膜切除术、人工关节置换术、关节融合术及软组织修复术等。

## 八、预后

RA 患者的预后与病程长短、病情活动度及治疗有关。对有多关节受累、关节外表现较重、血清中有高滴度自身抗体和 HLA-DR1/DR4 阳性,以及早期就有关节侵蚀表现的患者应给予积极治疗。大多数 RA 患者经过规范内科治疗后可达到临床缓解。

# 第四节　强直性脊柱炎

强直性脊柱炎(ankylosing spondylitis, AS)是一种原因未明、以脊柱为主要病变的慢性进展性炎症性疾病,病变主要累及骶髂关节,引起脊柱强直和纤维化,并可伴有不同程度的眼、肺、心血管、肾、神经系统等多个脏器的损害。青壮年男性较多,发病年龄为 20~30 岁,40 岁以后发病较少,有明显家族聚集现象,与 HLA-B27 密切相关。

## 一、流行病学

AS 是一种慢性炎性疾病,有明显的家族聚集现象,并与 HLA-B27 密切相关。AS 呈世界范围分布,是关节病中最常见的疾病之一,在不同种族及国家,其人群患病率不尽相同。总的来说,不同种族中印第安人发病率最高,其次为白种人,黄种人低于白种人,黑种人发病率最低。我国 AS 的患病率为 0.3% 左右,普通人群 HLA-B27 阳性率为 6%~8%,患者则为 90% 左右,提示我国 13 亿多人口中可能有近 400 万 AS 患者。

AS 可以发生在任何年龄,但通常在 10~40 岁发病,10%~20% AS 患者在 16 岁以前发病,高峰在 18~25 岁,50 岁以后及 8 岁以下儿童发病者少见。研究发现 AS 发病男女比例大概在(2~3):1,40 岁以上无论成年人或儿童患者,发病初期常常因为症状轻微而不被重视。一旦症状明显就诊时再追问病史,实际已患病数月或数年。

## 二、病因病理

1.病因　强直性脊柱炎病因迄今未明,一般认为可能与遗传、环境因素和免疫学异常等有关系。

(1)遗传易感因素:强直性脊柱炎是一种具有高度遗传性的疾病,最近关于强直性脊柱炎的家系和孪生研究显示了遗传易感性的多基因模式,并且有重要的数据证明 HLA-B27 直接参与了强直性脊柱炎的发病,一小部分 B27 阴性的强直性脊柱炎患者可以用强直性脊柱炎的遗传异质性来解释。强直性脊柱炎的易感性大部分是由遗传因素决定,其中大约 36% 的基因是 HLA 连锁基因,还有一些非 HLA 的基因参与。有研究发现,B27 阳性者患强直性脊柱炎的概率是 B27 阴性者的 200~300 倍。其他 HLA-Ⅰ类分子(如B60)与Ⅱ类分子可能也参与发病。

(2)环境因素和免疫学异常:由外源性因素引发强直性脊柱炎慢性炎症尚未被证实,尽管这种现象可能是普遍存在的,肺炎克雷伯杆菌可能是其中的候选因素之一。微生物可能通过肠道起作用,因为 60% 以上的强直性脊柱炎患者出现肠道的亚临床炎症改变。强直性脊柱炎患者血清 IgA 抗体水平明显升高,并且 IgA 血清浓度与 C-反应蛋白水平显著相关。还有关于强直性脊柱炎患者血清中抗肺炎克雷伯杆菌的 IgA 抗体和脂多糖的IgA 抗体水平升高的报道,而抗肺炎克雷伯抗体与强直性脊柱炎患者的肠道损害是密切相关的。有关微生物与关节炎之间的相关性在由衣原体、沙门菌、志贺菌、耶尔森菌和弯曲菌等诱发的 HLA-B27 相关的反应性关节炎中已经得到证实。尽管已有大量的研究,但对该类疾病的分子和细胞学机制仍未完全研究清楚。

最近关于强直性脊柱炎骶髂关节活检的研究结果显示,在强直性脊柱炎骶髂关节部位存在明显的炎性 T 细胞浸润和 TNF-α 及 TGF-β mRNA,而非 IL-1 的表达水平升高。反应性关节炎患者的 Th1 细胞因子功能可能受损,并且与疾病持续存在相关。HLA-B27阳性个体似乎呈 TNF-α 低分泌状态,这可能导致对抗某种微生物的免疫功能下降。对肌腱端部位的 MRI 研究结果显示,早期肌腱端部位常常有广泛的软组织和骨髓水肿。脊柱关节病患者的滑膜关节炎通常与临床不易识别的肌腱端炎有关,滑膜炎至少在某些关节似乎只是一个继发事件,可能与受损的肌腱端部位释放出来的促炎介质有关。有关进行性的新骨形成以至形成骨融合的机制仍不很清楚。

2.病理 病变的部位主要见于滑膜、关节囊,肌腱、韧带的骨附着端,虹膜和主动脉根部也可出现炎症。关节的病理主要包括肌腱端炎和滑膜炎。

(1)肌腱端炎:是关节囊、韧带或肌腱附着于骨的部位发生的炎症,多见于骶髂关节、椎间盘、椎体周围韧带、跟腱、跖筋膜、胸肋连接等部位。骶髂关节炎是强直性脊柱炎最早的病理标志之一,组织活检可见有淋巴细胞、浆细胞浸润,继而有肉芽组织形成。近来发现,病变组织存在明显的炎性 T 细胞浸润、单核细胞增生和大量 TNF-α mRNA 表达。新骨形成部位附近可见 TGF-β,它可刺激软骨和骨的形成,是产生纤维化与强直的最主要的细胞因子之一。

脊柱最初的损害是椎间盘纤维和椎骨边缘连接处小血管增生和纤维化,受累部位钙化、新骨形成、骨化、韧带骨赘形成,脊柱呈"竹节样",椎体方形变。附着点端的炎症、修复,多次反复发生,使整个韧带完全骨化,形成骨桥和骨板,逐渐形成骨强直。

(2)滑膜炎:关节病变主要表现为滑膜增生、淋巴样浸润和血管翳形成,但缺少类风湿关节炎常见的滑膜绒毛增生、纤维蛋白原沉积和溃疡形成。

### 三、临床表现

1.症状　起病缓慢而隐匿,全身症状轻微,少数患者有低热、疲劳、厌食或体重下降、贫血,且在幼年发病者更易发生。

(1)关节表现:早期症状是腰骶、下腰背或臀部酸痛,为难以定位的钝痛。初为单侧或间断性,数月内逐渐变成持续性,双侧受累,伴下腰区僵硬和疼痛。背部发僵,以晨起时为著,休息时加重,轻微活动或用热水淋浴后可减轻。维持一个姿势过久可加重腰痛和僵硬感。夜间疼痛明显,严重时可从沉睡中痛醒。晨僵为病情活动的指标之一。

外周关节炎为首发症状者占43%,表现为髋、膝、踝等大关节,非对称性,反复发作与缓解交替。晚期常出现髋关节的屈曲挛缩,并引起特征性的固定步态,直立位时双膝关节被迫维持某种程度的屈曲。关节外或近关节骨压痛,其部位有脊肋关节、脊柱棘突、肩胛、髂骨翼、股骨大转子、坐骨结节、胫骨粗隆或足跟,这些症状由肌腱端炎引起。典型表现为腰背痛、晨僵、腰椎各方向活动受限和胸廓活动度减少。随着病变的进展,整个脊柱发生自下而上的僵硬,逐渐出现腰椎前凸消失,腰椎变平,胸廓变硬,驼背畸形。其他症状有足跟痛、足掌、肋间肌痛等。

肋脊和横突关节受累引起扩胸和呼吸受限,呼吸渐变成主要靠膈肌运动维持,但很少出现肺通气功能明显受限。随着病变的发展,整个脊柱日渐僵硬,逐渐出现腰椎变平和胸椎过度后突。

(2)关节外表现:强直性脊柱炎除累及脊柱和外周关节外,还可以累及其他器官。如急性虹膜睫状体炎或结膜炎;升主动脉根部和主动脉(升主动脉炎、主动脉瓣闭锁不全)病变和心脏传导系统受累。某些患者可因完全性心脏传导阻滞而出现阿-斯综合征,需要植入起搏器治疗;肺上部纤维化;因脊柱骨折、脱位或马尾综合征而出现神经系统病变;晚期并发颈椎自发性寰枢关节向前方半脱位,严重骨质疏松、脊柱骨折、脱位引起四肢瘫痪,病死率很高,是最可怕的并发症,发生率为2%。

2.体征　疾病早期,患者仅在腰部伸展活动时受限。常见体征为骶髂关节压痛、脊柱前屈、后伸、侧凸、转动受限,胸廓活动减低,枕墙距离大于零(图10-2)。

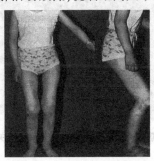

**图10-2　强直性脊柱炎晚期,脊柱及髋、膝关节强直,侧面观呈 Z 字形**

(1)骶髂关节检查:常用4字试验。患者仰卧,一腿伸直,另一腿屈曲置直腿上(双腿呈4字状)。检查者一手压直腿侧髂峰,另一手握屈腿膝,上搬、下压。如臀部出现疼痛,提示屈腿侧存在骶髂关节病变。

（2）腰椎活动度检查：常用 Schober 试验。患者直立，在背部正中髂后上嵴水平作一标记为零，向上作 10cm 标记（也可再向下作 5cm 标记）。让患者弯腰（保持双腿直立），测量上下两个标记间距离，若增加少于 4cm 则为阳性。也可用指地距测量方法：测量伸膝时弯腰以手指触地的距离来评估腰椎的活动度。

（3）胸廓活动度检查：患者直立，测量平第 4 肋间水平深呼气、深吸气之间胸围差，<2.5cm 为异常。

（4）枕墙距：颈部受累可引起活动受限，通过患者背靠墙，测量其枕骨和墙之间的距离来评价。患者直立，足跟、臀、背贴墙，收颏，眼平视，测量枕骨结节与墙之间的水平距离，正常为零。

3.实验室检查　强直性脊柱炎没有诊断性或特异性的检查。疾病活动期可有红细胞沉降率增快，C 反应蛋白增高，免疫球蛋白（尤其是 IgA）增高，轻度低色素性贫血。类风湿因子和抗核抗体阳性率不高于正常人群。90% 以上的患者 HLA-B27 阳性。

儿童强直性脊柱炎 X 线检查骶髂关节炎常在发病数年后才出现，故 X 线检查意义有限。HLA-B27 阳性对儿童强直性脊柱炎的诊断价值远大于成人强直性脊柱炎。

4.影像学检查　强直性脊柱炎的特征性放射学改变经历很多年后才出现。主要见于中轴关节，尤其是骶髂关节、椎间盘椎体连接、骨突关节、肋椎关节和肋横突关节。

（1）X 线片表现：强直性脊柱炎的 X 线片表现主要指骶髂关节、脊柱和外周关节表现。

1）骶髂关节炎：98%~100% 的病例早期即有骶髂关节的 X 线改变。清洁肠道后普通的 X 线片便可诊断不同病期的骶髂关节炎。病变一般为对称性，往往由骶髂关节的中下部开始，髂骨侧先受侵犯。根据纽约标准将病变分为 5 级。0 级：为正常骶髂关节；Ⅰ级：表现为骨质疏松，关节间隙增宽，可疑的骨质侵蚀和关节面模糊；Ⅱ级：表现为微小的关节面破坏，关节边缘模糊，略有硬化，可见囊性变；Ⅲ级：为关节破坏与重建的表现，关节间隙明显变窄，边缘模糊，明确的囊性变，关节两侧硬化，密度增高；Ⅳ级：以硬化为主，关节间隙消失，关节融合或强直（图 10-3）。

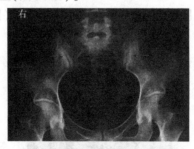

**图 10-3　强直性脊柱炎Ⅱ期，右骶髂关节间隙狭窄，双侧关节面侵蚀不平及密度增高**

2）脊柱：病变多由下开始向上发展。早期表现为普遍的骨质疏松，腰椎因正常前凸弧度消失而变直，可出现椎体压缩性骨折。随着病情发展出现椎体方形变，骨桥形成，脊柱呈特征性的"竹节样"改变（图 10-4）。

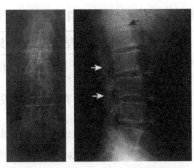

图 10-4 强直性脊柱炎晚期,腰椎椎小关节融合,韧带骨化,呈竹节样改变

3)周围关节:多无破坏性改变,青少年患者可有髋关节侵蚀性病变,后期出现关节强直。足跟、坐骨结节和耻骨联合附着点炎表现为跟骨骨刺及肌腱端炎。

(2)CT 检查:CT 分辨率高,层面无干扰,能清晰显示关节间隙,便于测量。如病变尚处于早期,标准的 X 线检查显示骶髂关节正常或可疑者,CT 可增加其敏感度。

(3)磁共振成像(MRI):能显示骶髂关节炎早期病变,敏感性比 X 线、CT 高。分辨率高,层面无干扰,能清晰显示关节间隙,便于测量。

## 四、诊断标准

强直性脊柱炎主要依靠临床表现(症状、家族史、关节征、关节外表现)及 X 线的改变,典型的病例不难做出诊断。如病史中有下述症状应警惕强直性脊柱炎:①隐匿性腰背部不适;②年龄小于 40 岁;③症状持续 3 个月以上;④非特异性下肢关节炎。

1.诊断标准(表 10-6)

表 10-6 强直性脊柱炎诊断标准

| |
| --- |
| 1.临床标准 ①腰痛,晨僵 3 个月以上,活动改善,休息无改善;②腰椎额状面、矢状面活动受限;③胸廓活动度低于相应年龄、性别的正常人 |
| 2.放射学标准 骶髂关节炎,双侧 ≥Ⅱ级或单侧Ⅲ~Ⅳ级 |
| 3.诊断 ①肯定强直性脊柱炎:符合放射学标准和 1 项(及以上)临床标准者;②可能强直性脊柱炎:仅符合 3 项临床标准,或符合放射学标准而不伴任何临床标准者 |

2009 年国际脊柱关节炎评估工作组(ASAS)提出了中轴 SpA 的分类标准。

肯定的强直性脊柱炎(AS):起病年龄<45 岁和腰背痛≥3 个月的患者,影像学所示骶髂关节炎加 1 项以上 SpA 临床特征或 HLA-B27 加 2 项以上其他 SpA 临床特征。

SpA 临床特征为炎性背痛、关节炎、肌腱端炎(足跟)、葡萄膜炎、指(趾)炎、银屑病、克罗恩病/结肠炎、对 NSAIDs 治疗反应好、家族史、HLA-B27、CRP 升高。

2.鉴别诊断

(1)强直性脊柱炎与其他血清阴性脊柱关节病在临床症状上存在某些交叉重叠现象,需要依从各疾病的特点来鉴别(表 10-7)。

表 10-7　强直性脊柱炎与其他血清阴性脊柱关节病的鉴别

| 特点 | 强直性脊柱炎 | 反应性关节炎 | 幼年脊柱关节病 | 银屑病关节炎 | 肠病性关节炎 |
|---|---|---|---|---|---|
| 小于 40 岁 | 小于 40 岁 | 青年到中年 | 小于 16 岁 | 青年到中年 | 青年到中年 |
| 男比女多 3 倍 | 男比女多 3 倍 | 主要在男性 | 主要在男性 | 男女一样 | 男女一样 |
| 逐渐起病 | 逐渐起病 | 急性 | 急性或慢性 | 多种多样 | 隐匿 |
| 100% | 100% | <50% | <50% | 约 20% | <20% |
| 对称 | 对称 | 不对称 | 各种各样 | 不对称 | 对称 |
| 约 25% | 约 25% | 约 90% | 约 90% | 约 95% | 经常 |
| 25%~30% | 25%~30% | 常有 | 20% | 偶有 | 少见 |
| 1%~4% | 1%~4% | 5%~10% | 少见 | 少见 | 少见 |
| 无 | 无 | 常有 | 不常见 | 100% | 不常见 |
| 未知 | 未知 | 肯定 | 未知 | 未知 | 未知 |

（2）以外周关节为首发症状者,应与类风湿关节炎鉴别(表 10-8)。

表 10-8　强直性脊柱炎与类风湿关节炎的鉴别要点

| 鉴别要点 | 强直性脊柱炎 | 类风湿关节炎 |
|---|---|---|
| 地区分布 | 有种族差异,家族倾向明显 | 有一定的家族倾向 |
| 性别分布 | 男性多见 | 女性多见 |
| 年龄分布 | 20~30 岁高峰 | 30~50 岁高峰 |
| 外周关节 | 寡关节炎,大关节多见 | 多关节炎,小关节多见 |
|  | 下肢关节多见,非对称性 | 上肢关节多见,对称性 |
| 骶髂关节炎 | 阳性 | 阴性 |
| 脊柱侵犯 | 整个脊柱,上行性 | 第 1、2 颈椎类 |
| 风湿结节 | 阴性 | 阳性 |
| 眼部表现 | 虹膜炎、葡萄膜炎 | 干燥性角膜炎、结膜炎、巩膜炎、穿透性巩膜软化 |
| 肺部表现 | 肺上叶纤维化 | 肺间质纤维化、胸膜炎 |
| 类风湿因子 | <5% | 75% |
| HLA-B27 | 90% | 6%(正常分布) |
| HLA-DR4/1 | 阴性 | 阳性 |
| 病理特征 | 附着点炎 | 滑膜炎 |
| X 线片表现 | 骶髂关节炎 | 侵蚀性小关节病变 |

（3）髂骨致密性骨炎最常见于青年女性,出现局限于髂骨面的骨硬化,在 X 线上呈特征性扇形分布的高密度区。弥散性特发性骨肥厚最常见于老年人,以前纵韧带和肌腱、

韧带骨附着处的层状骨肥厚为特征。在 X 线上很容易和晚期的强直性脊柱炎相混淆。无论是老年人还是年轻人,在进行性腰痛的鉴别诊断时都要考虑到恶性肿瘤。其他可引起腰痛的疾病还包括盆腔炎性疾病、化脓性椎间盘炎、化脓性骶髂关节炎、Paget 病、Scheuermann 病、骨氟中毒、结核性脊柱炎、慢性布氏杆菌病、二氢焦磷酸钙沉着症等。

## 五、治疗

治疗目的是控制炎症,减轻疼痛,延缓病情的进展,加强锻炼,保持关节功能,防止关节僵直、畸形,对患者进行教育,并进行体育疗法、理疗、药物治疗和外科治疗。

1.一般治疗 对患者进行教育,消除恐惧心理,坚持正规治疗。注意立、坐、卧正确姿势,睡硬板床。做深呼吸运动以维持正常的胸廓扩展度。游泳是强直性脊柱炎患者最好的运动方式,但应避免多负重和剧烈运动。

2.理疗 超短波、脉冲磁疗、中频脉冲等。

3.药物治疗

(1)非甾体抗炎药(NSAIDs):减轻疼痛,晨僵,抗感染及增加关节活动范围。NSAIDs 种类繁多,医师应结合病情选用,用药 2~4 周效果不明显时,可换用其他品种。但应避免同时服用两种以上的非甾体抗炎药。常用药物:吲哚美辛;双氯芬酸常用剂型如双氯芬酸、英太青等;选择性 COX-2 抑制剂:萘丁美酮;美洛昔康;依托度酸;特异性 COX-2 抑制剂塞来昔布。该类药物常见的不良反应包括胃肠道不适、溃疡和出血、肝肾损害及水钠潴留引起的头痛、水肿和高血压等。

(2)糖皮质激素:用于急性虹膜睫状体炎等关节外症状者,少数患者应用大剂量非甾体抗炎药不能控制症状者,可短期使用。外周关节炎关节腔内注射、顽固性肌腱端病和持续性滑膜炎患者,局部皮质激素注射,顽固性骶髂关节痛的患者,可在 CT 引导下骶髂关节注射皮质激素效果好。

(3)缓解病情药物

1)柳氮磺胺吡啶:广泛用于治疗强直性脊柱炎,基本原理在于强直性脊柱炎患者有回肠炎症,以及强直性脊柱炎和炎性肠病有相关性。柳氮磺胺吡啶对强直性脊柱炎患者的晨僵时间、程度和腰痛程度,以及血清 IgG 水平的改善优于安慰剂,对磺胺过敏者慎用此药。用法每天 2.0g,分 2 次服用。

2)甲氨蝶呤:一种叶酸拮抗剂,对顽固性强直性脊柱炎有一定疗效。部分研究认为可改善患者的临床症状,并减少了 NSAID 剂量,使血沉降低,特别是外周关节炎症状改善明显,但脊柱炎没有明显变化,目前甲氨蝶呤对强直性脊柱炎的疗效尚有争议。一般用法 10mg 每周 1 次。

3)帕米磷酸盐:是一种二膦酸盐类药物,有抑制骨再吸收作用,常用来治疗代谢性骨病及多发性骨髓瘤。最近研究发现它还可抑制 IL-1、TNF-α 和 IL-6 等细胞因子产生并且可以抑制关节炎动物模型的炎症反应。部分研究表明,帕米磷酸盐有抗感染作用,可改善活动性强直性脊柱炎的脊柱炎症状。用法每月 60mg 静脉注射。

# 参考文献

[1]（美）道格拉斯·P.智普斯.Braunwald 心脏病学：心血管内科学教科书[M].陈灏珠,译.北京：人民卫生出版社,2021.

[2]陈灏珠,林果为,王吉耀.实用内科学[M]15 版.北京：人民卫生出版社,2021.

[3]程丰清,曾凡叶,赵素斌.内科学[M].北京：中国医药科技出版社,2020.

[4]杜建玲.内分泌学[M].北京：中国协和医科大学出版社,2019.

[5]付斌.再生障碍性贫血临床医师诊疗手册[M].上海：上海世界图书出版公司,2018.

[6]葛均波,徐永健,王辰,等.内科学[M]9 版.北京：人民卫生出版社,2018.

[7]黄晓军.临床路径释义 血液内科分册[M].北京：中国协和医科大学出版社,2016.

[8]蒋明.图解风湿病学[M].北京：中国协和医科大学出版社,2017.

[9]蒋红,鲍美娟.传染病护理[M].上海：复旦大学出版社,2016.

[10]廖凡.老年病学纲要[M].长沙：中南大学出版社,2021.

[11]刘鸣,崔丽英,谢鹏作.国家卫生健康委员会"十三五"规划教材 神经内科学[M]3 版.北京：人民卫生出版社,2021.

[12]吕传真,周良辅.实用神经病学[M].上海：上海科学技术出版社,2020.

[13]杨立明,李秀霞,汤之明.内科学[M].武汉：华中科技大学出版社,2019.

[14]余振球.高血压分级诊疗实践[M].北京：科学出版社,2021.

[15]王长连.实用临床药物治疗学 神经系统疾病[M].北京：人民卫生出版社,2020.

[16]王福军.心血管内科查房思维[M].长沙：中南大学出版社,2021.

[17]魏佳军,曾非作.神经内科疑难危重病临床诊疗策略[M].武汉：华中科学技术大学出版社,2021.

[18]（英）史蒂芬·G.斯皮罗,（美）热拉尔·A.西尔韦斯特里,（西）阿尔瓦·阿古斯蒂.临床呼吸病学[M]4 版.邱晨,林江涛,译.北京：北京大学医学出版社,2018.

[19]张文曦,朱欣佚.贫血治疗与调养[M].北京：人民军医出版社,2014.

[20]中国老年医学学会.老年医学与科技创新[M].北京：中国协和医科大学出版社,2021.